全国中医药行业高等职业教育创新教材

中华医学会医学教育分会和全国医学教育发展中心2023年医学教育研究立项课题（课题编号：2023B026）
中国中医科学院科技创新工程（课题编号：CI2021A01108）
北京卫生职业学院"筑基行动计划"——教育教学改革平台项目（项目编号：2023020）相关研究成果

中药常用剂型制备

洪巧瑜　卜训生　武　莹　主编

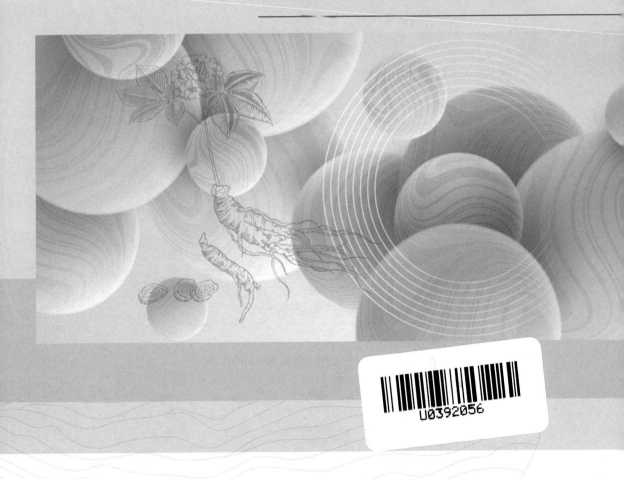

 化学工业出版社

·北京·

内容简介

本书为中药制剂的创新高职教材，以中药制剂岗位（群）的能力、素质要求为标准，以职业技能为核心，采用模块式编写方法，提供资讯材料，创设任务清单，以任务引领开展典型手工小试、生产中试和实验实训内容编写，设置任务完成评价表及执行任务过程的素养评价；注重专业与思政相融合，明确知识与技能相结合的操作性和实用性；突出传统和现代中药制剂岗位被广泛应用的成熟的知识、技术和方法，强调技能要求和操作流程、操作要点。本书适合医药类高职高专学校教学使用。

图书在版编目（CIP）数据

中药常用剂型制备 / 洪巧瑜，卜训生，武莹主编
. — 北京：化学工业出版社，2024.8
ISBN 978-7-122-45705-9

Ⅰ.①中… Ⅱ.①洪… ②卜… ③武… Ⅲ.①中药制剂学–高等职业教育–教材 Ⅳ.①R283

中国国家版本馆CIP数据核字（2024）第103212号

责任编辑：李少华　　　　　　文字编辑：翟　珂　张晓锦
责任校对：王　静　　　　　　装帧设计：刘丽华

出版发行：化学工业出版社
　　　　　（北京市东城区青年湖南街13号　邮政编码100011）
印　　装：中煤（北京）印务有限公司
787mm×1092mm　1/16　印张23½　字数538千字
2024年9月北京第1版第1次印刷

购书咨询：010-64518888
售后服务：010-64518899
网　　址：http://www.cip.com.cn

主　编　洪巧瑜　卜训生　武　莹

副主编　伊博文　金　敏　陈　旭　樊长征

编　者　（以姓氏笔画为序）

卜训生（北京卫生职业学院）

于　慧（北京卫生职业学院）

史瑞瑞（北京卫生职业学院）

朱周静（陕西国际商贸学院）

伊博文（中国中医科学院西苑医院）

刘　烨（通辽职业学院）

刘一文（湖北中医药高等专科学校）

刘英慧（湖南食品药品职业学院）

许利婷（乌兰察布医学高等专科学校）

杜　林（北京康必得药业有限公司）

李艳芳（鲁南制药集团股份有限公司）

肖　然（北京卫生职业学院）

何柳艳（广西卫生职业技术学院）

张　倩（通辽职业学院）

张馨方（天津生物工程职业技术学院）

陈　旭（国家药品监督管理局）

武　莹（北京卫生职业学院）

林清英（福建生物工程职业技术学院）

罗　鸣（中国中医科学院广安门医院）

金　敏（中国中医科学院广安门医院）

金　锐（中国中医科学院西苑医院）

金海娜（北京卫生职业学院）

赵威彧（天津医学高等专科学校）

钟彩娜（广西农业职业技术大学）

洪巧瑜（北京卫生职业学院）

樊长征（中国中医科学院西苑医院）

《中药常用剂型制备》作者名单

为贯彻落实全国职业教育工作会议精神，推动职业教育教学改革，适应医药卫生行业对高技能人才的需求，本书以中药制剂岗位（群）的能力、素质要求为标准，以职业技能为核心，采用模块式编写方法，提供资讯材料，创设任务清单，以任务引领开展典型手工小试、生产中试和实验实训内容编写，设置任务完成评价表及执行任务过程的素养评价；注重专业与思政相融合，明确知识与技能相结合的操作性和实用性；突出传统和现代中药制剂岗位被广泛应用的成熟的知识、技术和方法，强调技能要求和操作流程、操作要点。

本书按照中药常用剂型制备的生产工艺要求划分为8个模块，每个模块下按照工作过程设计，依据制药岗位固体、半固体、液体等生产岗位要求，设计38个项目，每个工作项目下又设置手工及机器制备的不同工作任务，共72个实验实训任务。每个工作任务均按照资讯、要求、准备、实施、反思、评价等过程设计，理论和实践有机结合，突出教学与实践岗位的对接。

任务清单引领，手工制作与生产实训相结合。中药制剂实验任务力求以实用、够用为主，突出中药职业技能特色，引入现代实验技术和手段，以达到培养中药领域应用技术型人才的目的。本书既有验证性实验，又有综合性设计性实验；既有常规剂型的制备，如丸剂、散剂、颗粒剂、片剂、栓剂、软膏的制备，又有新剂型的制备，如成熟的制剂新技术包合技术、微囊化技术等。使学生在动手实践能力训练提高的同时，巩固理论知识和培养科学创新性思维，体现了科学性、时代性和适用性。中药制剂实训是典型生产实例引领，注重工作过程，结合现行《中华人民共和国药典》（简称《中国药典》）、《药品生产质量管理规范》（GMP）对中药药品手工制作和车间生产环节、生产过程控制的要求，突出关键步骤和环节的掌握，引领学生迅速领会手工和实际生产所需的关键技能要求。

本书注意发挥学术的主体作用，按照学生的认知规律由浅入深地整合、编制教学内容，引导学生合法、合作、合规地生产合格的中药剂型，使用专业的量表引导学生去探究教学内容。

教材中加入大量信息化素材，可以破解教学过程中的重点和难点问题。

由于时间和编者水平所限，不足之处在所难免，请各校师生在使用本教材的过程中，通过教学实践，不断总结经验，并提出宝贵意见，以便进一步提高。

编者

2024年8月

目　录

模块四　制备中药浸出液体制剂 // 177

模块五　制备中药液体制剂　// 243

模块八　中药制剂包装　//　351

模块一

中药制剂入门

项目一　合法合规制备中药制剂

 学习目标

知识目标　1.掌握制备中药制剂的法律依据

2.掌握制备中药制剂的生产管理规定

技能目标　1.能根据需要，查阅制备中药制剂相关的法律规定

2.明确合法制备中药制剂的管理规定

素养目标　1.通过工作情景创设，提出任务，培养合法制备中药制剂的意识，强化合法、合规、合格的制药职业意识

2.学生通过合作式学习，形成组内合作、组间竞争的格局，在完成任务的过程中不断增强团队合作意识

3.明确国家监管制度，强化风险控制意识，合法合规生产合格的中药制剂

项目资讯

中药制剂技术是以中医药理论为指导，运用现代科学技术，研究中药制剂的处方设计、制备理论、生产技术、质量控制与合理应用等的一门综合性应用技术课程。中药制剂工作依据主要有药品标准和药事法规两类，均由政府颁布实施。

具体内容请扫二维码查看。

任务　学习查阅《中国药典》

【任务要求】

1. 学会查阅《中国药典》的方法。
2. 熟悉《中国药典》的相关内容和术语。
3. 能按要求快速检索到《中国药典》的内容。

【任务准备】

　　药典是一个国家的药品规格和标准法典，由国家组织编纂，政府颁布施行，具有法定约束力。药典中收载的是医疗必需、临床常用、疗效确切、不良反应小、质量较稳定的药物及其制剂。每个品种项下规定了相应的质量标准、制备要求、鉴别、杂质检查、含量测定等作为药品生产、检验、供应和使用的依据与准绳。

【任务实施】

　　按下列表中各项要求，从《中国药典》凡例、索引、正文、通则中查阅所给出的内容，记录查阅的结果，并写出所在的页码。

（一）单项练习

　　1. 从现行《中国药典》查阅以下各项内容，并详细记录各项内容的出处。

查阅项	内容	出处
溶解度		
筛号		
相对密度测定法		
重量差异限度检查		
三七鉴别		
六一散制备方法		
小儿感冒颗粒制备方法		

　　2. 从现行《中国药典》查阅以下各项内容，并详细记录药典页码及查阅结果。

序号	查阅内容	药典页码	查阅结果
1	细粉的含义	部　页	
2	密封的含义	部　页	
3	未指明浓度的乙醇浓度	部　页	

续表

序号	查阅内容	药典页码	查阅结果
4	九分散的贮藏方法	部　页	
5	炒决明子的饮片性状	部　页	
6	枳术丸的制备方法	部　页	
7	散剂的质量检查项目	部　页	
8	颗粒剂的外观性状要求	部　页	
9	0.1g 片剂重量差异限度	部　页	
10	可见异物检查方法	部　页	

（二）综合练习

1.写出《中国药典》中剂型的种类。

2.从现行《中国药典》中查阅塑制丸，介绍其制备方法。

【任务反思】

1.写出在制剂生产过程中需遵循的指导性文件。

2.写出《中国药典》最新版一部收载的剂型。

3.归纳总结某种制剂的质量检查项目。

【任务评价】

查阅国家药品标准实训技能操作考核评分标准

考核内容		考核要点		分值	得分
科学、严谨、条理性	实训前	预习实训内容	明确实训目的要求	2	
			熟悉实训方法	3	
			了解注意事项	2	
	实训中	实训操作	合理统筹安排实训	3	
			准确、快速地查阅到相关项	25	
			认真观察和记录	5	
			团结协作	5	
			实训物品摆放整齐	5	
	实训后		成品、报告、作业合格	15	
			实训工作整理	5	
纪律性	实训整个过程		遵守作息纪律、安全要求和实训课纪律	30	
总分				100	

查阅国家药品标准实训素养评价表

评价项目		分项得分				
		5	4	3	2	1
合作学习	听取：听人发言专心，眼睛注视对方，边听边想，记住要点。在别人发言时不随便打断，能耐心听人说完后再提出不同意见					
	表述：先准备后发言，围绕讨论中心，不跑题。别人提出疑问，能针对问题耐心解释，尽可能作出答复					
	求助：遇到学习上的困难，能向同学请教，并让人明白自己不会的地方。态度虚心有礼，接受帮助后，能肯定对方并表示感谢					
	反思：能虚心考虑别人意见，及时修正和补充原来看法。勇于承认自己的错误认识，肯定别人的正确看法					
	自控：讨论时能有次序地发言，声音轻，不影响其他小组学习。能服从大多数人意见，保留个人意见，并在课后再与老师同学探讨					
	帮助：主动、热情、耐心帮助同学，不讽刺、嘲笑，不伤害他人自尊心。帮助同学时，能说清发生困难的原因和解决问题的办法					
	支持：对别人的正确意见能以点头、微笑表示赞同。对别人的高明见解能以点头、微笑、掌声表示赞赏					
	说服：能摆事实讲道理，以理服人，态度诚恳。能肯定对方意见正确的一面，再批评错误的一面					
	建议：能独立思考，敢于提出自己的大胆设想。提出看法时能陈述理由，提出具体的方案和措施					
	协调：能对组员的发言适时地给予鼓励性的评价。当组员讨论偏离中心或态度不当时，能予以指正					
小组学习	我们每个组员都积极参与合作活动					
	我们都明确各自的责任和所承担的角色					
	我们都能够积极主动地发表个人意见					
	我们很注意倾听并宽容地对待彼此的意见					
	我们通过良好的合作按时完成了任务					
综合评价	熟知国家药品标准					
	了解《中国药典》的颁布历史					
	能够按需查阅《中国药典》					
	明确《中国药典》的规定内容					
	能够做到合法、合规、合作地按照《中国药典》从事中药制剂工作					
签名：				总分：		

注：总分在85分以上等级为"优"；75～84分等级为"良"；60～74分等级为"合格"；60分以下等级为"要努力"。

【任务解析】

《中华人民共和国药典》简称《中国药典》，《中国药典》一经颁布实施，其所载同品种或相关内容的上版药典标准或原国家药品标准即停止使用。

 项目总结

项目总结报告

学习任务	
学习目标	
实验实训任务	
项目完成进展	
项目完成所得	
项目完成反思	

项目二　明确中药制剂制备的生产管理

 学习目标

知识目标
1. 掌握中药制剂生产过程管理的基本要求
2. 明确药品质量的《药品生产质量管理规范》（GMP）要求

技能目标
1. 熟知生产前准备
2. 明确生产操作管理、物料管理、生产现场管理、清场管理等
3. 熟知生产投料、生产工序衔接、状态标识识别及制作
4. 了解人工智能生产的现状及发展前景

素养目标
1. 通过工作情景创设，提出任务，培养注重岗位实践、热爱本职工作的意识，激发学生学好专业的信心及专业自豪感
2. 通过任务考核，培养学生反思意识，自我定位能力
3. 通过实际的生产规范化操作的学习及制药卫生要求的学习，强化合法、合规、合格的制药职业意识，感知中药制剂生产的现代化、机械化、产业化、智能化
4. 学生通过合作式学习，形成组内合作、组间竞争的格局，在完成任务的过程中不断增强团队合作意识；为学生岗位提升奠定基础
5. 强化安全生产意识，同时关注自身劳动保护，关注个人身体健康，培养学生服务意识；通过药品质量控制的学习，树立实事求是、认真严谨的工作作风
6. 通过生产的质量控制及制药行业劳动模范事迹的学习，自觉形成"精益求精、质量为本"的工匠意识

项目资讯

制剂生产管理必须遵守《中华人民共和国药品管理法》《药品生产质量管理规范》等的要求。

具体内容请扫二维码查看。

任务一 参观中药制药企业/车间

【任务准备】

实训场地：中药制药企业/车间。

1.明确药厂布局、人流及物流通道等。

2.明确人员进出一般生产区、洁净区的要求。

3.明确物料进出一般生产区的要求。

【任务实施】

1.教师事先与药厂联系约定，做好充分准备，认真严密组织和安排，让学生带着问题有目的地去学习。

2.师生认真听取工作人员介绍药厂的基本概况，了解车间管理制度的主要内容。感知中药制剂生产的现代化、机械化、工业化、产业化、智能化。

3.分组参观学习药厂车间的主要工作任务以及机械设备构造、性能及操作方法。

4.绘制出车间布局图。

【任务反思】

1.写一份参观学习体会。

2.写出人员进出一般生产区的要求。

（1）脱_____鞋放入鞋柜，鞋头向外而坐，跨过鞋柜，_____不得着地，穿_____拖鞋，进_____，脱_____，放便衣柜，包括_____、_____、_____、_____、_____、_____、钱包等个人物品，不得携带入内，洗_____、烘干，戴_____帽、穿_____工作服。

（2）脱_____拖鞋，放更鞋柜内，坐跨过鞋柜，取出并穿_____鞋，_____不得着地，进_____；脱_____工作服，洗手（五步洗手法），烘干；戴_____（口罩的标准戴法）、穿洁净服（顺序：_____、_____、_____，切记：_____一定不能落地），上衣下摆扎进裤子里，整理。

（3）手部消毒，肘部开门，进_____，进_____；领取_____。

（注意：进净化区后_____不得直接接触非洁净物品。）

3.写出物料进出一般生产区的要求。

【任务评价】

参观中药制药企业/车间实训技能操作考核评分标准

考核内容		考核要点		分值	得分
卫生、劳动、安全意识	实训前	穿着干净整洁的工作服、帽子		3	
		剪指甲、不许染指甲、不戴首饰		2	
	实训中	实训仪器、设备爱护		3	
		实训台面整洁，仪器、设备清洁		3	
		实训仪器、设备的安全使用		3	
	实训后	值日	值日态度认真	3	
			值日效果良好	3	
科学、严谨、条理性	实训前	预习实训内容	明确实训目的要求	2	
			熟悉实训方法	3	
			了解注意事项	2	
	实训中	实训操作	遵守实训次序和安排	3	
			积极试验、操作规范	5	
			认真观察和记录	5	
			团结协作	5	
			实训物品摆放整齐	5	
	实训后	成品、报告、作业合格		15	
		实训工作整理		5	
纪律性	实训整个过程	遵守作息纪律、安全要求和实训课纪律		30	
总分				100	

参观中药制药企业/车间实训素养评价

1.个人评价：_____

_____

_____

2.小组评价：_____

_____

_____

_____

【任务解析】

为规范药品生产质量管理，根据《中华人民共和国药品管理法》《中华人民共和国药品管理法实施条例》，企业应当建立药品质量管理体系。该体系应当涵盖影响药品质量的所有因素，旨在最大限度地降低药品生产过程中污染、交叉污染以及混淆、差错等风险，确保持续稳定地生产出符合预定用途和注册要求的药品。

任务二　中药制剂安全卫生要求

【任务要求】

1.明确实验实训安全卫生必须要求。

2.按GMP要求正确进出不同级别的洁净区。

3.按GMP要求使物料正确出入不同洁净区。

4.按GMP要求正确进行洁净区的清洁消毒操作。

5.按GMP要求正确进行清场及填写清场记录。

【任务准备】

1.场地：实验实训场地，包括实验室、中药制剂车间。

2.用具：洁净工作服、洗手液、手消毒液、清洁工具。

3.洁净区水池、地漏的清洁消毒操作要求。

【任务实施】

1.人员进出洁净区

（1）人员进出非无菌洁净区的程序。

（2）人员进出无菌洁净区的程序。

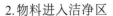

2. 物料进入洁净区

（1）物料进入非无菌的洁净区。

（2）物料进入无菌区。

3. 清场实训

（1）配制消毒剂：如75%乙醇的配制。

消毒剂配制使用记录

消毒剂名称	日期	配制 /mL			配制人	使用			
		消毒剂用量	水量	总量		用途	用量	日期	领用人

（2）水池、地漏的清洁消毒操作。

水池、地漏清洁消毒记录

日期	位置编号	清洁剂			消毒剂			操作者
		名称	浓度	用量	名称	浓度	用量	

（3）洁净区厂房清洁。

洁净区清洁记录

房间名称：　　　　　　　　　　　　　　　　　　　　　　年　　月　　日

日期	设备台面	工作台面	地面	墙壁	门窗	货架	推车	工作椅	工作柜	天花板	清洁人	复核人	品质保证（QA）现场检查员
	日	日	日	周	周	周	周	周	周	月			

备注：清洁√，消毒△（消毒剂为0.2%苯扎溴铵溶液和75%酒精，每月轮换使用），未做打"—"。

（4）清场实训。

清场记录

批信息	岗位： 品名： 批号： 日期：
类型	□首次生产清场 □更换品种清场 □同品种更换批次清场 □继续生产清场
清理	□物料 □所有物料按品种、批次计数称量并贴"封口签"封口退库。中间产品转交至下道工序 □所有物料及中间产品按批次计数称量后转至物料暂存间 □记录、文件和状态标识 □生产记录与文件清理后，一并上交至工艺员 □操作间门外、设备、容器具上的"操作标识""完好运行""清洁"已撤除 □包装物 □更换品种、规格时，包材全部退库 □所有已加印本批产品批号的包装材料全部清除
设备	□水浴锅□ 真空泵□ 电磁炉 □_____ □_____ □用饮用水、专用抹布擦洗设备各表面至清洁，设备见本色，无物料遗留物 □更换品种应及时把设备内部用消毒液清洗干净待用
容器	□配料桶 □铲子 □盆 □勺子 □簸箕 □过滤网 □塑料袋 □_____ 整齐、干净、见本色，无异物、脱落物、物料遗留物、消毒液残留物
生产环境清洁	□地面、门窗、墙面、天棚 用饮用水擦洗地面、门窗、墙面、天棚至地面无积水、无杂物、无浮尘，墙面顶棚无霉斑、无渗漏、无浮尘 □送、回、排风 用饮用水、专用抹布擦洗送风口、回风口、排风口至清洁无异物 □工艺管线 用饮用水、专用抹布擦拭表面至无污迹、无异物、无粉尘 □工作台、工作凳 用饮用水、专用抹布擦洗工作台、工作凳至表面无污迹、无异物，无粉尘 □衡器 □天平 □台秤 □案秤 将天平、台秤、案秤调整至休止状态。用毛刷扫净表面的粉尘，再用专用抹布将表面擦净 □地漏 用饮用水清洗数遍至洁净无异物、无异味；地漏清洁后，往地漏水封槽内加满消毒液 □水池 清除水池中的异物，放入垃圾专用袋中。用饮用水、清洁球清洗池壁四周至无异物、无异味 □清洁工具 □拖布 □抹布 □簸箕 □扫帚 □垃圾桶 □清洁区：用饮用水清洗干净后，用消毒剂浸泡5min，按定置要求放置清洁工具间自然晾干 □一般区：用饮用水清洗干净后，存于一般生产区清洁工具间自然晾干
清场负责人：	检查人：

【任务反思】

1. GMP实施对中药制剂安全、卫生的意义？

2. 下图卡片设置是否合理? 还可设计出哪些利于生产管理的卡片及文件?

清场合格证（正本）		
工序：	品种：	批号：
清场者：	清场日期：	
组长：	检查日期：	
QA：	检查日期：	
有效期至： 年 月 日		

清场合格证（副本）		
工序：	品种：	批号：
清场者：	清场日期：	
组长：	检查日期：	
QA：	检查日期：	
有效期至： 年 月 日		

【任务评价】

中药制剂安全卫生要求实训技能操作考核评分标准

考核内容		考核要点		分值	得分
卫生、劳动、安全意识	实训前	穿着干净整洁的白大褂、帽子		3	
		剪指甲、不许染指甲、不戴首饰		2	
		明确人、物进出车间要求		5	
	实训中	实训仪器、设备爱护		3	
		实训台面整洁，仪器、设备清洁		3	
		实训仪器、设备的安全使用		3	
	实训后	清场	清场态度认真	3	
			清场效果良好	3	
科学、严谨、条理性	实训前	预习实训内容	明确实训目的要求	2	
			熟悉实训方法	3	
			了解注意事项	2	
	实训中	实训操作	合理统筹安排实训	3	
			积极试验、操作规范	5	
			认真观察和记录	5	
			团结协作	5	
			实训物品摆放整齐	5	
			明确人流、物流进出要求	10	
	实训后	成品、报告、作业合格		10	
		实训工作整理		5	
纪律性	实训整个过程	遵守作息纪律、安全要求和实训课纪律		20	
总分				100	

中药制剂安全卫生要求实训素养评价
学生自评表

按等级打分（1代表完全不同意，5代表完全同意）

评价项目		分项得分				
		5	4	3	2	1
责任	能保质保量地完成所有任务					
	积极参与各项活动					
	自身行为能为他人的学习带来便利					
	能在课堂各项任务执行中严格守时					
获取知识	能把自己所学的新知识引入到学习过程中					
	所引入的知识是与讨论相关的					
	能用各种各样的渠道来获取知识					
	能很好地推理					
交流	能清晰地表达观点					
	能调整自己的观点					
分析	表达能够帮助别人对主题的理解					
	能独立思考					
自我意识	能评估自己的优点和缺点					
	能平静地接受批评和回应批评					
	明确安全卫生在中药制剂生产中的意义					
综合评价	内容有利于终身安全卫生习惯的养成					
	教学方法有利于提高学习主动性					
	内容能增进对本门课程的认识					

根据以上打分，认为自己在本次课堂的表现是　中等偏下□　中等□　好□　非常优秀□

签名：　　　　　　　　　　　　　　　　　　　　　总分：

学生互评表

按等级打分（1代表完全不同意，5代表完全同意）

评价项目		分项得分				
		5	4	3	2	1
责任	他/她能保质保量地完成所有任务					
	他/她积极参与各项活动					
	他/她自身行为能为他人的学习带来便利					
	他/她能在课堂各项任务执行中严格守时					

续表

评价项目		分项得分				
		5	4	3	2	1
获取知识	他/她能把自己所学的新知识引入到学习过程中					
	他/她所引入的知识是与讨论相关的					
	他/她能用各种各样的渠道来获取知识					
	他/她能很好地推理					
交流	他/她能清晰地表达观点					
分析	他/她能调整自己的观点					
	他/她表达能够帮助别人对主题的理解					
	他/她能独立思考					
自我意识	他/她能评估自己的优点和缺点					
	他/她能平静地接受批评和回应批评					
根据以上打分，认为他/她在本次课堂的表现是　中等偏下□　中等□　好□　非常优秀□						
签名：			总分：			

【任务解析】

为降低污染和交叉污染的风险，厂房、生产设施和设备应当根据所生产药品的特性、工艺流程及相应洁净度级别要求合理设计、布局和使用。

 项目总结

项目总结报告

学习任务	
学习目标	
实验实训任务	
项目完成进展	
项目完成所得	
项目完成反思	

项目三　中药制剂入门基本操作

 学习目标

知识目标	1.掌握制备中药制剂的准备工作
	2.掌握制备中药制剂的称量等基本要求
技能目标	1.能根据需要，查阅中药制剂称量的药典规定
	2.能双复核地进行中药制剂的称量准备
素养目标	1.通过工作情景创设，提出任务，培养双复核的称量意识
	2.明确国家监管制度，树立严谨合法的制药意识
	3.通过准确称量，明确诚信、实事求是是工作习惯养成的第一步

 项目资讯

　　中药制剂技术是中医药学的重要组成部分，它随着现代制剂新技术、新设备、新工艺、新理论及新辅料等的发展而日趋完善。

　　具体内容请扫二维码查看。

任务一　称量固液体

【任务要求】

> 1.掌握固体及液体药品称重的基本操作，掌握特殊中药材称重的基本操作。
> 2.掌握液体药品量取的基本操作。
> 3.熟悉常用的称量工具。
> 4.熟悉长方包、五角包等打包方法。

【任务准备】

　　天平、量筒、量杯、烧杯、蒸发皿、戥秤、台秤等。

【任务实施】

1. 按下表称重。

实验操作	选用的天平	称取时的操作步骤及注意事项
称取固体药物 益元散1g 益元散0.4g	称量范围 最小称量	
称取液体药剂 蒸馏水14.5g		
称取黏稠性药剂 甘油1g		

2. 按下表量取。

实验操作	量器的规格	量取时的操作步骤及注意事项
用量杯、量筒量取下列各种药剂		
蒸馏水200mL		
乙醇10mL		
碘酊2mL加蒸馏水至10mL		

3. 按给定处方进行称量调配。

4. 使用台秤称量较重的中药材并记录。

原辅料名称	原辅料编号	批号	检验单号	领用数	称量数

【任务反思】

1. 写出称重注意事项。

2. 写出量取注意事项。

【任务评价】

称量固液体实训技能操作考核评分标准

序号	考核内容	考核要点	配分	得分
1	科学作风（5分）	服装整洁（白服）	2	
		卫生习惯（洗手、擦操作台）	2	
		安静、礼貌	1	

续表

序号	考核内容	考核要点	配分	得分
2	器材选择与清洁（15分）	选择正确	10	
		清洁正确	5	
3	称量药品（60分）	天平置于水平台面	5	
		检查天平的完好性	5	
		称重前天平游码归零、调平	5	
		砝码取用与放置	5	
		药品取用与放置	5	
		称重读数	5	
		用后回零并处休止状态	5	
		量器持用手法	5	
		药瓶持用手法	5	
		药液注入	5	
		量取时，保持量器垂直	5	
		量取读数	5	
4	实验报告（10分）	书写工整	3	
		操作步骤描述规范	4	
		结论准确	3	
5	操作时间（5分）	按时完成	5	
6	清场（5分）	清洗用具、清理环境	5	
合计			100	

称量固液体实训素养评价

1.个人评价：_____

_____

_____

2.小组评价：_____

_____

_____

【任务解析】

称重操作主要用于固体或半固体药物的称量，也可称量液体。常用的衡器有架盘天平、扭力天平、电子天平、戥秤等。量取操作一般用于液体药物的量取，常用的量器有量筒、量杯、量瓶、滴定管等。

任务二　制备纯化水

【任务要求】

> 1. 掌握纯化水制备的岗位操作法。
> 2. 掌握纯化水制备的工艺管理要点及质量控制点。
> 3. 掌握一级反渗透纯水装置的标准操作规程。
> 4. 掌握一级反渗透纯水装置的清洁保养标准规程。

【任务准备】

注射用水、纯化水制备工是指使用反渗透装置、去离子水装置和蒸馏水装置，将饮用水制成符合质量要求的纯化水、注射用水的操作人员。

常见制水设备包括电渗析器、离子交换树脂装置、反渗透装置、蒸馏水机等。

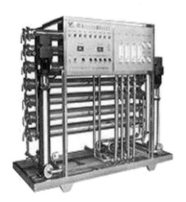

反渗透（RO）纯水设备

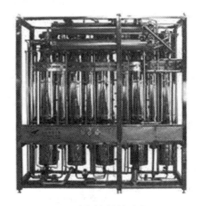

D系列多效蒸馏水机

【任务实施】

纯化水制水运行数据记录表

日期	纯水名称	纯水器工作状况	pH	电导率 / (μs/cm)	制备人

续表

日期	纯水名称	纯水器工作状况	pH	电导率/（μs/cm）	制备人

【任务反思】

1.写出制备纯化水质量控制关键点。

2.写出制备纯化水生产工艺管理要点。

【任务评价】

制备纯化水实训操作考核评分标准

序号	考核内容	考核要点	配分	得分
1	科学作风（5分）	服装整洁（白服）	2	
		卫生习惯（洗手、擦操作台）	2	
		安静、礼貌	1	
2	器材选择与清洁（15分）	选择正确	10	
		清洁正确	5	
3	制备纯化水（70分）	认真参观制纯化水车间	5	
		观看制纯化水设备	5	
		学习制纯化水规章制度、措施	10	
		明确制纯化水岗位的任务和职责	10	
		能按照二级反渗透制水设备的标准操作规程（SOP）进行制水操作	15	
		能按规定调整设备运行参数	10	
		按清场SOP进行清场并正确填写生产记录和清场记录	5	
		明确纯化水生产线及管道的清洗消毒程序	5	
		明确纯化水生产线及管道的维护保养程序	5	

续表

序号	考核内容	考核要点	配分	得分
4	操作时间（5分）	按时完成	5	
5	清场（5分）	清洗用具、清理环境	5	
		合计	100	

制备纯化水实训素养评价

1.个人评价：_____

_____

_____

2.小组评价：_____

_____

_____

【任务解析】

纯化水制备系统常见故障、发生原因及排除方法

故障现象	发生原因	排除方法
开关打开后，但设备不启动	电器线路故障，如保险丝断、电线脱落 热保护元件保护后未复位 原水缺水或纯化水罐满	检查保险、各处接线 热保护元件复位 检查水路，确保供水压力 检查水位 检查液位开关或更换
设备启动后，一级泵未打开	原水缺水和中间水箱水满 低压开关损坏或调节不当 热保护元件保护后未复位 电器线路故障，电线脱落或接触器损坏 液位开关损坏	检查水位 更换低压开关或调整位置 热保护元件复位 检查线路、接触器 更换液位开关
产量下降	膜污染、结垢 水温变化	按技术要求进行化学清洗 按实际水温重新计算产量
泵运转，但达不到额定压力和流量	泵反转 保安过滤器滤芯脏 泵内有空气 冲洗电磁阀打开 阀门调整不当，浓水阀打开太大	重新接线 清洗或更换滤芯 排除泵内空气 待冲洗完毕后调整压力 重新调整阀门
系统压力升高时，泵噪声大	原水流量不够 原水水流不稳，有涡流	检查原水泵和管路 检查原水泵和管路，检查管路是否有泄漏
冲洗后电磁阀未关闭	电磁阀控制元件和线路有故障 电磁阀机械故障	检查或更换元件和线路 拆卸电磁阀，修复或更换

续表

故障现象	发生原因	排除方法
欠压停机	原水供应不足 保安过滤器滤芯堵塞 压力调节不当，自动冲洗时造成欠压	检查原水泵和管路 清洗、更换滤芯 调整系统压力到最佳状态，使滤后压力维持在20psi[①]以上
浓水压力达不到额定压力	管道泄漏 冲洗电磁阀未全部关闭	检查、修复管路 检查、更换、冲洗电磁阀
压力足够，但压力显示不到位	压力软管内异物堵塞 软管内有空气 压力表故障	检查、修复管路 排除空气 更换压力表
水质电导变差	膜污染、堵塞	按技术要求进行化学清洗

① 1psi=6894.757Pa。

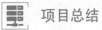 项目总结

项目总结报告

学习任务	
学习目标	
实验实训任务	
项目完成进展	
项目完成所得	
项目完成反思	

模块二

中药前处理

项目一 中药粉碎

 学习目标

知识目标
1. 掌握药物粉碎的目的、基本原理及常用方法
2. 熟悉粉碎常用机械的性能与使用方法

技能目标
1. 能使用规定的粉碎设备将固体物料粉碎
2. 能对物料粉碎工序进行现场监督，质量控制

素养目标
1. 通过不规范粉碎操作案例，警示学生务必严谨细致、一丝不苟，提高学生安全意识及规范意识
2. 通过中药特有粉碎如水飞粉碎等树立学生专业自信
3. 教会学生适合匹配的粉碎度的重要性

项目资讯

粉碎是借助机械力或其他作用力将大块固体物料破碎成适宜粉末的过程，是固体制剂生产中必不可少的环节，粉碎度的大小直接或间接地影响制剂的稳定性和有效性。物料粉碎后得到的粉末粒度相差比较悬殊，为满足生产工艺要求，需要通过筛分操作，即通过网孔性工具对粗粉和细粉进行过筛分离。

具体内容请扫二维码查看。

任务一　手工粉碎中药材

【任务要求】

1.掌握常用的手工粉碎设备的构造、性能、使用方法和注意事项。

2.能手工或机器粉碎药材。

3.任选 ＿＿＿＿＿＿ 方或者自定 ＿＿＿＿＿＿ 方实验。

【任务准备】

设备器皿：乳钵、铁研船、捣药罐、方盘、药匙、盛器等。

写下药品与材料：＿＿＿＿＿＿＿＿＿＿＿＿＿＿＿＿＿＿＿＿＿＿＿＿＿＿＿＿＿

【任务实施】

工序1　准备原辅料

1.备料：＿＿＿＿＿＿＿＿＿＿＿＿＿＿＿＿＿＿＿＿＿＿＿＿＿＿＿＿＿＿＿＿＿＿

2.药材处理要求：＿＿＿＿＿＿＿＿＿＿＿＿＿＿＿＿＿＿＿＿＿＿＿＿＿＿＿＿＿

工序2　粉碎

原药材量	手工粉碎方法	粉碎后药材量

【任务反思】

1.湿法粉碎操作步骤及操作要点有哪些？

2.影响粉碎的因素都有哪些？

【任务评价】

手工粉碎中药材实验技能考核评分标准

序号	考核内容	考核要点	配分	得分
1	科学作风（5分）	服装整洁（白服）	2	
		卫生习惯（洗手、擦操作台）	2	
		安静、礼貌	1	

续表

序号	考核内容	考核要点	配分	得分
2	器材选择与清洁（5分）	选择正确	3	
		清洁正确	2	
3	药物称取（20分）	天平调零点	3	
		药物的称取	15	
		天平休止	2	
4	中药材粉碎（40分）	粉碎设备的使用	15	
		中药材粉碎	20	
		粉碎均匀度	5	
5	成品质量评价（10分）	数量	5	
		色泽	5	
6	实验报告（10分）	书写工整	3	
		操作步骤描述规范	4	
		结论准确	3	
7	操作时间（5分）	按时完成	5	
8	清场（5分）	清洗用具、清理环境	5	
	合计		100	

手工粉碎中药材实验素养评价

1.个人评价：_____

_____

_____

2.小组评价：_____

_____

_____

_____

【任务解析】

粉碎是指借机械力将大块固体物质碎成适宜程度粒子的操作，生产中对于固体物料常根据需要进行粉碎，应注意特殊药材的粉碎。

任务二　机器粉碎中药材

【任务要求】

1.掌握中药粉碎的常用方法，各种方法的适用范围。

2.掌握中药粉碎的常用机械，各种机械的主要结构、操作技术、操作时的注意事项。

3.任选以下 ＿＿＿＿＿＿＿＿＿ 方或者自定 ＿＿＿＿＿＿＿ 方实验。

【任务准备】

例：六味地黄丸

【处方】熟地黄160g，山茱萸（制）80g，牡丹皮60g，山药80g，茯苓60g，泽泻60g。

【设备】SF-320万能粉碎机。

【制法】

粉碎：以上六味除熟地黄、山茱萸外，其余4味共研成粗粉，取其中一部分与熟地黄、山茱萸共研成不规则的块状，放入烘箱内于60℃以下烘干，再与其他粗粉混合粉碎成细粉。

【任务实施】

工序1　准备原辅料

1.备料

备料表

产品名称				产品批号		
规格		投料日期		批产量		
工艺规格						
原辅料配料记录						
原辅料名称	批号	单位	理论量	损耗量		合计
备注：本指令发至固体制剂车间						
签发			日期		年　月　日	
签收			日期		年　月　日	

2.药材处理要求：＿＿＿＿＿＿＿＿＿＿＿＿＿＿＿＿＿＿＿＿＿＿＿＿＿＿＿＿＿＿＿＿＿＿

工序2 粉碎

粉碎岗位操作及清场表

品名		规格			编号	
批号		执行标准	执行粉碎标准操作规程		生产日期	

	序号	项目	准备情况	
			是	否
生产前准备	1	帽罩住头发、前沿压眉毛；上衣拉链拉至脖子、袖口紧扎、衣服下摆紧扣无裸露；裤腰及裤脚紧扣、无裸露；鞋面及鞋底紧扣、洁净；手套与袖口紧扎无裸露、洁净		
	2	核查工作场所、设备、工具、容器清场标识		
	3	取下已清洁标识牌、换设备运行状态标识牌		
	4	检查接料袋清洁标识、绑扎接料袋于接料口并检查紧固程度		
	5	检查螺栓、皮带轮的松紧度及防护罩的可靠性，检查电机旋转方向，正确启动粉碎机、电动乳钵，检查设备运行情况		
	6	温度：　　湿度：　　压差：		
	操作人		复核人	

	原辅料名称	批号	检验单号	领用数	粉碎后粒度（目）	粉碎后重量
原辅料粉碎						
	操作人			复核人		

物料平衡	收得率计算公式为：收得率 = $\dfrac{处理后数量}{领料数量}×100\%$ =			
	收得率范围：97%～100%	结论：	检查人	

	清场项目	检查情况		清场工序
		已查	未查	
清场记录	1.关闭电源开关			清场前品名
	2.拆开机械设备，并擦掉表面粉尘			清场前批号
	3.依次用饮用水、纯净水清洗后，用消毒剂消毒			清场日期
	4.挂已清洁状态标识牌，清洗人员签名、写清洗日期			清场人
	5.设备表面光亮、无污点，微生物抽检合格			工艺员
	其他项目			质检员

【任务反思】

1.学会使用粉碎设备，掌握干法粉碎操作步骤及操作要点。

2.掌握设备的清洗与维护方法。

【任务评价】

机器粉碎中药材实训考核评分标准

考核任务	按生产指令粉碎	
考核要求	按粉碎岗位标准操作规程进行	
考核项目	评分标准	分值
生产准备 （10分）	① 生产人员按洁净度要求更衣（5分） ② 生产组长将生产指令下发，组员接收生产指令（1分） ③ 检查各种标牌：清场合格证、设备完好、已清洁（2分） ④ 填写生产前检查记录（2分）	
领料 （20分）	① 领料：按生产指令向仓库限额领原料及包装材料（5分） ② 核对原料及包装材料的名称、规格、批号、数量及供货单位（5分） ③ 复核原料及包装材料的名称、规格、批号、数量及供货单位（5分） ④ 填写收料记录（5分）	
粉碎 （40分）	① 检查粉碎设备运行是否正常，核对原料品名、数量、质量（5分） ② 取下已清洁标识牌换运行状态标识牌（5分） ③ 出料口扎捆接料袋，旋风分离口扎捆分离袋（5分） ④ 选择合适的筛板（5分） ⑤ 按启动钮，使粉碎机空机运转正常后，均匀进料（5分） ⑥ 出料称重，装入洁净的容器中并外贴标签（5分） ⑦ 出料后，让设备空运转2~3min，再按停车钮，关闭电源开关（5分） ⑧ 填写操作记录（5分）	
质检 （10分）	① 采用双筛分法进行粒度测定（3分） ② 计算出粉率（2分） ③ 出具检验报告书（5分）	
清场 （10分）	① 将粉碎室内的积粉残渣用刷子清扫干净，依次用饮用水、纯水清洗后，再用消毒剂消毒（2分） ② 对本环节的废弃物进行处理（2分） ③ 将各种生产工具或器具置于指定地点（2分） ④ 挂已清洁状态标识牌（2分） ⑤ 做好清场记录（2分）	
产品合格率 （10分）	① 物料平衡（5分） ② 收率（5分）	
合计		

机器粉碎中药材实训素养评价

1.个人评价：_____

_____

_____

2.小组评价：＿＿＿＿＿＿＿＿＿＿＿＿＿＿＿＿＿＿＿＿＿＿＿

＿＿＿＿＿＿＿＿＿＿＿＿＿＿＿＿＿＿＿＿＿＿＿＿＿＿＿＿＿

＿＿＿＿＿＿＿＿＿＿＿＿＿＿＿＿＿＿＿＿＿＿＿＿＿＿＿＿＿

【任务解析】

　　粉碎增加药物的表面积，促进药物的溶解与吸收，提高难溶性药物的溶出度和生物利用度；加速药材中有效成分的浸出或溶出。粉碎增强药物的可塑性，便于制剂，如混悬液、散剂、片剂、丸剂、胶囊剂等。

 项目总结

项目总结报告

学习任务	
学习目标	
实验实训任务	
项目完成进展	
项目完成所得	
项目完成反思	

项目二　中药过筛

 学习目标

知识目标	1.掌握过筛目的、基本原理及常用方法 2.熟悉过筛常用机械的性能与使用方法
技能目标	1.能使用规定的筛分设备并安装合适孔径的筛网，最终制成符合工艺要求的粒度均匀的粉状物料 2.能对物料筛分各工序进行现场监督，对规定的质量指标进行检查、判定
素养目标	通过药典筛规格明确过筛操作要求，培养学生严谨细致、一丝不苟的工作态度，强化质量意识，追求极致的精神，使学生感悟精益求精的工匠精神

项目资讯

　　过筛是借助具有一定孔眼或缝隙的筛面，使物料颗粒在筛面上运动，不同大小颗粒的物料在不同的筛孔（缝隙）处落下，完成物料颗粒的分级。筛分是制剂生产的主要单元操作之一。筛分的目的主要有：①根据医疗和制剂制备要求，以分离得到细度较均匀的微粒；②能将粉碎好的颗粒或粉末按粒度大小加以分级，而且也可采用筛分的方法进行混合。

　　具体内容请扫二维码查看。

任务一　手工过筛中药粉末

【任务要求】

　　1.掌握中药粉末过筛的常用方法，各种方法的适用范围。
　　2.掌握中药粉末过筛的常用机械，各种机械的主要结构、操作技术、操作时的注意事项。
　　3.任选 ＿＿＿＿＿＿＿＿ 方或者自定 ＿＿＿＿＿＿＿＿ 方实验。

【任务准备】

　　设备器皿：1～9号药筛、方盘、药匙、盛器等。
　　写下药品与材料：＿＿＿＿＿＿＿＿＿＿＿＿＿＿＿＿＿＿＿＿＿＿＿＿

【任务实施】

工序1　准备原辅料

　　1.备料：＿＿＿＿＿＿＿＿＿＿＿＿＿＿＿＿＿＿＿＿＿＿＿＿＿＿
　　2.处理要求：＿＿＿＿＿＿＿＿＿＿＿＿＿＿＿＿＿＿＿＿＿＿＿＿

工序2　筛分

操作	原药材量	粉碎后药材量

【任务反思】

　　1.筛分操作步骤及操作要点有哪些？
　　2.筛分过程中注意的问题都有哪些？

【任务评价】

手工过筛中药粉末实验技能考核评分标准

序号	考核内容	考核要点	配分	得分
1	科学作风（5分）	服装整洁（白服）	2	
		卫生习惯（洗手、擦操作台）	2	
		安静、礼貌	1	
2	药典筛选择与清洁（5分）	选择药典筛型号正确	3	
		清洁正确	2	
3	药物称取（20分）	天平调零点	3	
		药物的称取	15	
		天平休止	2	
4	药典筛过筛中药粉末（40分）	药典筛的使用	15	
		中药粉末过筛	20	
		粉末分等	5	
5	成品质量评价（10分）	数量	5	
		色泽	5	
6	实验报告（10分）	书写工整	3	
		操作步骤描述规范	4	
		结论准确	3	
7	操作时间（5分）	按时完成	5	
8	清场（5分）	清洗用具、清理环境	5	
		合计	100	

手工过筛中药粉末实验素养评价

1. 个人评价：＿＿＿＿＿＿＿＿＿＿＿＿＿＿＿＿＿＿

＿＿＿＿＿＿＿＿＿＿＿＿＿＿＿＿＿＿＿＿＿＿＿＿＿＿＿＿＿＿

＿＿＿＿＿＿＿＿＿＿＿＿＿＿＿＿＿＿＿＿＿＿＿＿＿＿＿＿＿＿

2. 小组评价：＿＿＿＿＿＿＿＿＿＿＿＿＿＿＿＿＿＿

＿＿＿＿＿＿＿＿＿＿＿＿＿＿＿＿＿＿＿＿＿＿＿＿＿＿＿＿＿＿

＿＿＿＿＿＿＿＿＿＿＿＿＿＿＿＿＿＿＿＿＿＿＿＿＿＿＿＿＿＿

＿＿＿＿＿＿＿＿＿＿＿＿＿＿＿＿＿＿＿＿＿＿＿＿＿＿＿＿＿＿

【任务解析】

振动时微粒有滑动、滚动和跳动，其中跳动属于纵向运动，最为有利。粉末在筛网上的运动速度不宜太快，也不宜太慢，否则会影响过筛效率。

为提高过筛效率应注意的事项：粉末应干燥；不断振动；适当控制进料量与物料经过筛面的速度；防止粉尘飞扬；大量生产时粉碎、过筛采用联动化。

任务二　机器过筛中药粉末

【任务要求】

1. 掌握中药粉末过筛的常用方法，各种方法的适用范围。
2. 掌握中药粉末过筛的常用机械，各种机械的主要结构、操作技术、操作时的注意事项。
3. 任选以下 _____ 方或者自定 _____ 方实验。

【任务准备】

例：六味地黄丸

【处方】熟地黄粉末160g，山茱萸（制）粉末80g，牡丹皮粉末60g，山药粉末80g，茯苓粉末60g，泽泻粉末60g。

【设备】ZS型振动筛粉机。

【制法】对粉碎后的各粉末进行筛分。

【任务实施】

工序1　准备原辅料

1. 备料

产品名称				产品批号	
规格		投料日期		批产量	
工艺规格					
原辅料配料记录					
原辅料名称	批号	单位	理论量	损耗量	合计
备注：本指令发至固体制剂车间					
签发		日期		年　月　日	
签收		日期		年　月　日	

2. 药材处理要求：_____

工序2　过筛并清场

过筛岗位操作及清场表

品名		规格			编号	
批号		执行标准	执行过筛标准操作规程		生产日期	

	序号	项目	准备情况	
			是	否
生产前准备	1	帽罩住头发、前沿压眉毛；上衣拉链拉至脖子、袖口紧扎、衣服下摆紧扣无裸露；裤腰及裤脚紧扣、无裸露；鞋面及鞋底紧扣、洁净；手套与袖口紧扎无裸露、洁净		
	2	核查工作场所、设备、工具、容器清场标识		
	3	取下已清洁标识牌、换设备运行状态标识牌		
	4	正确启动过筛机，检查设备运行情况		
	5	检查待筛分粉料，筛分过程不起粉尘		
	6	温度：　　　湿度：　　　压差：		
	操作人		复核人	

	原辅料名称	批号	检验单号	领用数	过筛后粒度/目	过筛后重量
原辅料过筛						
	操作人			复核人		

物料平衡	收得率计算公式为：收得率 $=\dfrac{处理后数量}{领料数量}\times100\%=$				
	收得率范围：97%～100%		结论：	检查人	

清场记录	清场项目	检查情况		清场工序
		已查	未查	
	1.关闭电源开关			清场前品名
	2.拆开机械设备，并擦掉表面粉尘			清场前批号
	3.依次用饮用水、纯净水清洗后，再用消毒剂消毒			清场日期
	4.挂已清洁状态标识牌，清洗人员签名、写清洗日期			清场人
	5.设备表面光亮、无污点，微生物抽检合格			工艺员
	其他项目			质检员

【任务反思】

1. 学会使用筛分设备的操作步骤及操作要点。

2. 掌握筛分设备的清洗与维护方法。

【任务评价】

机器过筛中药粉末实训考核评分标准

考核任务	按生产指令过筛	
考核要求	按过筛岗位标准操作规程进行	
考核项目	评分标准	分值
生产准备 （10分）	① 生产人员按洁净度要求更衣（5分） ② 生产组长将生产指令下发，组员接收生产指令（1分） ③ 检查各种标牌：清场合格证、设备完好、已清洁（2分） ④ 填写生产前检查记录（2分）	
领料 （20分）	① 领料：按生产指令向仓库限额领原料及包装材料（5分） ② 核对原料及包装材料的名称、规格、批号、数量及供货单位（5分） ③ 复核原料及包装材料的名称、规格、批号、数量及供货单位（5分） ④ 填写收料记录（5分）	
过筛 （40分）	① 检查过筛设备运行是否正常，核对原料品名、数量、质量（5分） ② 取下已清洁标识牌换运行状态标识牌（5分） ③ 按筛分标准操作规程安装好筛网，把盛料箱摆正放在出料口下方，安装完毕应检查密封性（5分） ④ 开启除尘风机10min（5分） ⑤ 在操作过程中，根据实际情况需要调节振动电机偏心块，达到最佳振幅状态（5分） ⑥ 筛分完毕，关闭电源（5分） ⑦ 出料，称重，装入洁净的容器中，按清洁程序清理现场后进行另一种物料的过筛（5分） ⑧ 填写操作记录（5分）	
质检 （10分）	① 药粉粒度检查（5分） ② 出具检验报告书（5分）	
清场 （10分）	① 将过筛室内的积粉残渣用刷子清扫干净，依次用饮用水、纯水清洗后，再用消毒剂消毒（2分） ② 对本环节的废弃物进行处理（2分） ③ 将各种生产工具或器具放置于指定地点（2分） ④ 挂已清洁状态标识牌（2分） ⑤ 做好清场记录（2分）	
产品合格率 （10分）	① 物料平衡（5分） ② 收率（5分）	
合计		

机器过筛中药粉末的实训素养评价

1. 个人评价：_____

_____

2.小组评价：＿＿＿＿＿＿＿＿＿＿＿＿＿＿＿＿＿＿＿＿＿＿＿＿＿＿＿
＿＿＿＿＿＿＿＿＿＿＿＿＿＿＿＿＿＿＿＿＿＿＿＿＿＿＿＿＿＿＿＿＿＿
＿＿＿＿＿＿＿＿＿＿＿＿＿＿＿＿＿＿＿＿＿＿＿＿＿＿＿＿＿＿＿＿＿＿

【任务解析】

过筛设备的类型及构造、筛孔形状，也影响过筛效率，应合理选用并注意防止粉尘飞扬，工作场所通风良好。物料含水量较高时可通过干燥解决，含油脂的物料可冷却后过筛，油脂含量多时应脱脂后再过筛。粉粒表面粗糙，摩擦产生静电，易吸附在筛网上堵塞筛孔，应接导线入地解决。

 项目总结

项目总结报告

学习任务	
学习目标	
实验实训任务	
项目完成进展	
项目完成所得	
项目完成反思	

项目三　中药混合

 学习目标

知识目标	1.掌握混合的目的、基本原理及常用方法 2.熟悉混合常用机械的性能与使用方法
技能目标	1.能使用规定的混合设备进行物料混合 2.能在物料混合工序中进行现场监督，质量中控
素养目标	1.深挖本项目所蕴藏的敬畏生命、守法诚信、自强创新等素养元素和素养载体，弘扬社会主义核心价值观 2.通过倍增套色培养学生严谨细致、一丝不苟的工作态度，强化质量意识，追求极致的工匠精神 3.通过等量递增培养学生感知量变到质变的力量，明确"不以善小而不为，不以恶小而为之"，培养学生思考、思辨和求真创新能力

项目资讯

　　混合是指将两种或两种以上固体粒子相互均匀分散的过程或操作。其目的是使药物各组分在制剂中的含量均匀一致，以保证药物剂量准确，临床用药安全。混合以细微粉体为主要对象，混匀时需要外加机械作用才能进行。在丸剂、片剂、颗粒剂、散剂、胶囊等制剂的工艺中，固体粉粒之间的混合是重要而又基本的工序之一，混合结果直接关系到制剂的外观及内在质量，意义非常重大，合理的混合操作是保证制剂产品质量的重要措施之一。

　　具体内容请扫二维码查看。

任务一　手工混合中药粉末

【任务要求】

> 1.掌握混合的原则、常用方法。
> 2.能正确使用搅拌棒搅拌、乳钵研磨、药典筛过筛混合粉末。
> 3.任选以下 _____ 方或者自定 _____ 方实验。

【任务准备】

　　设备器皿：乳钵、方盘、药匙、盛器、搅拌棒、药典筛等。

　　写出所需药品与材料：_____

_____

【任务实施】

工序1　准备原辅料

　　1.备料：_____

　　2.药材处理要求：_____

工序2　混合

　　1.方法：_____

　　2.步骤：_____

【任务反思】

　　1.混合操作步骤及操作要点有哪些？

2.影响混合的因素都有哪些?

【任务评价】

手工混合中药粉末技能考核评分标准

序号	考核内容	考核要点	配分	得分
1	科学作风（5分）	服装整洁（白服）	2	
		卫生习惯（洗手、擦操作台）	2	
		安静、礼貌	1	
2	混合器具选择与清洁（5分）	混合器具选择正确	3	
		清洁正确	2	
3	药物称取（20分）	天平调零点	3	
		药物的称取	15	
		天平休止	2	
4	手工混合中药粉末（40分）	混合器具的使用	15	
		中药粉末混合	20	
		混合均一性检查	5	
5	成品质量评价（10分）	数量	5	
		色泽	5	
6	实验报告（10分）	书写工整	3	
		操作步骤描述规范	4	
		结论准确	3	
7	操作时间（5分）	按时完成	5	
8	清场（5分）	清洗用具、清理环境	5	
		合计	100	

手工混合中药粉末素养评价

1.个人评价：_____
_____
_____

2.小组评价：_____

_____

_____

【任务解析】

混合均匀度为分析物料混合好坏的物理量，通过概率论获得，由混合设备种类确定。

任务二 机器混合中药粉末

【任务要求】

> 1.掌握中药粉末混合的常用方法，各种方法的适用范围。
> 2.掌握中药粉末混合的常用机械，各种机械的主要结构、操作技术、操作时的注意事项。
> 3.任选 _____ 方或者自定 _____ 方实验。

【任务准备】

例：六味地黄丸

【处方】熟地黄粉末160g、山茱萸（制）粉末80g、牡丹皮粉末60g、山药粉末80g、茯苓粉末60g、泽泻粉末60g。

【设备】GH型高效三维运动混合机。

【制法】对筛分后的各粉末进行混合。

【任务实施】

工序1 准备原辅料

产品名称				产品批号		
规格		投料日期			批产量	
工艺规格						
原辅料配料记录						
原辅料名称	批号	单位	理论量		损耗量	合计
备注：本指令发至固体制剂车间						
签发			日期		年 月 日	
签收			日期		年 月 日	

工序2 混合清场

品名		规格			编号		
批号		执行标准	执行混合标准操作规程		生产日期		

	序号	项目		准备情况	
				是	否
生产前准备	1	帽罩住头发、前沿压眉毛；上衣拉链拉至脖子、袖口紧扎、衣服下摆紧扣无裸露；裤腰及裤脚紧扣、无裸露；鞋面及鞋底紧扣、洁净；手套与袖口紧扎无裸露、洁净			
	2	核查工作场所、设备、工具、容器清场标志			
	3	取下已清洁标志牌、换设备运行状态标志牌			
	4	检查混合机的运行速率，检查电机旋转方向，设备试运行1min			
	5	温度：　　湿度：　　压差：			
	操作人			复核人	

	原辅料名称	批号	检验单号	领用数	混合后粒度/目	混合后重量/g
原辅料过筛						
	操作人			复核人		

	收得率计算公式为：收得率 = $\frac{处理后数量}{领料数量} \times 100\%$ =			
物料平衡	收得率范围：97%～100%	结论：		检查人

	清场项目	检查情况		清场工序
		已查	未查	
清场记录	1.关闭电源开关			清场前品名
	2.拆开机械设备，并擦掉表面粉尘			清场前批号
	3.依次用饮用水、纯净水清洗后，再用消毒剂消毒			清场日期
	4.挂已清洁状态标示牌，清洗人员签名、写清洗日期			清场人
	5.设备表面光亮、无污点，微生物抽检合格			工艺员
	其他项目			质检员

【任务反思】

　　1.学会使用混合设备的操作步骤及操作要点。

　　2.掌握混合设备的清洗与维护方法。

【任务评价】

机器混合中药粉末考核评分标准

考核任务	按生产指令混合	
考核要求	按混合岗位标准操作规程进行	
考核项目	评分标准	分值
生产准备 （10分）	① 生产人员按洁净度要求更衣（5分） ② 生产组长将生产指令下发，组员接收生产指令（1分） ③ 检查各种标牌：清场合格证、设备完好、已清洁（2分） ④ 填写生产前检查记录（2分）	
领料 （20分）	① 领料：按生产指令向仓库限额领原料及包装材料（5分） ② 核对原料及包装材料的名称、规格、批号、数量及供货单位（5分） ③ 复核原料及包装材料的名称、规格、批号、数量及供货单位（5分） ④ 填写收料记录（5分）	
混合 （40分）	① 检查混合设备运行是否正常，核对原料品名、数量、质量（5分） ② 操作离合器，使加料口处于理想的加料位置（5分） ③ 松开加料口卡箍，取下平盖（5分） ④ 加料，加料量不超过容积3/4（5分） ⑤ 启动电动机按钮，缓慢地旋转调速旋钮，使之达到正常的混合转速（5分） ⑥ 混合结束，按开车顺序反之关机（5分） ⑦ 拉开卸料口阀板出料，称重，装入洁净的容器中（5分） ⑧ 称重，装入洁净的容器中，填写操作记录（5分）	
质检 （10分）	① 混合均匀度检查（5分） ② 出具检验报告书（5分）	
清场 （10分）	① 将混合室内的积粉残渣用刷子清扫干净，依次用饮用水、纯水清洗后，再用消毒剂消毒（2分） ② 对本环节的废弃物进行处理（2分） ③ 将各种生产工具或器具放置于指定地点（2分） ④ 挂已清洁状态标识牌（2分） ⑤ 做好清场记录（2分）	
产品合格率 （10分）	① 物料平衡（5分） ② 收率（5分）	
合计		

机器混合中药粉末实训素养评价

　　1.个人评价：＿＿＿＿＿＿＿＿＿＿＿＿＿＿＿＿＿＿＿＿＿＿＿

＿＿＿＿＿＿＿＿＿＿＿＿＿＿＿＿＿＿＿＿＿＿＿＿＿＿＿＿＿＿＿＿＿

＿＿＿＿＿＿＿＿＿＿＿＿＿＿＿＿＿＿＿＿＿＿＿＿＿＿＿＿＿＿＿＿＿

2.小组评价: _____

_____

_____

【任务解析】

　　混合并非时间越长混合的均匀性越好，要通过试验确定合适的混合时间。另外含液体成分时，可采用处方中其他固体成分吸收；若液体量较大时，可另加赋形剂吸收；若液体为无效成分且量过大时，可采取先蒸发再加赋形剂吸收的方法。

 项目总结

项目总结报告

学习任务	
学习目标	
实验实训任务	
项目完成进展	
项目完成所得	
项目完成反思	

项目四　中药提取

 学习目标

知识目标	1.掌握中药提取的相关基础知识 2.掌握中药提取液的质量控制标准和方法
技能目标	1.能严格按照提取生产工艺及操作规程，进行中药的提取操作 2.能对中药提取过程进行质量控制，具备发现、分析、解决问题的能力，如提取过程中工艺参数的确定等 3.了解中药提取岗位的相关生产文件和生产流程
素养目标	1.通过学习中医药理论在中药制剂前处理过程中的指导作用，形成对中医药传统文化的认同感 2.通过工作情景创设，提出任务问题，强化合法、合规、合格的制药职业意识和安全生产意识；树立实事求是、认真严谨的工作作风 3.通过任务考核，培养学生反思意识，自我定位能力。并通过合作式学习，在完成任务的过程中不断增强团队合作意识

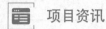 项目资讯

提取过程是指溶剂进入细胞组织溶解其有效成分后变成浸提液的全部过程。中药材的有效成分大多存在于细胞原生质中的液泡内。新鲜药材干燥后，组织内水分蒸发，细胞皱缩，在液泡腔中溶解的活性成分等物质干涸沉积于细胞内，使细胞形成空腔，有利于溶剂向细胞内渗透以及活性成分的扩散。药材粉碎后，细胞受到一定程度的破坏，有利于有效成分被浸提溶剂溶解和浸提，但浸提液中杂质较多。完好细胞内的成分浸出，需经过由药材固相转移至溶剂液相中的传质过程，这个过程通过扩散才能实施。

具体内容请扫二维码查看。

任务一　中药提取（一）

【任务要求】

1. 掌握不同提取方法的适用范围。
2. 掌握常见中药提取方法的影响因素和操作要点。
3. 明确提取所用物料、工具和设备的处理原则。
4. 分组任选以下＿＿＿＿＿＿＿＿或自选＿＿＿＿＿＿＿＿实验。

例：益母草提取液

取益母草分为两份，一份加水煎煮两次，第一煎加水12倍量，沸后1h，第二煎加水9倍量，沸后30min，用纱布过滤，合并滤液，挤压残渣，即得益母草提取液A；另外一份加水煎煮两次，第一煎加水12倍量，沸后30min，第二煎加水9倍量，沸后15min，用纱布过滤，合并滤液，挤压残渣，即得益母草提取液B。分别观察A和B，并做记录。

【任务准备】

设备器皿：数显电热套、恒温水浴锅、水蒸气蒸馏提取装置、加热回流装置、温度计、圆底烧杯、烧杯（1000mL、500mL）、天平、纱布或滤网（300目）等。

材料：益母草、丹参、八角茴香、蒸馏水、乙醇等。

根据所选实验项目准备实验设备和材料，填写：

1. 实验设备：＿＿＿＿＿＿＿＿＿＿＿＿＿＿＿＿＿＿＿＿＿＿＿＿＿＿＿＿＿＿

2. 实验材料：＿＿＿＿＿＿＿＿＿＿＿＿＿＿＿＿＿＿＿＿＿＿＿＿＿＿＿＿＿＿

【任务实施】

工序1　提取前准备

1.备料

名称	规格	单位	领料量	物料厂家／批号	备注

2.药材预处理

要求：_____

注意事项：_____

工序2　提取

根据所选实验，按照规定设计提取工艺流程，进行提取操作，并填写记录。

投料量	物料名称：	物料批号：	物料数量：　　　g
提取溶剂：			
是否浸泡：	是（浸泡_____min）	否（　　　）	
提取次数	第一次	第二次	第三次……
加溶剂量	_____mL	_____mL	_____mL
加溶剂时间	_____时_____分	_____时___分	_____时_____分
提取时间	_____min	_____min	_____min
滤液量（出油量）	_____mL	_____mL	_____mL
合并滤液（油）	_____mL		
操作人：		复核人：	

工序3　提取后清场

1.分别观察两份提取液（挥发油）并做记录。

项目	性状	收量（mL）
提取物A		
提取物B		

2.提取操作结束后，清洁实验设备、台面和场所。

3.提交实验记录，展示成品。

【任务反思】

1.中药提取方法的选择依据是什么？

2.影响提取的因素有哪些?

3.常用提高提取效率的各种方法在浸提过程中起什么作用?

【任务评价】

中药提取实验操作考核评分标准

考核项目	评分标准细则	扣分	得分
提取前准备 （10分）	① 实验设备和材料准备齐全、洁净，摆放合理 ② 药材按要求进行正确处理		
提取 （50分）	中药提取操作规范 ① 实验装置搭建和拆装正确 ② 提取操作严格按照预定工艺进行		
清场 （10分）	按规程清洁器具，清理现场；实验材料器具归类放置 ① 实验器具清洁彻底 ② 器具放回原始位置，不杂乱摆放 ③ 操作台面整洁、地面清洁 ④ 关闭实验所用水电		
记录填写 （20分）	记录填写规范 ① 领料单填写正确 ② 提取操作记录单填写正确 ③ 结果记录单填写正确		
成品质量 （10分）	按照提取工艺得到最终提取物A和B		
合计			

中药提取实验素养评价

1.个人评价: _____

_____

_____

2.小组评价: _____

_____

_____

【任务解析】

1.中药所含的化学成分十分复杂，为了制备制剂的需要，大多数中药材通常在使用前需要进行提取操作。

2.中药制剂的疗效与中药组分种类（或性质）具有密切联系，因而应在中医药理论指导下，根据处方药材的特性和所用提取溶剂的性质，以及所制剂型的要求和生产规模等，选择适宜的提取方法和设备。

3.在中药提取过程中，充分注意影响最终提取结果的因素。

任务二　中药提取（二）

【任务要求】

1. 掌握中药多功能提取罐的构造、操作技术、使用时的注意事项。
2. 会使用中药多功能提取罐提取药材的有效成分。
3. 会对提取设备进行清洁、消毒、维护、保养。
4. 能独立进行各种生产文件的记录和汇总。
5. 具有正确执行提取岗位标准操作的能力。
6. 任选以下 _____ 或者自定 _____ 实验。

例：连翘提取液

取连翘适量，粉碎成粗粉，加水煎煮三次，每次 1.5h，滤过，合并滤液，即得。

【任务准备】

1. 实训场地：GMP 提取车间或制剂实训室。
2. 实训设备：电子天平、小型中药多功能提取罐、不锈钢锅等。
3. 实训材料：连翘、丹参、黄芩、益母草等，蒸馏水、乙醇等。

【任务实施】

工序 1　生产前准备

生产前检查

生产操作开始前，应对工艺卫生和设备运行情况进行检查。

生产前检查和清场记录

品名		规格		编号	
批号		执行标准	执行提取操作规程	生产日期	
生产前检查	序号	项目		准备情况	
				是	否
	1	帽罩住头发、前沿压眉毛；上衣拉链拉至脖子、袖口紧扎、衣服下摆紧扣无裸露；裤腰及裤脚紧扣、无裸露；鞋面及鞋底紧扣、洁净；手套与袖口紧扎无裸露、洁净			
	2	核查工作场所、设备、工具、容器清场标识			
	3	取下已清洁标识牌、换设备运行状态标识牌			

续表

生产前检查	4	检查提取设备的运行速率，检查电机旋转方向，设备试运行1min		
	5	温度： 湿度： 压差：		
	操作人		复核人	

	清场项目	检查情况		清场工序
		已查（ ）	未查（ ）	
清场记录	1.关闭电源开关			清场前品名
	2.拆开机械设备，并擦掉表面粉尘			清场前批号
	3.依次用饮用水、纯净水清洗后，再用消毒剂消毒			清场日期
	4.挂已清洁状态标识牌，清洗人员签名、写清洗日期			清场人
	5.设备表面光亮、无污点，微生物抽检合格			工艺员
	其他项目			质检员

工序2 提取

备料提取岗位批生产记录

品名		规格	
产品批号		投料日期	
生产部门		批产量	

生产指令：称量、提取

	原辅料名称	理论数量	投料数量	生产厂家	批号
处方及投料					
	制成	_____ mL	_____ mL		
	称量人：		复核人：		
	称量设备：		设备编号：		
	称量起止时间：				
提取工艺					

续表

生产项目	工艺参数	操作记录		
提取生产	粉碎（　）切段（　）无须处理（　） 将中药饮片按规定处理后称重	设备：粉碎机（型/编号：　　　） 将中药饮片按规定处理后称重 粉碎时间：_____时_____分		
	_____(溶剂)配制	酒精计（或其他用具 _____）校准有效期至： 　　年　　月　　日		
	提取操作（_____次）： 第一次： _____ 第二次： _____	设备： 设备型/编号： | 工艺参数	第一次	第二次
加溶剂量 _____mL		
提取起止时间	—	—			
		提取操作完毕后，放出料液，合并，置储存罐储存		
操作人：		复核人：		
半成品检验	送检数量：	送检日期：		送检人：
	检验日期：	检验结果： 外观性状： 可见异物： 提取液量：		检查人：
	复核人：			

工序3　生产结束工作

生产结束后，按清洁规程对生产设备、器具、场所进行清洁。清场完毕，由质量保证人员确认（发清场合格证），并做好记录。

清场记录单

产品名称		规格：		批号：
生产指令		清场		
提取车间清场	1.剩余物料按规定退库，生产垃圾及废物清出操作区并收集到指定的位置 　　　　　　　　　已清理、定置□　　　未清理□			
	2.清洁配料桶、过滤设备（先用饮用水，后用纯化水） 　　　　　　　　　已清理、定置□　　　未清理□			

提取车间清场	3.挂好设备标识牌	已挂好☐	未挂好☐
	4.清洁地面、墙面、送风口、地漏等	已清洁☐	未清洁☐
	5.清理所有杂物	已清理☐	未清理☐
	清场人： 复核人： 清场日期： 年 月 日		

【任务反思】

1.生产前检查的意义是什么？

2.本实训提取过程中各项工艺参数对提取结果有什么样的影响？应该注意什么？

3.对提取液（半成品）进行质量检查具有什么样的意义？

【任务评价】

中药提取实训考核评分标准

考核任务	中药提取实训	
考核要求	按提取岗位标准操作规程进行	
考核项目	评分标准	分值
生产前准备 （10分）	①生产人员按洁净度要求更衣（5分） ②生产组长将生产指令下发，组员接收生产指令（1分） ③检查各种标牌：清场合格证、设备完好、已清洁（2分） ④填写生产前检查记录（2分）	
备料 （10分）	①领料：按生产指令向仓库限额领原料及包装材料（2分） ②核对原料及包装材料的名称、规格、批号、数量及供货单位（3分） ③复核原料及包装材料的名称、规格、批号、数量及供货单位（2分） ④填写收料记录（3分）	
药材处理 （5分）	①按规定对药材进行预处理（2分） ②称重，装入洁净的容器中（2分） ③将处理好的药材放至投料口备用（1分）	
提取生产（40分）	①按照提取操作规程规范操作（10分） ②提取过程中严肃认真，不随意离开设备（10分） ③按照设备要求正确操作提取设备（10分） ④对出现的问题能够及时解决（10分）	
半成品质检 （15分）	①外观性状符合要求（5分） ②可见异物符合要求（5分） ③提取液量在规定范围（5分）	
清场 （10分）	①正确清洁提取设备和场地（2分） ②对本环节的废弃物进行处理（2分） ③将各种生产工具或器具置于指定地点（2分） ④挂已清洁状态标识牌（2分） ⑤做好清场记录（2分）	
生产记录（10分）	正确填写各项生产记录（10分）	
合计		

中药提取实训操作素养评价

1.个人评价:　＿＿＿＿＿＿＿＿＿＿＿＿＿＿＿＿＿＿＿＿＿＿＿＿＿＿＿＿＿＿

＿＿＿

＿＿＿

2.小组评价:　＿＿＿＿＿＿＿＿＿＿＿＿＿＿＿＿＿＿＿＿＿＿＿＿＿＿＿＿＿＿

＿＿＿

＿＿＿

＿＿＿

【任务解析】

1.正确理解并执行各项生产文件。

2.严格按照提取岗位工作职责完成提取生产操作。

3.根据提取设备的操作要求进行工艺参数设定,这对于完成提取操作非常重要。

4.对提取液也要进行质量检验,养成实时检验的意识。

 项目总结

项目总结报告

学习任务	
学习目标	
实验实训任务	
项目完成进展	
项目完成所得	
项目完成反思	

项目五　中药分离纯化

 学习目标

知识目标	1.掌握中药分离纯化的相关基础知识
	2.掌握中药提取液分离纯化的质量控制标准和方法
技能目标	1.能严格按照制剂生产工艺及操作规程,进行中药提取液的分离纯化操作
	2.掌握中药提取液分离纯化的技术要求
	3.能对分离纯化过程进行质量控制,具备发现、分析、解决问题的能力
	4.了解中药分离纯化(如醇沉)岗位的相关生产文件和生产流程

素养目标　1.通过学习中医药理论在中药制剂前处理过程中的指导作用，如屠呦呦院士分离纯化出青蒿素的典型案例，形成对中医药传统文化的认同感、自信感

　　　　　2.通过工作情景创设，提出任务问题，强化合法、合规、合格的分离纯化职业意识和安全生产意识；树立实事求是、认真严谨的工作作风

　　　　　3.通过分离纯化任务的考核，培养学生反思意识、自我定位能力。通过合作式学习，在完成任务的过程中不断增强团队合作意识

📇 项目资讯

　　中药提取物一般都是混合物，为了保证药物最终的疗效和稳定性，分离纯化具有十分重要的意义，这一过程的目的在尽可能富集有效成分的前提下除去其他杂质。中药提取液一般为液相非均匀体系，在饮片提取过程中，因加热提取使饮片中的成分溶解度增大，在温度降低时，这部分成分如蛋白质、淀粉、黏液质等高分子物质或有效成分因溶解度下降而以沉淀形式析出；或者为了得到澄清液体或者纯净固体，则需要进行分离操作。由于中药提取物成分复杂，除了一些固体物杂质外，还有一些混溶的无效成分，这一部分成分也需要尽可能除去，因此还需要必要的纯化和精制。

　　具体内容请扫二维码查看。

任务一　中药提取液分离纯化（一）

【任务要求】

1.掌握常见中药提取液常用的分离纯化方法及操作要点。

2.明确分离纯化所用物料、工具和设备的处理原则。

3.分组任选以下 _____ 或自选 _____ 的分离纯化操作部分作为实验。

　　例：连翘提取液的分离纯化（制备连翘提取物）

　　取连翘提取液适量，于60℃以下减压浓缩至相对密度为1.10～1.20（室温）的清膏，放冷，加入4倍量乙醇，搅匀，静置2h，滤过，滤液减压回收乙醇，浓缩液喷雾干燥，即得。

【任务准备】

　　设备器皿：数显电热套、电磁炉、电子天平、旋转蒸发仪、不锈钢锅、酸度计、pH试纸、酒精计、烧杯、量筒、纱布或滤网等。

材料：连翘提取液、黄芩提取液、丹参提取液（按照丹参总酚酸提取物制备方法提取）、益母草提取液、乙醇、盐酸（2mol/L）、40%氢氧化钠、蒸馏水等。

根据所选实验项目准备实验设备和材料，填写：

1.实验设备：_____

2.实验材料：_____

【任务实施】

工序1　分离纯化前准备

1.备料

根据选定实验，将所需提取液按实际需求量量取好备用。

名称	领料量	单位	物料批号	备注

2.物料预处理

在分离纯化前如需对提取液进行浓缩等预处理，做下述记录。

提取液处理要求：_____

处理注意事项：_____

工序2　分离纯化

1.醇沉操作

根据所选实验的制备方法设计工艺流程图，按照工艺进行操作，并选填分离纯化操作记录。

提取液总量		_____mL	浓缩时间	____时____分至 ____时____分
调酸（第一次）	pH	80℃保温时间 ____时____分至 ____时____分		静置时间 ____时____分至 ____时____分
沉淀物称重 _____g	加水量 _____mL		加碱液中和后pH	乙醇浓度及加乙醇量
滤液：_____mL				
调酸（第二次）	pH	60℃保温时间 ____时____分至 ____时____分		静置时间 ____时____分至 ____时____分
沉淀物称重 _____g	加水量 _____mL	加醇量 _____mL	醇洗pH	
操作人：		复核人：		

2.将所得药液转移至适宜容器，填写物料标签（注明：品名、批号、日期）。

3.观察经分离纯化所得药液，并做记录。

工序3　结束操作、清场

1.清洁操作台、设备、地面。

2.处理遗留物料。

3.填写试验记录。

4.提交实验记录，展示成品。

【任务反思】

1.在醇沉过程中，加入乙醇为何要等药液冷却后？

2.加入乙醇时为何要"慢加快搅"？

3.醇沉浓度不同对饮片（提取液）中有效成分有何影响？

4.根据实验，思考水提醇沉法存在的不足。

【任务评价】

中药提取液分离纯化实验考核评分标准

考核项目	评分标准细则	扣分	得分
分离纯化前准备（10分）	① 实验设备和材料准备齐全、洁净，摆放合理 ② 药材（提取液）按要求进行正确处理		
分离纯化（50分）	中药提取液分离纯化操作规范 ① 实验装置搭建正确 ② 操作严格按照预定工艺进行		
清场（10分）	按规程清洁器具，清理现场；实验材料器具归类放置 ① 实验器具清洁彻底 ② 器具放回原始位置，不杂乱摆放 ③ 操作台面整洁、地面清洁 ④ 关闭实验所用水电		
记录填写（20分）	记录填写规范 ① 实验操作记录单填写正确 ② 结果记录单填写正确		
成品质量（10分）	按照分离纯化工艺得到目标药液 ① 外观性状符合要求 ② 可见异物符合要求 ③ 成品量在规定范围		
合计			

中药提取液分离纯化实验素养评价

1.个人评价：＿＿＿＿＿＿＿＿＿＿＿＿＿＿＿＿＿＿＿＿＿＿＿＿＿＿＿＿＿＿＿＿＿＿＿＿

_____

2.小组评价: _____

_____

_____

_____

【任务解析】

中药材经过浸提处理后得到的浸提液，往往是含有大量杂质及无效成分的混合物，必须经过分离纯化技术的处理，除掉非药用成分，制得较纯的药物成分。其目的是提高疗效，便于制剂，减少服用剂量，增加制剂稳定性，达到纯化等。在进行醇沉操作时应注意加入乙醇的时间、乙醇的浓度等影响因素。

任务二　中药提取液分离纯化（二）

【任务要求】

1.掌握板框压滤机、醇沉罐等分离纯化设备的构造、操作技术、使用时的注意事项。

2.能够运用醇沉法对中药提取物进行分离与纯化（精制）。

3.会对实训设备进行清洁、消毒、维护、保养。

4.能独立进行各种生产文件的记录和汇总。

5.具有正确执行分离纯化岗位标准操作的能力。

6.选取提取岗得到的 _____ 药液或自定 _____ 实验进行分离纯化操作。

【任务准备】

1.实训场地：GMP醇沉车间或制剂实训室。

2.实训设备与器具：板框压滤机、醇沉罐、小型中药多功能提取罐、电子天平、不锈钢锅、量筒、烧杯、圆底烧杯、酒精计、比重计、数显电热套等。

其中：①不锈钢多层板框式压滤机由滤板、滤框、尾板、头板、主梁和压紧装置等组成。工作时先将滤布夹在板框之间，在一定压力下悬浮液经过滤浆孔道由滤框角的暗孔进入框内，滤液穿过滤布从相邻滤板沟槽流出液出口排出，固体被截留在框内形成滤饼，待框充满，滤过结束。②醇沉罐为筒体结构，由双桨叶搅拌器、电机、浮球出液装置、减速机、出渣门等组成。工作时将浓缩的水提液（比重为1.1左右）倒入罐中，开启搅拌器，打开乙醇泵，将规定量乙醇慢慢抽入罐中，静置醇沉。

3.实训材料：提取岗位所得药液（连翘提取液、丹参提取液、黄芩提取液、益母草提取液等）、乙醇等。

【任务实施】

工序1 生产前检查

生产操作开始前，应对工艺卫生和设备运行情况进行检查。

生产前检查记录

品名		规格		编号	
批号		执行标准	执行分离纯化操作规程	生产日期	

	序号	项目	准备情况	
			是	否
生产前检查	1	帽罩住头发、前沿压眉毛；上衣拉链拉至脖子、袖口紧扎、衣服下摆紧扣无裸露；裤腰及裤脚紧扣、无裸露；鞋面及鞋底紧扣、洁净；手套与袖口紧扎无裸露、洁净		
	2	核查工作场所、设备、工具、容器清场标识		
	3	取下已清洁标识牌、换设备运行状态标识牌		
	4	检查分离纯化设备的运行速率，检查电机旋转方向，设备试运行1min		
	5	温度： 湿度： 压差：		
	操作人		复核人	

	清场项目	检查情况		清场工序
		已查	未查	
清场记录	1.关闭电源开关			清场前品名
	2.拆开机械设备，并擦掉表面粉尘			清场前批号
	3.依次用饮用水、纯净水清洗后，再用消毒剂消毒			清场日期
	4.挂已清洁状态标识牌，清洗人员签名、写清洗日期			清场人
	5.设备表面光亮、无污点，微生物抽检合格			工艺员
	其他项目			质检员

工序2 生产操作

分离纯化生产记录

品名		规格	
产品批号		投料日期	

续表

生产部门				批产量		
生产指令：醇沉、过滤						

处方及投料	原辅料名称	理论数量	投料数量	生产厂家	批号
	量取人：			复核人：	
	量取设备：			设备编号：	
	量取起止时间：				

分离纯化工艺

生产项目	工艺参数	操作记录
准备	_____（溶剂）配制	酒精计（或其他用具 _____）校准有效期 至： 年 月 日
醇沉	乙醇浓度：_____% 加入乙醇量：_____mL 醇沉设备工艺参数： _____	设备： 设备型/编号： 醇沉起止时间： 醇沉操作完毕后，放出料液 _____ mL， 准备过滤
过滤	过滤设备工艺参数： _____	设备： 设备型号： 设备编号： 过滤起止时间： 过滤操作完毕后，放出料液 _____ mL， 置储存罐储存
	操作人：	复核人：

半成品检验	送检数量：		送检日期：		送检人：
	检验日期：		检验结果：		检查人：
			外观性状： 可见异物：		
	复核人：				

工序3 生产结束工作

清场记录单

产品名称		规格：		批号：
生产指令		清场		

续表

分离纯化 车间清场	1.剩余物料按规定退库，生产垃圾及废物清出操作区并收集到指定的位置 　　　　已清理、定置（　　　）未清理（　　　）
	2.清洁配料桶、过滤设备（先用饮用水，后用纯化水） 　　　　已清理、定置（　　　）　未清理（　　　）
	3.挂好设备标识牌　　　　　　已挂好（　　　）　未挂好（　　　）
	4.清洁地面、墙面、送风口、地漏等　已清洁（　　　）　未清洁（　　　）
	5.清理所有杂物　　　　　　　　已清理（　　　）　未清理（　　　）
	清场人：　　　　复核人：　　　清场日期：　　年　月　日

【任务反思】

1.中药提取液为什么要进行分离纯化？

2.本实训中分离纯化质量控制要点是什么？应该注意什么？

3.影响本实训中过滤效率的因素有哪些？

4.为何半成品也需要进行质量检验？

【任务评价】

中药提取液分离纯化实训考核评分标准

考核任务	中药提取液分离纯化（醇沉、过滤）	
考核要求	按醇沉岗位标准操作规程进行	
考核项目	评分标准	分值
生产前准备 （10分）	① 生产人员按洁净度要求更衣（5分） ② 生产组长将生产指令下发，组员接收生产指令（1分） ③ 检查各种标牌：清场合格证、设备完好、已清洁（2分） ④ 填写生产前检查记录（2分）	
醇沉生产 （30分）	① 按照醇沉操作规程规范操作（10分） ② 按照设备要求正确操作醇沉罐（10分） ③ 对出现的问题能够及时解决（10分）	
过滤 （30分）	① 按照过滤操作规程规范操作（10分） ② 按照设备要求正确操作板框压滤机（10分） ③ 对出现的问题能够及时解决（10分）	
半成品质检 （10分）	① 外观性状符合要求（5分） ② 可见异物符合要求（5分）	
清场 （10分）	① 正确清洁分离纯化设备和场地（2分） ② 对本环节的废弃物进行处理（2分） ③ 将各种生产工具或器具放置于指定地点（2分） ④ 挂已清洁状态标识牌（2分） ⑤ 做好清场记录（2分）	
生产记录（10分）	正确填写各项生产记录（10分）	
合计		

中药提取液分离纯化实训素养评价

1.个人评价: _____

_____

_____

2.小组评价: _____

_____

_____

【任务解析】

分离纯化操作是中药制药工业中重要的操作项目，目前分离纯化技术多样，方法多种，有蒸馏法、吸收法、萃取法、沉淀法、结晶法、膜分离法、色谱分离法和离子交换法等，应选择合适的方法及设备进行操作，努力提升设备自动化、智能化水平，提高产品质量、保障产品生产过程稳定性。

项目总结

项目总结报告

学习任务	
学习目标	
实验实训任务	
项目完成进展	
项目完成所得	
项目完成反思	

项目六　中药浓缩干燥

学习目标

知识目标	1.掌握中药浓缩、干燥的相关基础知识
	2.掌握中药提取液浓缩、干燥的质量控制标准和方法
技能目标	1.能严格按照制剂生产工艺及操作规程，进行中药提取液的浓缩、干燥操作
	2.掌握中药提取液浓缩、干燥的技术要求
	3.能对浓缩、干燥过程进行质量控制，具备发现、分析、解决问题的能力
	4.了解中药浓缩、干燥岗位的相关生产文件和生产流程
素养目标	1.通过浓缩操作，培养学生总结凝练的意识
	2.通过干燥方法、干燥介质、工艺条件的选择，培养学生创新性和挑战性

项目资讯

　　浓缩是中药制剂原料成型前处理的重要单元操作。浓缩是在沸腾状态下，经传热过程，将挥发性大小不同的物质进行分离，是利用气化作用从液体中除去溶剂得到浓缩液的操作，又称之为蒸发。浓缩目的在于除去易挥发的液体，从而获得浓缩的产物，如药材浸提液的浓缩等，均需要通过蒸馏与蒸发等操作来完成。干燥是利用热能除去湿物料或膏状物中所含的水分或其他溶剂，获得干燥物品的工艺操作。干燥已广泛应用于原辅料、中间体及成品的处理加工，是制剂生产不可缺少的一个环节。

　　具体内容请扫二维码查看。

任务一　中药提取液浓缩干燥（一）

【任务要求】

> 1.掌握中药提取液减压浓缩、常压浓缩方法的操作要点。
> 2.掌握中药提取液烘干法干燥的操作要点。
> 3.明确浓缩和干燥所用物料、工具和设备的处理原则。
> 4.分组，任选分离纯化岗位得到的以下药液 ＿＿＿＿＿＿ 或自选 ＿＿＿＿＿＿ 的浓缩干燥部分做实验。

【任务准备】

　　1.设备器皿：电热鼓风干燥箱、不锈钢锅、不锈钢盘、电子天平、电磁炉或数显电热套、旋转蒸发仪、温度计、比重计、量筒、烧杯若干、自封袋等。

　　2.材料：分离纯化岗所得药液等。

　　3.根据所选实验项目准备实验设备和材料，填写：

　　（1）实验设备：＿＿＿＿＿＿＿＿＿＿＿＿＿＿＿＿＿＿＿＿＿＿＿＿＿＿＿＿＿＿＿

　　（2）实验材料：＿＿＿＿＿＿＿＿＿＿＿＿＿＿＿＿＿＿＿＿＿＿＿＿＿＿＿＿＿＿＿

【任务实施】

工序1　备料

　　根据选定实验，将所需提取液按实际需求量量取好备用。

工序2 乙醇回收及浓缩

乙醇回收及浓缩操作记录

提取液总量： mL		
回收乙醇起止时间	时 分至 时 分	
旋转蒸发仪工作参数	水浴温度： ℃ 真空度： MPa 转速： 其他：	
回收乙醇数据	回收乙醇量： mL 回收乙醇浓度： 回收乙醇批号： 回收乙醇有效期：	
浓缩液体积	浓缩液体积： mL	
浓缩起止时间	时 分至 时 分	
浓缩浸膏数据	密度： g/cm³ 体积： mL 收膏率： % （注：收膏率＝浸膏体积×浸膏密度÷提取原料投料量×100%）	
操作人：		复核人：

注：回收乙醇须用标牌标明品名，如连翘提取液回收乙醇；批号为本次生产品种的批号；有效期为首次投料时用全部新乙醇即没有加入回收乙醇进行中药材提取时的乙醇有效期。每批回收乙醇均应检验合格后方可继续使用。

工序3 干燥

将浓缩液倒入不锈钢盘中；开启烘箱，设定温度为80℃，将盛有药液的不锈钢盘放入烘箱中进行干燥；待干燥至规定时间后，放凉，取出，将其装入自封袋，称量所得物料的重量，并计算收率；填写物料标签（注明：品名、批号、皮重、毛重、净重及日期）；所得物料申请进行中间体质量检验。

工序4 结束操作、清场

清洁操作台、设备、地面；处理遗留物料；填写实验记录；提交实验记录，展示成品。

【任务反思】

1.采用旋转蒸发仪回收乙醇进行浓缩和直接采用加热挥发乙醇进行浓缩这两种方法哪种更合理？为什么？

2.旋转蒸发仪在回收时设定温度的依据是什么？

3.浓缩过程中需不断搅拌待浓缩液体的原因是什么？

4.干燥后所得的物料可否放置较长时间后再进行装袋？为什么？

【任务评价】

中药提取液浓缩干燥实验考核评分标准

考核项目	评分标准细则	扣分	得分
浓缩干燥前准备 （10分）	① 实验设备和材料准备齐全、洁净，摆放合理 ② 操作人员服装整洁		
乙醇回收及浓缩 （30分）	操作规范 ① 实验装置搭建正确 ② 操作严格按照预定工艺进行		
干燥 （20分）	操作规范 ① 烘箱温度等参数设置正确 ② 操作严格按照预定工艺进行		
物料处理 （10分）	① 干燥结束后及时转移干燥好的物料防止吸湿 ② 正确填写物料卡		
清场 （10分）	按规程清洁器具，清理现场；实验材料器具归类放置 ① 实验器具清洁彻底 ② 器具放回原始位置，不杂乱摆放 ③ 操作台面整洁、地面清洁 ④ 关闭实验所用水电		
记录填写 （10分）	记录填写规范 ① 实验操作记录单填写正确 ② 结果记录单填写正确		
成品质量 （10分）	按照分离纯化工艺得到提取物 ① 外观性状符合要求 ② 成品量和相对密度在规定范围		
合计			

中药提取液浓缩干燥实验素养评价

1.个人评价：_____

_____

_____

2.小组评价：_____

_____

_____

_____

【任务解析】

　　中药提取液的浓缩干燥是制剂生产的重要单元，通过浓缩制成一定规格的半成品，或进一步制成成品，加入辅料后还可以制成各种剂型。干燥是利用热能将含有水分的药材和原料、饮片、中间产品、成品等物料中多余的水分除去，制成质量稳定、便于包装贮藏的药物制剂。

任务二　中药提取液浓缩干燥（二）

【任务要求】

1. 掌握中药提取液浓缩干燥生产中常用设备的构造、操作技术、使用时的注意事项。
2. 能够运用适宜的方法对中药提取液进行浓缩和干燥操作。
3. 会对实训设备进行清洁、消毒、维护、保养。
4. 能独立进行各种生产文件的记录和汇总。
5. 具有正确执行分离纯化岗位标准操作的能力。
6. 选取分离纯化得到的 ＿＿＿＿＿＿＿ 药液或自定 ＿＿＿＿＿＿＿ 实验进行浓缩、干燥操作。

例：连翘提取物

取分离纯化得到的连翘提取液，减压回收乙醇，浓缩、干燥，即得。

【任务准备】

1. 实训场地：GMP浓缩车间、干燥车间或制剂实训室。

2. 实训设备与器具：水力喷射真空系统、双效节能蒸发器、热风循环烘箱、真空干燥机、电子台秤、贮液罐、不锈钢盘、自封袋等。

（1）水力喷射真空系统：由多级水泵、储水槽、喷水口等组成。用于浓缩时增大浓缩罐内的真空度。

（2）双效节能蒸发器：由浓缩罐、冷凝器、气液分离器、冷却器和回收溶剂贮液罐等组成。工作时物料先进一效，再进二效，开启蒸气进行浓缩。

（3）热风循环烘箱：是箱式干燥器的一种形式，是一个方形箱体，箱内有框架、带孔（或网）的料盘、蒸气加热翅片管或无缝换热钢管或裸露的电热元件加热器，箱体周围包有绝热保护层，还有吸气口、排气口、循环风机等组件。工作时借助于风机产生的循环流动热风，吹到潮湿物料的表面达到干燥的效果。

（4）真空干燥机：为箱体结构，内设热源，由干燥柜、真空泵、冷凝器、冷凝液收集器等组成。工作时在密闭的容器中抽去空气使其达到一定的真空度从而在低温条件下得到较高的干燥效率。

3. 实训材料：分离纯化所得药液、75%乙醇等。

【任务实施】

工序1　生产前准备

生产前检查记录

品名		规格		编号	
批号		执行标准	执行浓缩（干燥）操作规程	生产日期	
生产前准备	序号	项目		准备情况	
				是	否
	1	帽罩住头发、前沿压眉毛；上衣拉链拉至脖子、袖口紧扎、衣服下摆紧扣无裸露；裤腰及裤脚紧扣、无裸露；鞋面及鞋底紧扣、洁净；手套与袖口紧扎无裸露、洁净			
	2	核查工作场所、设备、工具、容器清场标识			
	3	取下已清洁标识牌、换设备运行状态标识牌			
	4	检查浓缩、干燥设备的运行速率，检查电机旋转方向，设备试运行1min			
	5	温度：　湿度：　压差：			
	操作人			复核人	
清场记录		清场项目	检查情况		清场工序	
			已查	未查	
		1.关闭电源开关			清场前品名
		2.拆开机械设备，并擦掉表面粉尘			清场前批号
		3.依次用饮用水、纯净水清洗后，再用消毒剂消毒			清场日期
		4.挂已清洁状态标识牌，清洗人员签名、写清洗日期			清场人
		5.设备表面光亮、无污点，微生物抽检合格			检查人
		其他项目			复核人

工序2　浓缩干燥生产

浓缩干燥生产记录表

品名		规格	
产品批号		投料日期	
生产部门		批产量	

续表

生产指令：浓缩、干燥					
处方及投料	原辅料名称	理论数量	投料数量	生产厂家	批号
	操作人：		复核人：		
	量取设备：		设备编号：		
	量取起止时间：				
浓缩干燥工艺					

生产项目	工艺参数	操作记录
浓缩生产	蒸汽压力：　　MPa 真空度：　　MPa 温度：　　℃ 其他：	设备： 设备型/编号： 浓缩起止时间： 浓缩浸膏数据： 浸膏密度｜浸膏体积｜收膏率 g/cm³｜mL｜% 注：收膏率=浸膏体积×浸膏密度/提取原料投料量×100%
干燥生产	干燥温度：　　℃ 真空度：　　MPa 进风温度1：　　℃ 进风温度2：　　℃ 转速：　　r/min 其他： （根据设备选填）	设备： 设备型/编号： 干燥起止时间： 收率： 投料量｜浸膏粉量｜收率 g｜g｜% 注：收率=浸膏粉量/投料量×100%

浸膏数据表（浓缩生产）：

浸膏密度	浸膏体积	收膏率
g/cm³	mL	%

注：收膏率=浸膏体积×浸膏密度/提取原料投料量×100%

收率数据表（干燥生产）：

投料量	浸膏粉量	收率
g	g	%

注：收率=浸膏粉量/投料量×100%

操作人：			复核人：	
产品检验	送检数量：	送检日期：		送检人：
	检验日期：	检验结果：		检查人：
		性状： 含水量：　　%		
	复核人：			

工序3　生产结束操作

整理物料并填写物料标签（注明：品名、批号、皮重、毛重、净重及日期）；所得物料申请进行质量检验。按清洁规程对生产设备、器具、场所进行清洁。清场完毕，由质量保证人员确认（发清场合格证），并做好记录。

清场记录单

产品名称		规格：		批号：
生产指令	清场			
浓缩车间清场	1.剩余物料按规定退库，生产垃圾及废物清出操作区并收集到指定的位置		已清理、定置□	未清理□
	2.清洁配料桶、过滤设备（先用饮用水，后用纯化水）		已清理、定置□	未清理□
	3.挂好设备标识牌	已挂好□		未挂好□
	4.清洁地面、墙面、送风口、地漏等	已清洁□		未清洁□
	5.清理所有杂物	已清理□		未清理□
干燥车间清场	1.剩余物料按规定退库，生产垃圾及废物清出操作区并收集到指定的位置		已清理、定置□	未清理□
	2.清洁配料桶、过滤设备（先用饮用水，后用纯化水）		已清理、定置□	未清理□
	3.挂好设备标识牌	已挂好□		未挂好□
	4.清洁地面、墙面、送风口、地漏等	已清洁□		未清洁□
	5.清理所有杂物	已清理□		未清理□
清场人：　　　复核人：　　　清场日期：　　　年　　月　　日				

【任务反思】

1.实训过程中，减压浓缩和常压浓缩对中药提取液有何影响？

2.本实训中所采用的浓缩方法有何特点？操作中有何注意事项？

3.不同的物料如何选择对应的干燥方法？

4.本实训中所采用的干燥方法各有何特点？操作中应注意的事项是什么？

【任务评价】

中药提取液浓缩干燥实训考核评分标准

考核任务	中药提取液浓缩干燥	
考核要求	按浓缩干燥岗位标准操作规程进行	
考核项目	评分标准	分值
生产前准备 （10分）	① 生产人员按洁净度要求更衣（5分） ② 生产组长将生产指令下发，组员接收生产指令（1分） ③ 检查各种标牌：清场合格证、设备完好、已清洁（2分） ④ 填写生产前检查记录（2分）	
浓缩生产 （30分）	① 按照浓缩操作规程规范操作（10分） ② 按照设备要求正确操作浓缩设备（10分） ③ 对出现的问题能够及时解决（10分）	
干燥操作 （30分）	① 按照干燥操作规程规范操作（10分） ② 按照设备要求正确操作干燥设备（10分） ③ 对出现的问题能够及时解决（10分）	
成品质检 （15分）	① 外观性状符合要求（5分） ② 含水量符合要求（5分） ③ 收率符合要求（5分）	
清场 （10分）	① 正确清洁浓缩干燥设备和场地（2分） ② 对本环节的废弃物进行处理（2分） ③ 将各种生产工具或器具放置于指定地点（2分） ④ 挂已清洁状态标识牌（2分） ⑤ 做好清场记录（2分）	
生产记录 （5分）	正确填写各项生产记录（5分）	
合计		

中药提取液浓缩干燥实训素养评价

1.个人评价：_____

_____

2.小组评价：_____

_____

【任务解析】

浓缩干燥在中药生产中的应用十分广泛，大量剂型都需要使用，这关系产品的质量、运输、贮存、使用、外观等。

项目总结

项目总结报告

学习任务	
学习目标	
实验实训任务	
项目完成进展	
项目完成所得	
项目完成反思	

模块三

制备中药固体制剂

项目一　制备散剂

学习目标

知识目标　1.掌握散剂的相关基础知识

2.掌握散剂的生产工艺流程及各工序操作要点、质量控制标准和方法

技能目标　1.能根据生产工艺规程，生产出质量合格的散剂

2.掌握散剂的生产工艺和关键工序的要求

3.能对散剂生产过程进行质量控制，能发现生产过程中的质量问题，解决生产中的简单问题

素养目标　1.通过散剂生产规范化操作的学习及制药卫生要求的学习，强化合法、合规、合格的制药职业意识

2.通过各工序物料平衡计算形成生产节约意识；通过散剂的安全操作规程的学习，强化安全生产意识，同时关注自身劳动保护，关注个人身体健康，培养服务意识；通过药品质量控制的学习，树立实事求是、认真严谨的工作作风

3.通过散剂生产全过程的质量控制及制药行业劳动模范事迹的学习，自觉形成"精益求精、质量为本"的工匠意识

4.通过社会热点事件的辨析，牢记"修合无人见，存心有天知"等古训，体会诚信尽职的制药行业职业理念

5.通过有毒散剂的制备，强化安全意识，劳动保护意识

6.通过含低共熔物散剂的制备，拓宽学生视野，解决实际问题水平，锻炼提升实践能力，激发从事中药学科学研究实践的兴趣

项目资讯

散剂系指原料药物或与适宜的辅料经粉碎、均匀混合制成的干燥粉末状制剂。

具体内容请扫二维码查看。

任务一 手工制备散剂

【任务要求】

1. 掌握手工制备散剂的方法和操作要点。
2. 会正确评价散剂的质量。
3. 学会制备一般散剂、含毒性成分散剂、含低共熔物散剂。

【任务准备】

散剂的制备工艺为：物料前处理→粉碎→过筛→混合→分剂量→质量检查→包装。设备器皿：研钵、药筛、瓷盆、方盘、药匙、天平等。

写下药品与材料：_____

（一）益元散的制备

【处方】滑石6g，甘草1g，朱砂0.3g。

【制法】朱砂水飞成极细粉，滑石、甘草各粉碎成细粉（过六号筛）。取少量滑石粉置于研钵内先行研磨，以饱和研钵的表面能，再将朱砂置研钵中，以等量递增法与滑石粉混合均匀，倾出。取甘草置研钵中，以等量递增法加入上述粉末，研匀，即得。

【功能与主治】消暑利湿。用于感受暑湿，身热心烦，口渴喜饮，小便赤短。

【用法与用量】调服或煎服，一次6g，一日1~2次。

（二）痱子粉的制备

【处方】薄荷脑0.1g，樟脑0.1g，氧化锌2.0g，硼酸2.5g，滑石粉12.0g。

【制法】取樟脑、薄荷脑研磨至液化，加适量滑石粉研匀，依次加氧化锌、硼酸研磨。最后按等量递增法加入剩余的滑石粉研匀，过七号筛即得。

【作用与用途】有吸湿、止痒及收敛作用，用于汗疹、痱子等。

【用法】外用。涂撒于患处。

更多散剂处方请扫二维码查看。

【任务实施】

工序1 粉碎

选用的粉碎方法：_____

粉碎注意事项：_____

_____

工序2 过筛

选择的药典筛型号：_____

过筛注意事项：_____

工序3 混合

选用的混合方法：_____

混合注意事项：_____

_____

工序4 分计量

选用的分计量方法：_____

分计量注意事项：_____

_____

工序5 质量检查

质检控制点：_____

质检注意事项：_____

_____

工序6 包装

手工包装方法：_____

手工包装注意事项：_____

_____

【任务反思】

1. 何谓共熔？在处方中常见的共熔成分有哪些？

2. 等量递增法的原则是什么？

3. 散剂中如含有少量液体时如何制备？

4. 写出散剂的一般工艺过程。

5. 写出"打底套色"的操作要点。

【任务评价】

手工制备散剂技能考核评分标准

序号	考核内容	考核要点	配分	得分
1	科学作风 （5分）	服装整洁（白服）	2	
		卫生习惯（洗手、擦操作台）	2	
		安静、礼貌	1	

续表

序号	考核内容	考核要点	配分	得分
2	器材选择与清洁 （5分）	选择正确	3	
		清洁晾干正确	2	
3	药物称取 （20分）	天平调零点	3	
		药物的称取	15	
		天平休止	2	
4	制剂配制 （40分）	乳钵内壁的饱和（打底）	10	
		药物混合（等量递增）	20	
		检查均匀度	5	
		重量法分剂量	5	
5	成品质量评价 （10分）	数量	5	
		色泽	5	
6	实验报告 （10分）	书写工整	3	
		操作步骤描述规范	4	
		结论准确	3	
7	操作时间（5分）	按时完成	5	
8	清场（5分）	清洗用具、清理环境	5	
	合计		100	

手工制备散剂素养评价

1.个人评价：_____

_____

_____

2.小组评价：_____

_____

_____

_____

【任务解析】

特殊散剂手工制备应充分考虑：打底套色、等量递增、倍增套色、低共熔物等方法。

任务二 机器制备散剂

【任务要求】

1.具有正确执行散剂制备岗位标准操作的能力。
2.依据药品标准会正确粉碎、过筛、混合、分计量、包装等。
3.制备过程中会正确随时检测装量差异及其他质量指标。
4.会对散剂分装机等及计量工具进行清洁、消毒、维护、保养。
5.能独立进行各种生产文件的记录和汇总。

【任务准备】

例：口腔溃疡散

【处方】青黛240g，枯矾240g，冰片24g。

【制法】以上三味，分别研成细粉，过筛，混匀，即得。

【性状】本品为淡蓝色的粉末；气芳香，味涩。

【规格】每瓶装3g。

【贮藏】密封。

【任务实施】

工序1 配料

参见"模块一 项目三 任务一"，具体实训记录下表。

_____ 散配料

产品名称		批号		剂型			规格	
序号	药物名称	配料量/kg		序号	药物名称		配料量/kg	
1				4				
2				5				
3				6				
药品总量		配料操作人			称料复核人		工班长	
质量情况		配料时间				备注		

工序2 粉碎

参见"模块二 项目一 任务二"，具体实训记录下表。

工序3　过筛

参见"模块二　项目二　任务二",具体实训记录下表。

粉碎、过筛生产记录表

室内温度			相对湿度			日期		
品名				批号			规格	
清场标志	□符合	□不符合		执行粉碎、过筛标准操作程序				
原辅料名称								
原辅料批号								
领入数量/kg								
领料人								

粉碎、过筛记录					
原辅料名称	处理方式	筛网目数	处理后数量/kg	收得率	操作者
称量人			复核人		
设备运行情况					

收得率计算公式为:$收得率 = \dfrac{处理后数量}{领料数量} \times 100\% =$

收得率范围:97%～100%		结论:		检查人	

工序4　混合

参见"模块二　项目三　任务二",具体实训记录下表。

混合生产记录

	品名	规格	批号	温度	相对湿度	日期	班次
清场标志		□符合	□不符合		执行称量混合标准操作程序		
	计划产量				领料人		
称量	原辅料名称	批号	领料数量/kg		实投数量/kg	补退数量/kg	

续表

称量					
	称量人	复核人	补退人	开处方人	复核人
混合	混合时间				
	设备运转情况				
	操作人				
备注					

工序5 分剂量包装岗位实训

散剂分装生产记录

室内温度		相对湿度		生产日期		班次	
品名	批号	分装规格	理论装量	理论产量	操作人员		温度
清场标识	□ 符合　□ 不符合		执行散剂分装标准操作程序				

内包材料						
材料名称	批号	领用量/kg	实用量/kg	结余量/kg	损耗量/kg	操作人

散剂				
领用数量	实用量/kg	结余量/kg	废损量/kg	操作人

分装检查记录				
机台号	时间			操作人
	装量			
	时间			
	装量			
平均装量		包装质量		
包装合格品数/袋		检查人		

$$合格品收率 = \frac{合格品数}{理论产量} \times 100\% =$$

$$物料平衡 = \frac{实用数量 + 废损量}{领用数量} \times 100\% =$$

偏差情况		检查人	

工序6 外包装岗位实训

印包工序操作记录

品名: 规格: 批号: 日期: 班次: 车号:

操作记录				个人记录			产量
操作	操作者	复核者	质量	姓名	工时	产量	本批包装规格
排版							本批完成数
排批号							本批入库数
印字							入库单号码
整瓶							本批半成品总箱数
置仿单							本批剩余数
牌贴							清场记录
包装							
							检查人
物料领用情况						备 注	
品名	领用数	耗用数	报废数	退回数	经手人		
						盒贴实样附于后	

厂名: 工序负责人: 车间技术负责人:

【任务反思】

特殊散的制备要引起重视。

【任务评价】

机器制备散剂的技能考核评分标准

考核任务	按生产指令制备散剂	
考核要求	按散剂制备岗位标准操作规程进行	
考核项目	评分标准	分值
生产准备 （10分）	① 生产人员按洁净度要求更衣（5分） ② 生产组长将生产指令下发，组员接收生产指令（1分） ③ 检查各种标牌：清场合格证、设备完好、已清洁（2分） ④ 填写生产前检查记录（2分）	
备料 （10分）	① 领料：按生产指令向仓库限额领料及包装材料（2分） ② 核对原料及包装材料的名称、规格、批号、数量及供货单位（3分） ③ 复核原料及包装材料的名称、规格、批号、数量及供货单位（2分） ④ 填写收料记录（3分）	

续表

考核任务	按生产指令制备散剂	
考核要求	按散剂制备岗位标准操作规程进行	
考核项目	评分标准	分值
粉碎 （10分）	① 检查粉碎设备运行是否正常，核对原料品名、数量、质量（1分） ② 取下已清洁标识牌换运行状态标识牌（1分） ③ 出料口扎捆接料袋，旋风分离口扎捆分离袋（1分） ④ 选择合适的筛板（1分） ⑤ 按启动钮，使粉碎机空机运转正常后，均匀进料（2分） ⑥ 出料称重，装入洁净的容器中并外贴标签（1分） ⑦ 出料前，让设备空运转2~3min，再按停车钮关闭电源开关（2分） ⑧ 填写操作记录（1分）	
过筛 （10分）	① 检查过筛设备运行是否正常，核对原料品名、数量、质量（1分） ② 取下已清洁标识牌换运行状态标识牌（1分） ③ 按筛分标准操作规程安装好筛网，把盛料箱摆正放在出料口下方，安装完毕应检查密封性（2分） ④ 开启除尘风机10min（1分） ⑤ 在操作过程中，根据实际情况需要调节振动电机偏心块，达到最佳振幅状态（2分） ⑥ 筛分完毕，关闭电源（1分） ⑦ 出料，称重，装入洁净的容器中，按清洁程序清理现场后进行另一种物料的过筛（1分） ⑧ 填写操作记录（1分）	
混合 （20分）	① 检查混合设备运行是否正常，核对原料品名、数量、质量（2分） ② 操作离合器，使加料口处于理想的加料位置（2分） ③ 松开加料口卡箍，取下平盖（2分） ④ 加料，加料量不超过容积3/4（2分） ⑤ 启动按钮，缓慢地旋转调速旋钮，使之达到正常的混合转速（4分） ⑥ 混合结束，按开车顺序反之关机（2分） ⑦ 拉开卸料口阀板出料，称重，装入洁净的容器中（4分） ⑧ 称重，装入洁净的容器中，填写操作记录（2分）	
分剂量及 包装 （10分）	① 检查混合设备运行是否正常，核对原料品名、数量、质量（1分） ② 于分剂量包装一体机加料中缓缓加入混合粉末，不起粉尘（1分） ③ 加料量不超过料斗容量的2/3（1分） ④ 依据料斗内物料多少随时添加粉料（1分） ⑤ 间隔5min检查装量差异（1分） ⑥ 间隔15min检查设备运行状态（1分） ⑦ 检查包装后打印的药品品名、有效期、批号等（1分） ⑧ 待粉末包装近完成时注意关闭分剂量包装一体机（1分） ⑨ 关闭分剂量包装一体机，切断电源（1分） ⑩ 待料斗内粉料完全包装后，先关包装材料开关，再关热合开关，最后关闭加料机械，切断电源，填写记录（1分）	
质检 （10分）	①末细度测定（2分）；②混合均匀度检查（2分）；③装量差异检查（2分）；④水分测定（1分）；⑤微生物限度检查（1分）；⑥含量测定（1分）；⑦出具检验报告书（1分）	

续表

考核任务	按生产指令制备散剂	
考核要求	按散剂制备岗位标准操作规程进行	
考核项目	评分标准	分值
清场 （10分）	① 将散剂制备室内的积粉残渣用刷子清扫干净，依次用饮用水、纯净水清洗后，再用消毒剂消毒（2分） ② 对本环节的废弃物进行处理（2分） ③ 将各种生产工具或器具放置于指定地点（2分） ④ 挂已清洁状态标识牌（2分） ⑤ 做好清场记录（2分）	
合格率 （10分）	① 物料平衡（5分） ② 收率（5分）	
合计		

机器制备散剂素养评价

1. 个人评价：_____

_____

_____

_____

2. 小组评价：_____

_____

_____

_____

【任务解析】

为了保证散剂质量，《中国药典》2020年版在四部通则0115散剂中规定：散剂在生产与贮藏期间应符合有关规定。

 项目总结

项目总结报告

学习任务	
学习目标	
实验实训任务	
项目完成进展	
项目完成所得	
项目完成反思	

项目二　制备颗粒剂

 学习目标

知识目标	1. 掌握颗粒剂的相关基础知识
	2. 掌握颗粒剂的制备过程及制备时注意事项、质量检查项目和控制标准
技能目标	1. 能根据制备工艺流程，制备出质量合格的颗粒剂
	2. 掌握湿法制颗粒的生产工艺和关键工序的要求，如软材的质量控制，能够根据物料的性质选择合适的黏合剂或润湿剂、揉混强度、混合时间等
	3. 能对颗粒剂制备过程进行质量控制，能分析处理生产中的问题，如颗粒过硬、粒度不均匀、装量差异不符等。掌握发现问题的一般方法和程序，分析和解决问题的一般程序，能运用某一方法解决简单问题
素养目标	1. 通过了解中药处方的来源和发展历程，培养学生的文化自信，增强学生的专业自信；同时倡导学生学习各药企勇担使命，践行社会责任的职业操守
	2. 通过认识并学习中医整体观念，激发学生学好专业的信心，增强团队合作意识
	3. 通过生产过程中的质量控制，培养学生发现、分析、解决问题的能力，树立实事求是、认真严谨的工作态度；通过任务考核，培养学生自我定位能力和反思意识；通过颗粒剂严格的操作规程，强化安全生产意识，同时关注自身劳动保护

项目资讯

　　颗粒剂系指药物或药材提取物与适宜的辅料或药材细粉制成的具有一定粒度的干燥颗粒状制剂，分为可溶颗粒、混悬颗粒和泡腾颗粒。中药颗粒剂是以汤剂或酒剂与干糖浆剂等相结合，经过剂型改革而制成的一种新的中药剂型，在保持其前体剂型主要优点的同时，有效地克服了如应用不便、稳定性差、异味大等不足之处。

　　具体内容请扫二维码查看。

任务一 手工制备颗粒剂

【任务要求】

1. 掌握湿法制粒的工艺过程和操作要点，学会制备质量合格的颗粒剂。
2. 掌握手工过筛制备颗粒剂的操作要点。
3. 明确颗粒剂的质量检查项目和方法，会正确评价颗粒剂的质量。
4. 熟悉中药提取、精制的一般过程和少量制备颗粒剂的方法。
5. 任选以下 _____ 方或者自定 _____ 方实验。

【任务准备】

设备器皿：不锈钢锅、白瓷盘、天平、药筛（16目）、密度计、烧杯、电炉、渗漉装置、药筛、烘箱、量筒、温度计等。

写下药品与材料：_____

例：小柴胡颗粒

【处方】柴胡150g，黄芩56g，姜半夏56g，党参56g，生姜56g，甘草56g，大枣56g。

【制法】以上七味，柴胡、黄芩、党参、甘草及大枣加水煎煮两次，每次1.5h，合并煎液，滤过，滤液浓缩至适量。姜半夏、生姜用70%乙醇作溶剂，浸渍24h后进行渗漉，收集渗漉液约600mL，回收乙醇，与上述浓缩液合并，浓缩至适量，加入适量的蔗糖，制成颗粒，干燥，制成1000g；或与适量的糊精、甘露醇等辅料制成颗粒400g；或与适量的乳糖制成颗粒250g，即得。

【性状】本品为黄色至棕褐色的颗粒，味甜；或为棕黄色的颗粒；味淡、微辛。

【功能与主治】解表散热，疏肝和胃。用于外感病，邪犯少阳证。症见寒热往来、胸胁苦满、食欲不振、心烦喜呕、口苦咽干。

【用法与用量】开水冲服。一次1～2袋，一日3次。

【规格】①每袋装10g；②每袋装4g（无蔗糖）；③每袋装2.5g（无蔗糖）。

【贮藏】密封。

更多颗粒剂处方请扫二维码查看。

【任务实施】

工序1 备原辅料

1.备料

产品名称				产品批号	
规格		投料日期		批产量	
工艺规格					
原辅料配料记录					
原辅料名称	批号	单位	理论量	损耗量	合计
备注：本指令发至固体制剂车间					
签发		日期		年　月　日	
签收		日期		年　月　日	

2.原料药提取

操作	提取方法	提取溶剂	提取时间	提取次数

3.提取液纯化

操作	纯化方法	纯化溶剂	溶剂使用量

4. 辅料选择

操作	使用辅料	辅料作用	辅料使用量	注意事项

工序2　制颗粒

操作	稠膏相对密度	稠膏与辅料比例	软材状态	颗粒状态

工序3　干燥

操作	干燥方式	干燥温度	干燥时间

干燥注意事项：_____

_____

工序4　整粒与分级

操作	整理操作	合格颗粒标准	合格率 /%

工序5 总混

1.处方中是否含挥发性成分: _____

_____

2.挥发性成分与颗粒混合方法: _____

工序6 包装前粒度检查

操作	测定方法	过筛前颗粒重量	过筛后颗粒重量	合格率 /%

工序7 分剂量与包装

1.分剂量方法: _____

_____

_____

2.内包操作: _____

_____

_____

3.外包操作: _____

_____

_____

【任务反思】

1.制颗粒的方法有哪些? 本实训采用的是何种方法?

2.湿法制颗粒中的关键步骤是什么? 软材对颗粒质量有什么影响?

3.实验过程中若制得的软材太黏或太松应如何补救?

4.颗粒剂有哪些质量要求? 影响成品质量的因素有哪些?

【任务评价】

手工制备颗粒剂考核评分标准

序号	考核内容	考核要点	分值	得分
1	职业素养（5分）	服装整洁（白服）	2	
		卫生习惯（洗手、擦操作台）	2	
		安静、礼貌	1	

续表

序号	考核内容	考核要点	分值	得分
2	器材选择与清洁（5分）	选择正确	3	
		清洁正确	2	
3	备料（15分）	天平调零点	3	
		药物的称取与配制	10	
		天平休止	2	
4	颗粒剂制备（45分）	药液提取、精制与浓缩	15	
		物料的混合	5	
		制软材	10	
		挤出制湿颗粒	5	
		干燥	2	
		整粒	5	
		分剂量包装	3	
5	成品质量评价（10分）	粒度	5	
		色泽	5	
6	实验报告（10分）	书写工整	3	
		操作步骤描述规范	4	
		结论准确	3	
7	操作时间（5分）	按时完成	5	
8	清场（5分）	清洗用具、清理环境	5	
	合计		100	

手工制备颗粒剂素养评价

1.个人评价：_____

_____

2.小组评价：_____

_____

【任务解析】

在挤压制粒过程中，制软材是关键技术。软材松紧程度应适宜，一般传统的参考标准以"握之成团，触之即散"为度。如果软材不易分散，可用乙醇调整干湿度，以降低黏性，易于过筛，并使得颗粒易于干燥。

任务二　机器制备颗粒剂

【任务要求】

1. 掌握制粒、干燥、整粒等岗位标准操作规程。
2. 能正确使用制粒设备进行生产操作。
3. 掌握制粒过程中操作要点和质量控制要点。
4. 能对制粒生产中出现的问题进行判断和解决。
5. 学会对设备进行清洁和日常保养。
6. 能正确填写制粒的相关生产记录；正确进行清场。
7. 具备颗粒剂生产过程中的安全环保知识、药品质量管理知识、药典中颗粒剂型质量标准知识。
8. 任选以下＿＿＿＿＿＿＿＿方或者自定＿＿＿＿＿＿＿＿方实验。

【任务准备】

例：板蓝根颗粒

【处方】板蓝根1400g，蔗糖592g，糊精198g。

【制法】

1. 称量、配料：二人复核称量，按处方量称取药材净料（若批量生产，按批配方量称取）。

2. 提取、浓缩：板蓝根净料置适宜提取容器内，第一次加水量相当于原生药的5倍，提取2h；第二次加水量相当于原生药的4倍，提取1h。提取滤过，滤液合并，浓缩至相对密度约为1.20（50℃）的清膏，加乙醇使含醇量达60%，静置使沉淀，取上清液，回收乙醇，并浓缩至药液相对密度约为1.20（50℃），收集至密封容器内。

3. 粉碎（蔗糖、糊精）：领取蔗糖和糊精，复核重量及标签内容与实物是否一致，无误后，将蔗糖和糊精用粉碎机粉碎，过80目筛，执行粉碎岗位标准操作规程。粉碎后装入洁净容器中，称重，贴物料标签。计算药材粉碎收率。

4. 混合、制粒：取板蓝根清膏置槽型混合机内，加入蔗糖和糊精混合均匀，再加入适量50%乙醇制成软材，要求软材在混合机中能"翻滚成浪"，并"握之成团，轻压即散"。将软材用摇摆式制粒机过14目尼龙筛网制粒，随时检查筛网有无穿漏，并随时检查湿颗粒质量，要求颗粒大小均匀、松散适宜，无长条、结块现象。

5. 干燥：将制好的颗粒置于适宜干燥设备内进行干燥，注意控制干燥温度。

6. 整粒：干燥后的颗粒用1号筛和4号筛振动分筛机整粒。

7. 批混：将制得的颗粒全部置于混合筒中进行混合，从而保证颗粒的均匀性。对颗粒进行质量检查。

8.分装：混合后的颗粒采用颗粒自动包装机进行包装。每袋10g，装量差异为每袋10g×（±5%）。包装过程中，随时检查包装的数量及质量。

【任务实施】

工序1　备原辅料

产品名称				产品批号		
规格		投料日期		批产量		
工艺规格						
原辅料配料记录						
原辅料名称	批号	单位	理论量	损耗量		合计
备注：本指令发至固体制剂车间						
签发			日期		年　月　日	
签收			日期		年　月　日	

粉碎、过筛参见"模块二　项目一、项目二、项目三"涉及的机器粉碎、过筛、混合操作规程。

药材提取、浓缩参见"模块二　项目四、项目五、项目六"涉及的提取、分离纯化、浓缩干燥的实训操作规程。

工序2　制粒

制粒是将粉末、熔融液、水溶液等状态的物料经加工制成具有一定形状与大小的粒状物的操作。

黏合剂（润湿剂）配制记录

产品名称	规格	批号	执行工艺规程编号	日期
配制人：		复核人：		班次：
黏合剂（润湿剂）浓度	理论配制量		实际配制量	

续表

辅料及溶剂名称	批号	检验单号	理论投料量	实际投料量

配制方法
备注：
工序班长：　　　　　　　　　　　QA：

制粒生产前确认记录

年　月　日　班

产品名称：　　　　　　规格：　　　　　　批号：

颗粒制造岗位需执行的标准操作规程

1.制粒岗位标准操作规程（　　　）

2.制粒岗位清洁规程（　　　）

3.[高效湿法制粒机]标准操作规程（　　　）

4.[沸腾干燥机]标准操作规程（　　　）

5.[　　　]标准操作规程（　　　）

6.[　　　]标准操作规程（　　　）

7.[　　　]标准操作规程（　　　）

操作前检查项目

序号	项目	是	否	操作人	复核人
1	是否有上批清场合格证				
2	生产用设备是否有"完好"和"已清洁"状态标识				
3	容器具是否齐备，并已清洁干燥				
4	是否调节磅秤、台秤及其他计量器具的零点				
备注					

制粒生产记录

产品名称	批号	规格	班次	执行工艺规程编号	日期

工序	项目	参数	操作	操作人	复核人
混合制粒	配料量/kg				
	开始时间	混合制粒间应为（　　　）min			
	结束时间				

续表

混合制粒	搅拌功率				
	搅拌速度				
	黏合剂用量				
	颗粒筛目				
干燥过筛	干燥温度				
	开始时间	干燥总时间应为（　　　）min			
	结束时间				
	干粒筛目				
称重	净重：　　kg　桶数：　　　称重人：　　　复核人：				
备注：					
工序班长：　　　　　　　　QA：					

工序 3 干燥

干燥指利用热能将湿物料中的水分气化除去，从而得到干燥物料的操作过程。

干燥生产记录

烘房干燥			
进烘时间		翻烘时间	
出烘时间		干燥总时	

工序 4 整粒分级

湿颗粒在干燥过程中，由于某些颗粒可能发生粘连甚至结块，所以必须对干燥后的颗粒给予整理，使结块、粘连的颗粒分散开，获得具有一定粒度范围的均匀颗粒。具体整粒所选择的筛网目数要依据产品的特性而定。

整粒生产记录

品名		规格		批号	
温度		日期		班次	
清场标识	符合 不符合		执行整粒标准操作规程		
领料数量			领料人		
整粒		筛网目数		操作人	
设备运转情况					
整粒平衡率		$\dfrac{\text{整粒后颗粒重量}+\text{废气量}}{\text{干燥后颗粒重量}}\times100\%$ 限度：$99.5\%\leqslant$平衡率$\leqslant100\%$			
整粒收率		$\dfrac{\text{整粒后颗粒重量}}{\text{干燥后颗粒重量}}\times100\%$ 限度：$99.0\%\leqslant$收率$\leqslant100\%$			
结论			检查人		
备注					
工序班长			QA		

整粒工序清场记录

年 月 日

	清场前产品名称		规格		批号	
	清场内容及要求		工艺员检查情况	质监员检查情况	备 注	
1	设备及部件内外清洁，无异物					
2	无废弃物，无前批遗留物					
3	门窗玻璃、墙面、天花板面清洁，无尘					
4	地面清洁，无积水					
5	容器具清洁无异物，摆放整齐					
6	灯具、开关、管道清洁，无灰尘					
7	回风口、进风口清洁，无尘					
8	地漏清洁、消毒					
9	卫生洁具清洁，按指定位置放置					
10	其他					
	结论					
	清场人		工艺员		质检员	

工序5 总混

为保证颗粒的均匀性，将制得的颗粒置于混合筒中进行混合，从而得到一批均匀的颗粒。若处方中含芳香挥发性成分（如挥发油），一般宜溶于适量乙醇中，雾化喷洒于干燥的颗粒上，密闭放置一定时间，待闷吸均匀后包装；或制成包合物后混入。

混合参见"模块二 项目三 任务二"操作规程。

工序6 分装

_____ 颗粒剂分剂量包装记录表

室内温度		相对湿度		生产日期			班次	
品名	批号	分装规格	理论装量	理论产量		操作人员		温度
清场标识	□ 符合 □ 不符合		执行颗粒剂分装标准操作程序					
内包材料								
材料名称	批号	领用量/kg	实用量/kg	结余量/kg		损耗量/kg		操作人
颗粒								
领用数量		实用量/kg		结余量/kg		废损量/kg		操作人
分装检查记录								
机台号	时间							操作人
	装量							
	时间							
	装量							
平均装量				包装质量				
包装合格品数（袋）				检查人				
分装平衡率	$\dfrac{热合后总重量-空内包装袋重量+废弃量+料斗尾料量}{领入颗粒重量}\times100\%=$ 限度：98.5% ≤ 平衡率 ≤ 100%							
分装收率	$\dfrac{热合后总重量-空内包装袋重量}{领入颗粒重量}\times100\%=$ 限度：98.0% ≤ 收率 ≤ 100%							
偏差情况				检查人				

工序7 外包装

颗粒剂外包装生产记录

操作记录				个人记录			产量	
操作	操作者	复核者	质量	姓名	工时	产量	本批包装规格	
排版							本批完成数	
排批号							本批入库数	
印字							入库单号码	
整瓶							本批半成品总箱数	
置仿单							本批剩余数	
牌贴							清场记录	
包装								
							检查人	
物料领用情况							备注	
品名	领用数	耗用数	报废数	退回数	经手人			
							盒贴实样附于后	
品名:	规格:	批号:	日期:	班次:	车号:			
厂名:		工序负责人:		车间技术负责人:				

【任务反思】

1. 颗粒剂的制备主要包括哪些操作?

2. 制备颗粒各种机械设备都起什么作用?

3. 颗粒剂生产过程中各工序质量控制要点是什么?

【任务评价】

机器制备颗粒剂考核评分标准

考核任务	按生产指令制备颗粒剂	
考核要求	按颗粒剂制备岗位标准操作规程进行	
考核项目	评分标准	分值
生产准备 (10分)	① 生产人员按洁净度要求更衣(5分) ② 生产组长将生产指令下发,组员接收生产指令(1分) ③ 检查各种标牌:清场合格证、设备完好、已清洁(2分) ④ 填写生产前检查记录(2分)	

续表

考核任务	按生产指令制备颗粒剂	
考核要求	按颗粒剂制备岗位标准操作规程进行	
考核项目	评分标准	分值
备料 （10分）	① 领料：按生产指令向仓库限额领原料及包装材料（2分） ② 核对原料及包装材料的名称、规格、批号、数量及供货单位（3分） ③ 复核原料及包装材料的名称、规格、批号、数量及供货单位（2分） ④ 填写收料记录（3分）	
前处理 （10分）	提取、浓缩 ① 提取方法选择适宜（1分） ② 提取操作正确（1分） ③ 过滤操作正确（1分） ④ 浓缩操作正确（1分） ⑤ 药液浓缩至规定程度（1分） 粉碎、过筛 ① 选择合适的筛网、布袋，安装正确（1分） ② 开启除尘风机10min（1分） ③ 进行空载试机，确保机器运转无异常（1分） ④ 按粉碎、过筛标准操作规程投料粉碎（1分） ⑤ 出料、称重，装入洁净的容器中，填写记录（1分）	
制粒 （12分）	制软材 ① 按工艺处方领取物料并记录，进行设备生产前检查，空转运行检查（2分） ② 混合机升机运行，并进行加料和制备软材（2分） ③ 软材松密程度符合标准（2分） ④ 转移物料，填写生产记录（2分） 制颗粒 ① 启动机器，将混合物料倒入斗内，由旋转滚筒正、反转的挤压作用，落入盛器中（1分） ② 加料时应逐渐加入、不宜太满，以免受压过大而损坏筛网（1分） ③ 调节速度操作正确。应首先停机，旋松减速器后的滚花螺母，使用扳手套入螺心，顺时针转动为增速，反之减速（1分） ④ 生产结束后拉下总电源开关，并按设备清洁要求清洁设备（1分）	
干燥 （6分）	① 根据批生产指令从上一工序接收物料，装盘送入干燥箱，关好箱门（1分） ② 烘盘中湿颗粒厚度以不超过2.5cm为宜，容易变质的药物宜更薄些（1分） ③ 开机运行，根据物料的特点设定好烘箱所需烘干温度（1分） ④ 待湿粒基本干燥时要定时进行翻动，使颗粒烘干均匀，但不要过早翻动，以免破坏湿粒结构，使细粉增加（1分） ⑤ 烘干完成后，待烘干柜温度下降至常温后方可打开柜门，将颗粒从烘干柜中取出转入下道工序（1分） ⑥ 出料，及时填写生产原始记录（1分）	

考核任务	按生产指令制备颗粒剂	
考核要求	按颗粒剂制备岗位标准操作规程进行	
考核项目	评分标准	分值
整粒分级 （6分）	① 从颗粒中间站领取干燥颗粒，加入整粒机的料斗中（1分） ② 按照"整粒机标准操作规程"开机，打开料斗进行试整粒，检查粒度（1分） ③ 在整粒过程中，定时对颗粒均匀度、粒度等进行检查，并且QA人员随机进行抽查，使整出的颗粒符合质量标准（1分） ④ 颗粒整粒完毕，关闭电源，清理剩余物料（1分） ⑤ 整好的干颗粒，出料后称重，在容器外贴标识，填写批生产记录（1分） ⑥ 将上述物料及批生产记录一同递交下一工序（1分）	
批混 （6分）	① 启动混料机运行1~2min，进行空载运行，符合要求后，停机（1分） ② 打开混料机投料口，确认放料口已关闭，按工艺控制要求向料斗内投入规定量的合格干颗粒（1分） ③ 投料完毕，关闭投料口并锁紧，防止混料时物料流出（1分） ④ 接通电源按钮，调整电机转速，在工艺规定的转速内进行混料（1分） ⑤ 混料达到工艺规定的时间后，通过调节电机转速按钮进行停机，停机时应使混料机放料口正对地面（1分） ⑥ 放料，并及时记录（1分）	
质检 （10分）	① 粒度检查（5分） ② 水分测定（2分） ③ 溶化性检查（1分） ④ 装量差异检查（1分） ⑤ 出具检验报告书（1分）	
清场 （10分）	①按各设备的清洁标准操作规程正确清洗设备（2分） ② 对本环节的废弃物进行处理（2分） ③ 将各种生产工具或器具放置于指定地点（2分） ④ 挂已清洁状态标识牌（2分） ⑤ 做好清场记录（2分）	
产品合格率 （10分）	① 物料平衡（5分） ② 收率（5分）	
合计		

机器制备颗粒剂素养评价

1.个人评价：_____

_____

_____

2.小组评价：_____

_____

_____

【任务解析】

颗粒剂生产质量控制点和质量控制项目

工序	质量控制点	质量控制项目		频次
		生产过程	中间产品	
配料	称量、配料	二人复核投料。核对物料名称、品种、数量及合格证		每批
提取	提取	提取方法、温度	提取液颜色	每批
浓缩	蒸发方式	蒸发压力、温度	浓缩液相对密度	每批
	粉碎、过筛		80目	每批
灭菌	灭菌方式	灭菌时间	中间产品检验	每批
制粒	制粒		颗粒粒度、流动性	每批
干燥	干燥方法	温度	水分≤3.0%	每批
整粒		整粒机	细度16目；细粉量≤8%	每批
总混	混合	时间	均匀、色泽一致	每次
分装		装量，热封温度	装量差异	随时/批
包装	外包装	每盒袋数，说明书，封口签	数量准确，生产日期、产品批号、有效期、流水号清晰，内容正确	每批
化验	抽检		成品全项检查（内控标准）	每批

📋 项目总结

项目总结报告

学习任务	
学习目标	
实验实训任务	
项目完成进展	
项目完成所得	
项目完成反思	

项目三　填充硬胶囊

 学习目标

知识目标　1.掌握硬胶囊剂的相关基础知识

2.掌握硬胶囊剂的生产工艺流程及各工序操作要点、质量控制标准和方法

技能目标　1.能根据生产工艺规程，生产出质量合格的硬胶囊剂

2.掌握硬胶囊剂的生产工艺和关键工序的要求

3.能对硬胶囊剂生产过程进行质量控制，能发现生产过程中的质量问题，解决生产中的简单问题，如硬胶囊黏结、变形或囊壳破裂，装量差异过大或过小等。掌握发现问题的一般方法和程序，分析和解决问题的一般程序，能运用某一方法解决简单问题

素养目标　1.通过硬胶囊剂生产规范化操作的学习及制药卫生要求的学习，强化合法、合规、合格的制药职业意识

2.通过各工序物料平衡计算形成生产节约意识；通过硬胶囊剂的安全操作规程的学习，强化安全生产意识，同时关注自身劳动保护，关注个人身体健康，培养服务意识；通过药品质量控制的学习，树立实事求是、认真严谨的工作作风

3.通过硬胶囊剂生产全过程的质量控制及制药行业劳动模范事迹的学习，自觉形成"精益求精、质量为本"的工匠意识

4.通过皮革胶囊、毒胶囊等事件分析，培养学生明确坚守制药的道德底线和商业伦理，树立医药行业正风，让胶囊剂更好服务于人民群众健康事业

项目资讯

硬胶囊系指将提取物、提取物加饮片细粉或饮片细粉与适宜辅料制成的均匀粉末、细小颗粒、小丸、半固体或液体等，填充于空心胶囊中的固体制剂。主要供口服用。

具体内容请扫二维码查看。

任务一　手工胶囊填充板填充硬胶囊剂

【任务要求】

1. 掌握手工胶囊填充板填充硬胶囊剂的方法和操作要点。
2. 熟悉胶囊壳的选择、制备与使用。
3. 明确硬胶囊剂物料、工具、设备等的处理原则。
4. 任选以下 ＿＿＿＿＿＿＿ 方或者自定 ＿＿＿＿＿＿ 方实验。

例：连花清瘟胶囊

【处方】连翘255g，金银花255g，炙麻黄85g，炒苦杏仁85g，石膏255g，板蓝根255g，绵马贯众255g，鱼腥草255g，广藿香85g，大黄51g，红景天85g，薄荷脑7.5g，甘草85g。

【制法】以上十三味，广藿香加水蒸馏提取挥发油，收集挥发油，水提取液滤过，备用；连翘、炙麻黄、鱼腥草、大黄用70%乙醇提取两次，第一次2h，第二次1.5h，提取液滤过，合并，回收乙醇、备用；金银花、石膏、板蓝根、绵马贯众、甘草、红景天加水煎煮至沸，加入炒苦杏仁，煎煮两次，第一次1.5h，第二次1h，煎液滤过，滤液合并，加入广藿香提油后备用的水溶液，浓缩至相对密度为1.10～1.15（60℃），加乙醇使含醇量达70%，在4℃条件下冷藏24h，滤过，滤液回收乙醇，与上述连翘等四味的备用醇提取液合并，浓缩至相对密度为1.15～1.20（60℃），喷雾干燥，与适量淀粉混匀，制成颗粒，干燥，过筛，筛出适量细粉，将薄荷脑、广藿香挥发油用适量乙醇溶解，喷入细粉中，混匀，与上述颗粒混匀，密闭30min，装入胶囊，制成1000粒，即得。

【性状】本品为硬胶囊，内容物为棕黄色至黄褐色的颗粒和粉末；气微香，味微苦。

【功能与主治】清瘟解毒，宣肺泄热。用于治疗流行性感冒属热毒袭肺证。症见发热、恶寒、肌肉酸痛、鼻塞流涕、咳嗽、头痛、咽干咽痛、舌偏红、苔黄或黄腻。

【用法与用量】口服。一次4粒，一日3次。

【注意】风寒感冒者慎服。

【规格】每粒装0.35g。

【贮藏】密封。

更多硬胶囊剂处方请扫二维码查看。

【任务准备】

设备器皿：手工胶囊填充板、刮板、空胶囊壳、原料药药粉、方盘、烧杯、天平等。

写下药品与材料：＿＿＿＿＿＿＿＿＿＿＿＿＿＿＿＿＿＿＿＿＿＿＿＿＿＿＿＿＿＿

【任务实施】

工序1　岗位实操演练准备原辅料

1. 备料：＿＿＿＿＿＿＿＿＿＿＿＿＿＿＿＿＿＿＿＿＿＿＿＿＿＿＿＿＿＿＿＿＿

2.药材处理要求: ＿＿＿＿＿＿＿＿＿＿＿＿＿＿＿＿＿＿＿＿＿＿

药材处理注意事项: ＿＿＿＿＿＿＿＿＿＿＿＿＿＿＿＿＿＿＿＿＿

胶囊剂生产处方: ＿＿＿＿＿＿＿＿＿＿＿＿＿＿＿＿＿＿＿＿＿＿

配料、混合、制粒、提取等填充前处理: ＿＿＿＿＿＿＿＿＿＿＿＿＿

3.胶囊壳的选择: ＿＿＿＿＿＿＿＿＿＿＿＿＿＿＿＿＿＿＿＿＿＿

胶囊壳的质量检查要求: ＿＿＿＿＿＿＿＿＿＿＿＿＿＿＿＿＿＿＿

工序2 药物填充

1.胶囊板的排列: ＿＿＿＿＿＿＿＿＿＿＿＿＿＿＿＿＿＿＿＿＿
＿＿＿＿＿＿＿＿＿＿＿＿＿＿＿＿＿＿＿＿＿＿＿＿＿＿＿＿＿＿

2.帽胶囊的排列: ＿＿＿＿＿＿＿＿＿＿＿＿＿＿＿＿＿＿＿＿＿

3.充填粉剂: ＿＿＿＿＿＿＿＿＿＿＿＿＿＿＿＿＿＿＿＿＿＿＿
＿＿＿＿＿＿＿＿＿＿＿＿＿＿＿＿＿＿＿＿＿＿＿＿＿＿＿＿＿＿
＿＿＿＿＿＿＿＿＿＿＿＿＿＿＿＿＿＿＿＿＿＿＿＿＿＿＿＿＿＿

装囊工序原始记录

操作	填充时间	填充状况

工序3 封口

胶囊体帽结合: ＿＿＿＿＿＿＿＿＿＿＿＿＿＿＿＿＿＿＿＿＿＿
＿＿＿＿＿＿＿＿＿＿＿＿＿＿＿＿＿＿＿＿＿＿＿＿＿＿＿＿＿＿

封口工序原始记录

操作	封口时间	封口状况

工序4　除粉和磨光（抛光）

1.收集填充物：_____

_____

2.除粉：_____

_____

3.磨光（抛光）：_____

_____

_____

工序5　质量检验

1.是否需要灭菌：_____

_____

2.灭菌具体要求：_____
3.灭菌注意事项：_____

_____

_____

工序6　包装

1.内包操作：_____

_____

_____

_____

2.外包操作：_____

_____

_____

工序7　清场

1.清场操作：_____

_____

_____

2.清场注意：_____

_____

_____

_____

【任务反思】

1.硬胶囊的含义是什么？有何特点？

2.胶囊壳的各种组成材料都起什么作用？

3.胶囊壳是怎样制备的?

4.胶囊壳的规格、种类如何? 有哪些质量要求?

5.硬胶囊剂在生产和贮存期间有哪些质量要求?

6.解释硬胶囊剂工艺流程图。

【任务评价】

手工胶囊填充板填充硬胶囊剂技能考核评分标准

序号	考核内容	考核要点	配分	得分
1	职业素养（5分）	服装整洁（白服）	2	
		卫生习惯（洗手、擦操作台）	2	
		安静、礼貌	1	
2	器材选择与清洁（10分）	选择正确	5	
		清洁正确	5	
3	备料（15分）	天平调零点	3	
		药物的称取	5	
		胶囊和胶囊填充板的选择	5	
		天平休止	2	
4	胶囊剂制备（35分）	排囊	5	
		拔囊	5	
		药物填充	10	
		合囊	5	
		抛光	5	
		包装	5	
5	成品质量评价（15分）	外观性状	5	
		重量差异	5	
		崩解时限	5	
6	实验报告（10分）	书写工整	3	
		项目齐全	4	
		结论准确	3	

续表

序号	考核内容	考核要点	配分	得分
7	操作时间（5分）	按时完成	5	
8	清场（5分）	清洗用具、清理环境	5	
		合计	100	

手工胶囊填充板填充硬胶囊剂实验素养评价

1.个人评价：_____

_____

_____

2.小组评价：_____

_____

_____

【任务解析】

1.手工胶囊填充板主要由四块板组成，分别是体板、中间板、帽板、框板。

2.手工胶囊填充板操作过程：胶囊板的排列→帽胶囊的排列→充填粉剂→胶囊体帽结合→收集填充物→成品进行灭菌、质量检查→包装。

任务二　半自动胶囊机或全自动胶囊机填充硬胶囊剂

【任务要求】

1.具有正确执行填充岗位标准操作的能力。

2.能按《中国药典》标准正确判定硬胶囊剂质量。

3.能正确使用填充设备进行生产操作，正确称量。

4.会对填充生产中出现的问题进行判断和解决。

5.生产过程中会正确随时检测装量差异及其他质量指标。

6.会对填充设备进行清洁和日常保养，正确填写填充的相关生产记录，正确进行清场。

7.能独立进行各种生产文件的记录和汇总。

8.任选以下 _____ 方或者自定 _____ 方实验。

例：心脑健胶囊

【处方】茶叶提取物100g。

【制法】取茶叶提取物，加辅料适量，混匀，或制粒；装入胶囊，制成1000粒，即得。

【性状】本品为硬胶囊，内容物为淡棕色至黄棕色的粉末或颗粒和粉末；气微，味涩。

【功能与主治】清利头目，醒神健脑，化浊降脂。用于头晕目眩，胸闷气短，倦怠乏力，精神不振，记忆力减退。

【用法与用量】口服。一次2粒，一日3次。

【规格】每片含茶叶提取物0.1g。

【贮藏】遮光，密封。

【任务准备】

1.实训设备：半自动胶囊充填机或全自动胶囊充填机。

2.材料：_____

【任务实施】

工序1　接受生产任务

接受"××胶囊批生产制剂指令"。注意认真阅读"指令"内容。

胶囊剂批生产记录

产品名称			产品批号			
规格			批产量			
指令依据		生产指令的制订及使用管理规程				
	原辅料			消耗定额		
原辅料名称	规格	单位	理论量	损耗量	合计	备注
备注：本指令发至固体制剂车间						
签发			日期			
签收			日期			

工序2　生产前准备

1.进入充填、磨光间：操作人员按人员出入洁净区标准操作规程要求进入充填、磨光间。注意穿戴与操作符合洁净区个人卫生要求。

2.检查操作区环境：进入固体制剂充填、磨光车间后检查操作区环境。注意生产环境要求300000级，温度18~26℃，相对湿度45%~65%。

3.清场复查：检查操作区清场情况。注意操作区应无与本批无关的文件及物料，要有"清场合格证"。

4.检查设备及容器具：检查与清洁生产设备及容器具。注意设备状态（清洁及运行）标识，容器具用75%的乙醇擦拭消毒。

5.检查批生产记录：查看批生产记录。注意批生产记录要齐全，并无与本批无关的内容。

6.领料：按批生产指令（工艺处方中批投料量）的要求在中间站领取生产所需原料及辅料。注意名称、批号、数量等，标签与实物相符，性状、外包装与工艺要求相符并有检验合格报告书。做好台账，一次性领入操作间，并码放整齐。

7.质量保证人员确认：以上各项经质量保证人员确认符合规定后，方可进行下一步生产。注意质量保证人员签字，以示监督。

工序3　配料

按批生产指令（工艺处方中批投料量）称量原辅料，并按工艺规程要求进行预处理。

注意原辅料品名、数量、规格、性状、批号、生产厂商，应与检验合格报告书相符。按工艺要求的数量准确称量并规范化地进行预处理操作。

胶囊剂生产处方

产品名称		规格	
批号		投料量	万粒
掺入余粉量	折合　　万粒		万粒
原、辅料配比			
原、辅料名称	分料量	总量/kg	
处方签发人		复核者	
备注：			

配料工序原始记录

产品名称			批号		
规格			投料量		
原、辅料名称	产地厂名	批号（编号）	过筛目数	数量	
				kg	袋（桶）数
备注：					
操作者			复核者		

配料工序质量检验

品种	数量	异物	细度	检验人

制粒工序原始记录

产品名称		规格		原料批号		
批号		投料量	kg	掺入余量		kg
生产日期						

实投车料数	班次			班次		
	分料量		投料车数	分料量		投料车数
	原辅料名称	重量/kg		原辅料名称	重量/kg	
结合剂浓度						
每车用量	kg			kg		
制粒筛网目数及类别						
干燥温度	干燥时间			干燥时间		
60℃	时 分至 时 分			时 分至 时 分		
80℃	时 分至 时 分			时 分至 时 分		
整粒筛网目数及类别						
振动筛网目数及类别						
干颗粒重量/kg						
大颗粒重量/kg						
细粉重量/kg						
操作者签名						
备注:						

混合工序原始记录

日期	混合方式	干颗粒总重量	桶数	操作者签名
备注:				

批清场原始记录

续表

生产批号		调换批号		清场日期	
清场人		检查情况		质检员签字	

备注：

中转站颗粒原始记录

进站日期		进站数量		收发人	
出站日期		出站数量		收发核对人	
残粉	进站日期：		进站数量：		收发人：

备注：

中间体化验

项目	含量	水分	溶化性	粒度	签名

备注：

制粒工序质量检验

品名	数量	黏合剂浓度及温度	干燥温度	总混时间	筛网目数	检验人

工序4 填充操作

1.实训目标

（1）熟练掌握硬胶囊剂填充岗位标准操作规程，掌握填充管理要点和质量控制要点；能对填充生产中出现的问题进行判断和解决。

（2）能正确使用填充设备进行生产操作，正确称量。

（3）学会对填充设备进行清洁和日常保养，正确填写填充岗位的相关生产记录，正确进行清场。

（4）具备硬胶囊剂生产过程中的安全环保知识、药品质量管理知识、药典中硬胶囊剂型质量标准知识。

2.实训内容及步骤

（1）生产前准备。

（2）生产。

胶囊填充、抛光生产记录

室内温度		相对湿度		生产日期	
品名	批号	规格	应填装量	应填数量	班次

续表

清场标识	□ 符合□ 不符合	执行胶囊填充及抛光标准操作程序

胶囊壳

批号	型号	上班结余数/万粒	领用数/万粒	实用数/万粒	结余数/万粒	损耗数/万粒

药粉/kg

上班结余数量	领用数量	实用数量	结余数量	废损数量

装量检查记录

机台号	时间					操作人
	装量					
	装量					
	装量					
	装量					
	平均装量			检查人		

抛光

合格品数量		抛光操作人	

填充收得率 $= \dfrac{合格品数量}{应填数量} \times 100\% =$

收得率范围：96%～100%	结论：	检查人

备注	

胶囊剂质量检查记录

品名： 规格： 批号： 检查日期：

配料	日期		制粒	日期	
	生产品种			筛网	
	化验单			水分/%	
	同意使用章			干燥失重/%	
	数量			含量/%	

续表

	日期									
充填	平均装量/g									
	装量差异/±%									
	光泽度									
	梅花									
	皱皮									
	缺口									
	破裂									
	黏结									
	变形									
	长短									
	瘪头									
备注										

工序5　内包装

胶囊内包装生产记录

	检查内容	检查结果
生产前准备	检查操作间是否有清场合格证并在有效期内 检查设备是否已清洁并在有效期内 检查设备状态是否完好 检查操作间温湿度是否在规定范围内 （温度：18～26℃。湿度：45%～60%） 检查压缩空气应不低于6bar① 检查模具是否符合生产工艺要求。调整打印 批号字模，复核，确认无误	是否已贴清场合格证副本（　　　） 设备　　（　　　） 设备状态（　　　） 温度　　（　　　）℃ 湿度　　（　　　）% 压缩空气（　　　）bar 模具　　（　　　） 批号字模（　　　）

检查人：　　　　　　QA：　　　　　　日期：

	操作步骤	记录结果
操作过程	领料：按批包装指令领取胶囊、内包装材料（PVC、铝箔），计量，查验合格证，转入铝塑包装间 试运行：打开冷却水，启动电源，设定运行参数 　　上加热板温度：145～165℃ 　　下加热板温度：145～155℃ 　　进行试压铝塑板操作，铝塑板批号应清晰，网纹应清晰 泡罩：将胶囊加入料斗，开始铝塑泡罩 质量检查：随时检查包装质量，铝塑板内应无药粉、无破损、无碎片、无畸形胶囊，发现问题及时调整，并剔除不合格品 包装结束：将铝塑板存入周转框内，计量、记录、贴物料标签。转入中间站，填写请验单，交QA质监员抽样，签发待验证贴在半成品状态标识牌上	胶囊领用量：（　　　）万粒 铝箔领用量：（　　　）kg PVC领用量：（　　　）kg 铝塑包装机：DPP-140型 上加热板温度：（　　　）℃ 下加热板温度：（　　　）℃ 铝塑板批号：（　　　） 100板重量：（　　　）g 成品板量：（　　　）kg 尾料量：（　　　）kg 废品量：（　　　）kg 取样量：（　　　）g

操作人：　　　　　　复核人：　　　　　　日期：

① 1bar=10^5Pa。

工序6　外包装

　　胶囊剂的外包装，可根据产品工艺自行选择。包装贮存对质量的影响重大。一般来说，高温、高湿（相对湿度>60%）对胶囊剂可产生不良影响，不仅会使胶囊吸湿、软化、变黏、膨胀、内容物结团，而且会造成微生物滋生。因此，必须选择适当的包装容器与贮藏条件。一般应选用密封性良好的玻璃容器、透湿系数小的塑料容器和泡罩式包装，在<25℃、相对湿度<60%的干燥阴凉处密闭贮存。

【任务反思】

　　1.制备硬胶囊剂需要哪些材料？

　　2.制备硬胶囊剂各种机械设备都起什么作用？

3.硬胶囊剂生产过程中各工序质量控制要点是什么？

【任务评价】

胶囊剂制备岗位实训考核评分标准

考核任务	按生产指令制备胶囊剂	
考核要求	按胶囊剂制备岗位标准操作规程进行	
考核项目	评分标准	分值
生产准备（10分）	① 生产人员按洁净度要求更衣（5分） ② 生产组长将生产指令下发，组员接收生产指令（1分） ③ 检查各种标牌：清场合格证、设备完好、已清洁（2分） ④ 填写生产前检查记录（2分）	
备料（10分）	① 领料：按生产指令向仓库限额领原料及包装材料（2分） ② 核对原料及包装材料的名称、规格、批号、数量及供货单位（3分） ③ 复核原料及包装材料的名称、规格、批号、数量及供货单位（2分） ④ 填写收料记录（3分）	
制膏（5分）	提取 ① 关闭并锁紧出渣门，打开投料口（0.25分） ② 根据生产指令，将经过前处理的各原料按其对应的投料量投入提取（0.25分） ③ 加入规定量的溶剂（0.25分） ④ 打开蒸汽阀并控制适当的蒸汽量（0.25分） ⑤ 加热提取至规定时间，提取完成后关闭蒸汽阀（0.25分） ⑥ 药液出料，并装入指定容器（0.25分） ⑦ 向药渣中再加入规定量的溶剂进行提取（0.5分） ⑧ 填写记录（0.25分） 过滤 ① 检查进水板的大小与硅胶密封胶圈的完整性，并平整地压按于密封槽内，在出水板的网板面上，平铺上规定直径及孔径的滤材，将进水板、出水板按滤板序号安装于横架上，检查滤板序号排列是否正确，确认无误后，顺时针旋紧手轮，直至用手扳不动手轮为止（0.25分） ② 将进水接口、出水接口分别连接上硅胶软管，并将硅胶软管安装于漏水接口上；将进液管口放入待过滤料浆内，出液口用洁净容器盛接，先关闭进液阀，然后按下输液泵启动开关，再逐渐打开进液阀，排出管内空气后，进行过滤；微调进液阀及出液阀，调整过滤速度（0.25分） ③ 停泵时，先关进液阀，后关闭出液阀及输液泵电源开关（0.25分） ④ 填写记录（0.25分） 浓缩 ① 确认各阀门是否处于适当位置（0.25分） ② 先开启真空泵，抽出浓缩罐内部分空气，然后将药液从加料口加到浓缩罐内（0.25分） ③ 打开真空泵冷凝水，向浓缩罐夹套内通蒸汽，对罐内药液进行加热，保持适度沸腾状态（0.25分） ④ 蒸发至一定浓度后检测浓缩液，当浓缩液达到工艺所要求的比重时停机（0.5分） ⑤ 浓缩液经浓缩罐出口放至洁净容器（0.25分） ⑥ 填写记录（0.25分）	

续表

考核任务	按生产指令制备胶囊剂	
考核要求	按胶囊剂制备岗位标准操作规程进行	
考核项目	评分标准	分值
制粉 （5分）	**粉碎** ①于出料口扎捆接料袋，于旋风分离口扎捆分离袋，选择合适的筛网（0.5分） ②除去包装，将药料倒入洁净的生产容器内，称重（0.25分） ③按启动钮，使粉碎机空机运转正常后（约10s），均匀进料，连续工作（0.5分） ④出料前，让设备空运转2～3min，按停车钮（0.5分） ⑤出料（0.25分） ⑥同样的方法再次粉碎剩余的其他药材（0.25分） ⑦称重，装入洁净的容器中（0.25分） **过筛** ①按筛分标准操作规程安装好筛网，把盛料箱摆正放在出料口下方，安装完毕应检查密封性（0.5分） ②开启除尘风机10min（0.5分） ③启动设备空转运行，声音正常后，把物料均匀加入加料口，开始过筛（0.5分） ④在操作过程中，根据实际情况需要调节振动电机偏心块，达到最佳振幅状态（0.5分） ⑤筛分完毕，关闭电源（0.25分） ⑥出料，称重，装入洁净的容器中，填写记录（0.25分）	
制粒 （5分）	①药粉及辅料倒入搅拌槽中，设定干混时间，开机干混（0.5分） ②启动"搅拌慢"，按工艺规程要求加入浓缩液，设定制粒时间，依次启动"搅拌快""制粒慢""制粒快"（1分） ③关闭搅拌器和切割器开关（1分） ④开启空压系统，打开卸料阀出料，完毕后关闭空压系统（1分） ⑤开启液压系统，将物料锅降至最低位置，关闭液压系统，关闭总电源（1分） ⑥填写记录（0.5分）	
干燥 （5分）	①装上布袋及其他部件（1分） ②将湿颗粒及时推进干燥器（1分） ③开启机器进行干燥，并严格控制每次干燥湿颗粒量，控制干燥温度及时间（1分） ④干燥完毕，关闭电源，倒出干燥器中的物料（1分） ⑤称重（0.5分） ⑥填写记录（0.5分）	
整粒 （5分）	①取合适的筛网（1分） ②开启开关（1分） ③加入适量颗粒（1分） ④收集颗粒（1分） ⑤称重（0.5分） ⑥填写记录（0.5分）	
总混 （5分）	①操作离合器，使加料口处于理想的加料位置（1分） ②松开加料口卡箍，取下平盖（0.5分） ③加料，加料量不超过容积3/4（0.5分） ④启动电动机按钮，缓慢地旋转调速旋钮，使之达到正常的混合转速（1分） ⑤混合结束，按开车顺序反之关机（1分） ⑥拉开卸料口阀板出料，称重，装入洁净的容器中（0.5分） ⑦填写记录（0.5分）	

考核任务	按生产指令制备胶囊剂	
考核要求	按胶囊剂制备岗位标准操作规程进行	
考核项目	评分标准	分值
胶囊填充 （20分）	① 装好零部件，将待加工药料、空胶囊分别装入料斗和胶囊斗（4分） ② 在手动状态时，先按真空泵"ON"键，指示灯亮，真空泵电机、旋涡气泵同时运转，再按主机运行"ON"键，机器开始运转，接着按供料电机"ON"键，供料电机工作。在自动状态时，按下"ON"键，机器按步骤分别起动真空泵、主机、供料电机自动运行，按"OFF"键使机器停止所有的工作回转台运行一周，停机，检测装量（4分） ③ 将功能开关转至自动位置，关闭好四扇防护门，开始生产（4分） ④ 运行中每隔20min应做一次剂量差异自检，每次自检不得少于10粒（4分） ⑤ 生产结束关机（2分） ⑥ 填写记录（2分）	
质检 （10分）	① 相对密度的测定（1分） ② 含量测定（1分） ③ 水分测定（1分） ④ 粒度检查（1分） ⑤ 装量差异检查（2分） ⑥ 崩解时限检查（2分） ⑦ 微生物限度检查（1分） ⑧ 出具检验报告书（1分）	
清场 （10分）	① 将胶囊剂制备室内的积粉残渣用刷子清扫干净，依次用饮用水、纯净水清洗后，再用消毒剂消毒（2分） ② 对本环节的废弃物进行处理（2分） ③ 将各种生产工具或器具放置于指定地点（2分） ④ 挂已清洁状态标识牌（2分） ⑤ 做好清场记录（2分）	
产品合格率 （10分）	① 物料平衡（5分） ② 收率（5分）	
合计		

机器制备硬胶囊剂实训素养评价

1.个人评价：_____

_____

_____

2.小组评价：_____

_____

_____

【任务解析】

中药硬胶囊剂的制备关键在于药材的处理与填装。填装的操作要点在于填装均匀，对于流动性差的药粉，可加入适宜的辅料或制成颗粒，以增加其流动性，减少药物分层，保证装量准确。

项目总结

项目总结报告

学习任务	
学习目标	
实验实训任务	
项目完成进展	
项目完成所得	
项目完成反思	

项目四　制备软胶囊剂

 学习目标

知识目标	1.掌握软胶囊剂的相关基础知识
	2.掌握软胶囊剂的生产工艺流程及各工序操作要点、质量控制标准
技能目标	1.能根据生产工艺规程，生产出质量合格的软胶囊剂
	2.掌握软胶囊剂的生产工艺和关键工序的要求，如压制法制备软胶囊剂的操作、设备的使用及软胶囊剂的质量控制要求
	3.能对软胶囊剂生产过程进行质量控制，能发现生产过程中的质量问题，解决生产中的简单问题。掌握发现问题的一般方法和程序，分析和解决问题的一般程序，能运用某一方法解决简单问题
素养目标	1.通过各工序物料平衡计算形成生产节约意识；通过软胶囊剂的安全操作规程的学习，强化安全生产意识，同时关注自身劳动保护，关注个人身体健康，培养服务意识；通过药品质量控制的学习，树立实事求是、认真严谨的工作作风
	2.通过软胶囊剂生产全过程的质量控制及制药行业劳动模范事迹的学习，自觉形成"精益求精、质量为本"的工匠意识

项目资讯

　　软胶囊剂系指将一定量的药液密封于球形或椭圆形的软质囊材中，可用滴制法或压制法制备。软胶囊剂材质是由胶囊用明胶、甘油或适宜的药用材料制成。

　　具体内容请扫二维码查看。

任务一 滴制法制备软胶囊

【任务要求】

> 1.掌握滴制法制备软胶囊的方法和操作要点。
> 2.明确软胶囊剂物料、工具、设备等的处理原则。
> 3.任选以下 _____ 方或者自定 _____ 方实验。

例：牡荆油胶丸的制备

【处方】牡荆油20g，大豆油230g。

【制法】取牡荆油与大豆油混匀，制成胶丸1000丸，即得。

（1）明胶液的制备：明胶颗粒进行泡发30min，按需可使用消泡剂（酒精或异丙醇）等。

（2）油液的制备：称取牡荆油与经加热灭菌、澄清的大豆油混合，充分搅匀即得。

（3）制丸：将已制好的明胶液置明胶液贮槽中，温度控制在60℃左右；将牡荆油液放入药液贮槽内；液状石蜡温度以10～17℃为宜，室温10～20℃，滴头温度40～50℃；开始滴丸时应将胶皮重量与厚薄均匀度调节好，使符合一定的要求后，再正式生产。

（4）整丸与干燥：滴出的胶丸先均匀地摊于纱网上，在10℃以下低温吹风4h以上，再用擦丸机擦去表面的液状石蜡，然后再低温（10℃以下）吹风20h以上，取出。用乙醇：丙酮（5：1）的混合液或石油醚洗去胶丸表面油层，再吹干洗液，于40～50℃干燥约24h。取出干燥的胶丸，灯检，除去废丸后，用95%乙醇洗涤，再在40～50℃下吹干，经质量检查合格后，即可包装。

【性状】本品黄棕色的透明胶丸，内容物为淡黄色至橙黄色的油质液体；有特殊的香气。

【功能与主治】祛痰，止咳，平喘。用于慢性支气管炎。

【用法与用量】口服。一次1～2丸，一日3次。

【规格】每丸含牡荆油20mg。

【贮藏】密封，遮光，置阴凉处。

更多软胶囊剂处方请扫二维码查看。

【任务准备】

设备器皿：原辅料、囊材、天平、烧杯、滴丸机等。

写下药品与材料：_____

【任务实施】

工序1 明胶液的制备

明胶100g，甘油30g，水130g。取明胶加入适量水使其膨胀；另将甘油及余下的水置煮胶锅中加热至70~80℃，混合均匀，加入膨胀的明胶搅拌、熔化，保温1~2h，静置，使泡沫上浮，除去上浮的泡沫，以洁净白布滤过，保温待用。

明胶液的制备要求：_____

明胶液的制备注意事项：_____

工序2 油液的制备

称取牡荆油与经加热灭菌、澄清的大豆油混合，充分搅匀即得。

油液的制备要求：_____

油液的制备注意事项：_____

油液的制备原始记录

操作	制备时间	制备状况

工序3 制丸

将已制好的明胶液置明胶液贮槽中，温度控制在60℃左右；将牡荆油液放入药液贮槽内；液状石蜡温度以10~17℃为宜，室温10~20℃，滴头温度40~50℃；开始滴丸时应将胶皮重量与厚薄均匀度调节好，使符合一定的要求后，再正式生产。

制丸原始记录

操作	制丸时间	制丸状况

工序4 整丸

滴出的胶丸先均匀地摊于纱网上，在10℃以下低温吹风4h以上，再用擦丸机擦去表面的液状石蜡。

整丸原始记录

操作	整丸时间	整丸状况

工序5 干燥

低温（10℃以下）吹风20h以上，取出。用乙醇：丙酮（5∶1）的混合液或石油醚洗去胶丸表面油层，再吹干洗液，于40～50℃干燥约24h。取出干燥的胶丸，灯检，除去废丸后，用95%乙醇洗涤，再在40～50℃下吹干。

干燥原始记录

操作	干燥时间	干燥状况

工序6 质检

胶囊剂质量检查记录

品名：　　　规格：　　　批号：　　　检查日期：

				日期	
	日期			日期	
配料	生产品种		制粒	筛网	
	化验单			水分/%	
	同意使用章			干燥失重/%	
	数量			含量/%	

	日期								
	平均装量/g								
	装量差异/±%								
	光泽度								
	梅花								
充填	皱皮								
	缺口								
	破裂								
	黏结								
	变形								
	长短								
	瘪头								
备注									

工序7　包装

1.内包操作：_____

_____

2.外包操作：_____

_____

工序8　清场

清场记录

年　月　日

清场前产品名称		规格		批号	
清场内容及要求		工艺员检查情况	质监员检查情况	备注	
1	设备及部件内外清洁，无异物	□ 符合 □ 不符合	□ 符合 □ 不符合		
2	无废弃物，无前批遗留物	□ 符合 □ 不符合	□ 符合 □ 不符合		
3	门窗玻璃、墙面、天花板面清洁，无尘	□ 符合 □ 不符合	□ 符合 □ 不符合		
4	地面清洁，无积水	□ 符合 □ 不符合	□ 符合 □ 不符合		
5	容器具清洁无异物，摆放整齐	□ 符合 □ 不符合	□ 符合 □ 不符合		
6	灯具、开关、管道清洁，无灰尘	□ 符合 □ 不符合	□ 符合 □ 不符合		
7	回风口、进风口清洁，无尘	□ 符合 □ 不符合	□ 符合 □ 不符合		
8	模具清洁	□ 符合 □ 不符合	□ 符合 □ 不符合		
9	卫生洁具清洁，按指定位置放置	□ 符合 □ 不符合	□ 符合 □ 不符合		
10	其他	□ 符合 □ 不符合	□ 符合 □ 不符合		
结论					
清场人		工艺员		质监员	

【任务反思】

1. 滴制法的含义是什么？有何特点？

2. 滴制法制备软胶囊时，影响其质量的因素有哪些？

3. 滴制法制备软胶囊的生产工艺流程是什么？

【任务评价】

滴制法制备软胶囊技能考核评分标准

序号	考核内容	考核要点	配分	得分
1	职业素养（5分）	服装整洁（白服）	2	
		卫生习惯（洗手、擦操作台）	2	
		安静、礼貌	1	
2	器材选择与清洁（10分）	选择正确	5	
		清洁正确	5	
3	备料（15分）	天平调零点	3	
		药物的称取	5	
		囊材的选择	5	
		天平休止	2	
4	胶囊剂制备（35分）	明胶液的制备	5	
		油液的制备	5	
		制丸	10	
		整丸	5	
		干燥	5	
		包装	5	
5	成品质量评价（15分）	外观性状	5	
		重量差异	5	
		崩解时限	5	
6	实验报告（10分）	书写工整	3	
		项目齐全	4	
		结论准确	3	
7	操作时间（5分）	按时完成	5	
8	清场（5分）	清洗用具、清理环境	5	
	合计		100	

滴制法制备软胶囊素养评价

1.个人评价：_____

_____

_____

2.小组评价：_____

_____

_____

【任务解析】

滴制法制备软胶囊的工艺流程为：准备→明胶液的制备→油液的制备→制丸→整丸→干燥→质检→包装。

中药软胶囊剂的滴制法制备关键在于明胶液的处方组成比例，胶液的黏度，药液、胶液及冷却液三者的密度，胶液、药液及冷却液的温度，软胶囊剂的干燥温度。

任务二　压制法制备软胶囊

【任务要求】

1.具有正确执行压制法制备软胶囊标准操作的能力。

2.能按《中国药典》标准正确判定软胶囊剂质量。

3.生产过程中能正确随时检测装量差异及其他质量指标。

4.能对设备进行清洁和日常保养；正确填写相关生产记录；正确进行清场。

5.任选以下 _____ 方或者自定 _____ 方实验。

例：银杏叶软胶囊

【处方】银杏叶提取物40g。

【制法】取银杏叶提取物，加辅料适量，混合，压制成软胶囊1000粒（规格①）或500粒（规格②），即得。

【性状】本品为软胶囊，内容物为浅黄色至棕褐色的黏稠状液体或膏状物；味微苦。

【功能与主治】活血化瘀通络。用于瘀血阻络引起的胸痹心痛、卒中、半身不遂、舌强语謇；冠心病稳定型心绞痛、脑梗死见上述证候者亦可应用。

【用法与用量】口服。（规格①）一次2粒，（规格②）一次1粒，一日3次；或遵医嘱。

【规格】规格①每粒含总黄酮醇苷9.6mg、萜类内酯2.4mg。规格②每粒含总黄酮醇苷19.2mg、萜类内酯4.8mg。

【贮藏】密封，置阴凉干燥处。

【任务准备】

1.实训设备：压丸模或自动旋转轧囊机。

2.材料：_____

【任务实施】

工序1 接受生产任务

接受"××胶囊批生产制剂指令"。注意认真阅读"指令"内容。

在生产过程中做好各项记录（批生产记录随物料流转），并要求质量保证人员签字，以示监督。

胶囊剂批生产记录

产品名称				产品批号			
规格				批产量			
指令依据			生产指令的制订及使用管理规程				
原辅料				消耗定额			
原辅料名称	规格	单位	理论量	损耗量	合计		备注
备注：本指令发至固体制剂车间							
签发				日期			
签收				日期			

工序2 生产前准备和配料

按批生产指令（工艺处方中批投料量）称量原辅料，并按工艺规程要求进行预处理。

工序3 化胶

1.实训目标

（1）熟练掌握化胶岗位标准操作规程，掌握化胶管理要点和质量控制要点；能对化胶生产中出现的问题进行判断和解决。

（2）能正确使用化胶设备进行生产操作，正确称量。

（3）学会对化胶设备进行清洁和日常保养，正确填写化胶岗位的相关生产记录，正确进行清场。

（4）具备软胶囊剂生产过程中的安全环保知识、药品质量管理知识、药典中软胶囊剂型质量标准知识。

2.实训设备及材料

(1) 常用设备：化胶罐等。

(2) 实训设备：_____

(3) 材料：_____

3.实训内容及步骤

(1) 化胶前准备：打开热水罐循环水加热开关，给循环水加热，并启动循环水水泵，使加热的水循环加热化胶罐。

(2) 生产操作

① 检查物料的名称、重量，确认无误后将纯化水按处方要求加入化胶罐中，同时加入甘油。

② 化胶罐内温度达到75～80℃时，加入明胶，启动搅拌机，加速明胶的熔化。

③ 明胶颗粒完全熔化成液体时，盖上化胶罐进料口的封盖，并拧紧固定螺丝。开动真空泵，打开管路阀门，抽排胶液中的气泡。真空泵运转1h时，关闭搅拌机。

④ 抽排气泡2～2.5h，胶液中无气泡时，关闭真空管路的阀门及真空泵。胶液在化胶罐中静置30～60min。

⑤ 打开化胶罐换气口，使真空度下降为零，检查放胶阀门，安装过滤网（80目）。开动空气压缩机，打开过滤空气控制阀，打开放料阀，胶液进入保温罐，56～60℃保温待用。

(3) 清场。

(4) 记录。

工序4 压制软胶囊

1.核对物料的品名、批号，合格后，连接保温罐和辅胶盒之间的输胶管，同时打开胶囊机各加热开关，进行胶盒及胶管预热。

2.待保温输胶管达到45～55℃，辅胶盒达到56～60℃时，打开保温罐放胶阀门，胶液进入辅胶盒，同时将物料加入胶囊机料斗。

3.打开主机调频旋钮，令主机运转。打开辅胶制冷空调，冷却辅胶滚，调整辅胶盒螺丝，提升胶盒闸门，调整胶片的厚度为0.7～0.8mm，并使厚薄均匀。

4.将机体两侧引胶滚轮的胶片送到两个模具之间，然后放下喷体，打开喷体的加热开关，加热胶片，同时拧紧模具调整压板，再将下料胶网引入导胶滚，废料进入废料箱。

5.当模具切压下的胶皮合成一体时，适时打开喷体控制阀门，向黏合好的胶片中注料，胶囊成型，并及时检查丸的形状，随时调整胶囊至所要求的形状。

6.测量装量差异，先取下每一行中的一粒，拉开注料阀。用电子天平测量装量差异，范围在±5%，装量合格后，推上注料阀开始生产，生产过程中每2h检查一次装量差异。

7.成型的胶囊经过传送带送到定型滚笼内处理2h，定型后装入转运桶中，贴上物料状态卡。

工序5　干燥

打开滚笼风机和滚笼减速机，滚笼正常运转。将定型的胶囊移入胶囊干燥机，自然干燥16～24h，胶囊硬度及弹性符合要求时，装入转运桶中，称量，并填写物料卡。

工序6　选擦丸

1.将干燥好的胶囊用已消毒的白棉布包好，揉搓，擦去胶囊表面的蜡和油污，去掉瘪粒、空粒和不规则的胶囊。

2.将挑选合格的胶囊装入消毒后的擦药布袋里，扎好布袋口，送入擦丸机，适时调整擦丸机的运转角度，令胶囊在袋子里转动摩擦10～20min。将擦好的胶囊称量，填好物料卡，转入中间站。

工序7　包装

胶囊剂的外包装，可根据产品工艺自行选择。包装贮存对质量的影响重大。

软胶囊剂包装实训记录

	操作步骤	记录结果
操作过程	领料：按批包装指令领取胶囊、内包装材料（PVC、铝箔），计量，查验合格证，转入铝塑包装间 试运行：打开冷却水，启动电源，设定运行参数 　　上加热板温度：145～165℃ 　　下加热板温度：145～155℃ 　　进行试压铝塑板操作，铝塑板批号及网纹应清晰 泡罩：将胶囊加入料斗，开始铝塑泡罩 质量检查：随时检查包装质量，铝塑板内应无药粉、无破损、无碎片、无畸形胶囊，发现问题及时调整，并剔除不合格品 包装结束：将铝塑板存入周转框内，计量、记录、贴物料标签。转入中间站，填写请验单，交QA质监员抽样，签发待验证贴在半成品状态标识牌上	胶囊领用量：（　　　）万粒 铝箔领用量：（　　　）kg PVC领用量：（　　　）kg 铝塑包装机：DPP-140型 上加热板温度：（　　　）℃ 下加热板温度：（　　　）℃ 铝塑板批号：（　　　） 100板重量：（　　　）g 成品板量：（　　　）kg 尾料量：（　　　）kg 废品量：（　　　）kg 取样量：（　　　）g

操作人：　　　　　复核人：　　　　　日期：

【任务反思】

1.压制软胶囊的质量要求有哪些？

2.压制软胶囊囊材各组分都起什么作用？质量要求如何？

3.解释压制软胶囊工艺流程图。

【任务评价】

压制法制备软胶囊技能考核评分标准

序号	考核内容	考核要点	配分	得分
1	职业素养（5分）	服装整洁（白服）	2	
		卫生习惯（洗手、擦操作台）	2	
		安静、礼貌	1	
2	器材选择与清洁（10分）	选择正确	5	
		清洁正确	5	
3	备料（15分）	天平调零点	3	
		药物的称取	5	
		囊材的选择	5	
		天平休止	2	
4	胶囊剂制备（35分）	配料	5	
		化胶	5	
		压制软胶囊	10	
		干燥	5	
		选擦丸	5	
		包装	5	
5	成品质量评价（15分）	外观性状	5	
		重量差异	5	
		崩解时限	5	
6	实验报告（10分）	书写工整	3	
		项目齐全	4	
		结论准确	3	
7	操作时间（5分）	按时完成	5	
8	清场（5分）	清洗用具、清理环境	5	
	合计		100	

压制法制备软胶囊素养评价

1.个人评价：＿＿＿＿＿＿＿＿＿＿＿＿＿＿＿＿＿＿＿＿＿＿＿＿＿＿＿＿＿＿

＿＿＿＿＿＿＿＿＿＿＿＿＿＿＿＿＿＿＿＿＿＿＿＿＿＿＿＿＿＿＿＿＿＿＿＿＿＿

＿＿＿＿＿＿＿＿＿＿＿＿＿＿＿＿＿＿＿＿＿＿＿＿＿＿＿＿＿＿＿＿＿＿＿＿＿＿

2.小组评价：＿＿＿＿＿＿＿＿＿＿＿＿＿＿＿＿＿＿＿＿＿＿＿＿＿＿＿＿＿＿

＿＿＿＿＿＿＿＿＿＿＿＿＿＿＿＿＿＿＿＿＿＿＿＿＿＿＿＿＿＿＿＿＿＿＿＿＿＿

＿＿＿＿＿＿＿＿＿＿＿＿＿＿＿＿＿＿＿＿＿＿＿＿＿＿＿＿＿＿＿＿＿＿＿＿＿＿

【任务解析】

两种制法的比较

对比项目	模压法（压制法）	消制法（濒临淘汰）
产品外形	各种形状，有缝	圆形，无缝
优点	可制出不同形状的产品	设备造价较低
	药液装量大	设备操作相对简单
	可加遮光剂	胶皮利用率高
缺点	设备结构复杂，造价高	形状单一
	设备操作复杂	药液装量小
	胶皮不回收，浪费胶皮多	胶液通常要求透明，加遮光剂后产品质量难控制

项目总结

项目总结报告

学习任务	
学习目标	
实验实训任务	
项目完成进展	
项目完成所得	
项目完成反思	

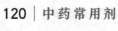

项目五 制备片剂

 学习目标

知识目标　1.掌握片剂的相关基础知识

2.掌握片剂的生产工艺流程及各工序操作要点、质量控制标准和方法

技能目标　1.能根据生产工艺规程，生产出质量合格的片剂

2.掌握片剂的生产工艺和关键工序的要求

3.能对片剂生产过程进行质量控制，能发现生产过程中的质量问题，解决生产中的简单问题，如松片、裂片、黏冲、片重差异超限、崩解迟缓等。掌握发现问题的一般方法和程序，分析和解决问题的一般程序，能运用某一方法解决简单问题

素养目标　1.通过片剂生产规范化操作的学习及制药卫生要求的学习，强化合法、合规、合格的制药职业意识。学生通过合作式学习，形成组内合作、组间竞争的格局，在完成任务的过程中不断增强团队合作意识；为学生岗位提升奠定基础

2.通过各工序物料平衡计算形成生产节约意识；通过片剂的安全操作规程的学习，强化安全生产意识，同时关注自身劳动保护，关注个人身体健康，培养服务意识；通过药品质量控制的学习，树立实事求是、认真严谨的工作作风

3.通过片剂生产全过程的质量控制及制药行业劳动模范事迹的学习，自觉形成"精益求精、质量为本"的工匠意识

项目资讯

片剂系指原料药物或与适宜的辅料制成的圆形或异形的片状固体制剂。中药片剂系指中药提取物、提取物加饮片细粉或饮片细粉与适宜的辅料混匀压制或用其他适宜方法制成的圆片状或异形片状的制剂。

具体内容请扫二维码查看。

任务一　单冲压片机压制片剂

【任务要求】

1. 明确片剂物料、工具、设备等的处理原则。
2. 会用湿法制粒压片法制备质量合格的片剂。
3. 了解单冲压片机的主要结构，冲模的拆卸与安装，压片时压力、片重及出片的调整以及单冲压片机的润滑与保养。
4. 学会单冲压片剂的装卸和使用。
5. 会正确评价片剂的质量。
6. 任选以下_____方或者自定_____方实验。

例：小柴胡片

【处方】柴胡445g，姜半夏222g，黄芩167g，党参167g，甘草167g，生姜167g，大枣167g。

【制法】以上七味，党参45g、甘草45g粉碎成细粉；剩余的党参、甘草与柴胡、黄芩、大枣加水煎煮两次，每次1.5h，合并煎液，滤过，滤液浓缩至适量；姜半夏、生姜用70%的乙醇作溶剂，浸渍24h后，缓缓渗漉，收集渗漉液约1670mL，回收乙醇，与上述浓缩液合并，浓缩成稠膏，加入上述细粉及适量辅料，混匀，干燥，粉碎成细粉，制颗粒，干燥，压制成1000片，或包薄膜衣，即得。

【性状】本品为灰棕色至黑褐色的片；或为薄膜衣片，除去包衣后显灰棕色至黑褐色；气微、味甜、微苦。

【功能与主治】解表散热，疏肝和胃。用于外感病，邪犯少阳证。症见寒热往来、胸胁苦满、食欲不振、心烦喜呕、口苦咽干。

【用法与用量】口服。一次4～6片，一日3次。

【规格】每片重0.4g。

【贮藏】密封。

更多片剂处方请扫二维码查看。

【任务准备】

设备器皿：单冲压片机、普通天平、烘箱、电炉、药筛、尼龙筛、混合器械、提取器械、崩解时限测定仪、硬度计等。

写下药品与材料：＿＿＿＿＿＿＿＿＿＿＿＿＿＿＿＿＿＿＿＿＿＿＿＿＿＿＿＿＿＿＿

【任务实施】

工序1 备原辅料

1.备料

产品名称				产品批号	
规格		投料日期		批产量	
工艺规格					
原辅料配料记录					
原辅料名称	批号	单位	理论量	损耗量	合计
备注：本指令发至固体制剂车间					
签发		日期		年　月　日	
签收		日期		年　月　日	

2.药材处理

（1）制粉料要求：＿＿＿＿＿＿＿＿＿＿＿＿＿＿＿＿＿＿＿＿＿＿＿＿＿＿＿＿

＿＿＿＿＿＿＿＿＿＿＿＿＿＿＿＿＿＿＿＿＿＿＿＿＿＿＿＿＿＿＿＿＿＿＿＿＿＿

（2）制膏料要求：＿＿＿＿＿＿＿＿＿＿＿＿＿＿＿＿＿＿＿＿＿＿＿＿＿＿＿＿

＿＿＿＿＿＿＿＿＿＿＿＿＿＿＿＿＿＿＿＿＿＿＿＿＿＿＿＿＿＿＿＿＿＿＿＿＿＿

（3）制提纯物要求：＿＿＿＿＿＿＿＿＿＿＿＿＿＿＿＿＿＿＿＿＿＿＿＿＿＿＿

＿＿＿＿＿＿＿＿＿＿＿＿＿＿＿＿＿＿＿＿＿＿＿＿＿＿＿＿＿＿＿＿＿＿＿＿＿＿

药材处理注意事项：＿＿＿＿＿＿＿＿＿＿＿＿＿＿＿＿＿＿＿＿＿＿＿＿＿＿＿＿

工序2 制粒

1.制软材

操作	中药		辅料		软材状态
	中药粉料量	中药浸膏量	黏合剂或润湿剂品种及剂量	其他辅料品种及剂量	

操作	中药		辅料		软材状态
	中药粉料量	中药浸膏量	黏合剂或润湿剂品种及剂量	其他辅料品种及剂量	

2. 制颗粒

操作	筛网目数	挤压方式	湿颗粒状况

工序3 干燥

操作	干燥温度	干燥时间	干颗粒状况

干燥注意事项: _____

工序4 整粒

整粒要求: _____
整粒注意事项: _____

工序5 总混

操作	干颗粒量	挥发油或挥发性成分量	润滑剂品种及剂量	崩解剂品种及剂量	总混后状态

1. 加挥发油或挥发性成分要求: _____
_____

2.加润滑剂与崩解剂要求：＿＿＿＿＿＿＿＿＿＿＿＿＿＿＿＿＿＿＿＿＿＿＿＿＿
＿＿＿＿＿＿＿＿＿＿＿＿＿＿＿＿＿＿＿＿＿＿＿＿＿＿＿＿＿＿＿＿＿＿＿＿＿

3.总混操作注意事项：＿＿＿＿＿＿＿＿＿＿＿＿＿＿＿＿＿＿＿＿＿＿＿＿＿＿＿＿
＿＿＿＿＿＿＿＿＿＿＿＿＿＿＿＿＿＿＿＿＿＿＿＿＿＿＿＿＿＿＿＿＿＿＿＿＿

工序6　压片

1.单冲压片机安装调节

（1）冲模的安装操作要求：＿＿＿＿＿＿＿＿＿＿＿＿＿＿＿＿＿＿＿＿＿＿＿＿＿
＿＿＿＿＿＿＿＿＿＿＿＿＿＿＿＿＿＿＿＿＿＿＿＿＿＿＿＿＿＿＿＿＿＿＿＿＿

（2）冲头的调节操作要求：＿＿＿＿＿＿＿＿＿＿＿＿＿＿＿＿＿＿＿＿＿＿＿＿＿
＿＿＿＿＿＿＿＿＿＿＿＿＿＿＿＿＿＿＿＿＿＿＿＿＿＿＿＿＿＿＿＿＿＿＿＿＿

2.填写压片数据

操作	冲模直径	压力	片重	压片时间	片剂状态

工序7　中控检查

操作	每片重量 /g	片重与平均值的差异	片其他状态
1			
2			
3			
4			
5			
6			
7			
8			
9			
10			
11			
12			

续表

操作	每片重量 /g	片重与平均值的差异	片其他状态
13			
14			
15			
16			
17			
18			
19			
20			
20片平均重量/g		20片整体状态	

工序8 包装

1.内包操作: ＿＿＿＿＿＿＿＿＿＿＿＿＿＿＿＿＿＿＿＿＿＿＿＿＿＿＿＿＿＿＿＿

＿＿＿＿＿＿＿＿＿＿＿＿＿＿＿＿＿＿＿＿＿＿＿＿＿＿＿＿＿＿＿＿＿＿＿＿＿＿

＿＿＿＿＿＿＿＿＿＿＿＿＿＿＿＿＿＿＿＿＿＿＿＿＿＿＿＿＿＿＿＿＿＿＿＿＿＿

2.外包操作: ＿＿＿＿＿＿＿＿＿＿＿＿＿＿＿＿＿＿＿＿＿＿＿＿＿＿＿＿＿＿＿＿

＿＿＿＿＿＿＿＿＿＿＿＿＿＿＿＿＿＿＿＿＿＿＿＿＿＿＿＿＿＿＿＿＿＿＿＿＿＿

＿＿＿＿＿＿＿＿＿＿＿＿＿＿＿＿＿＿＿＿＿＿＿＿＿＿＿＿＿＿＿＿＿＿＿＿＿＿

【任务反思】

1.单冲压片机的主要部件有哪些?

2.单冲压片机的安装步骤是什么?

3.单冲压片机三个调节器的名称、位置、作用是什么?

【任务评价】

单冲压片机压制片剂考核评分标准

项目	评分标准细则（整个操作60分，成品质量40分）	扣分	得分
器具准备 （2分）	器具准备齐全、洁净，摆放合理。①器具要洁净，制剂前未清洁所用器具，扣0.5分；②器具要一次准备齐全，操作过程中，每再准备一种器具，扣0.5分；③器具摆放不合理或摆放杂乱，扣1分		
备料（12分）	备料操作规范。①药材的称取与处理操作不当，扣8分；②辅料的称取与处理操作不当，扣4分		
制粒 （15分）	制粒操作规范。①未根据主药的性质选择适当的黏合剂或润湿剂，扣3分；②黏合剂或润湿剂的浓度或用量选择不当，扣3分；③揉混强度、混合时间、黏合剂温度等控制不当，扣3分；④制粒筛目数、孔径选择不当，扣3分；⑤颗粒粒度、松紧度不当，扣3分		

续表

项目	评分标准细则（整个操作60分，成品质量40分）	扣分	得分
干燥与整粒（6分）	颗粒干燥温度适宜，干燥程度恰当。① 干燥过程中温度控制不当，扣2分；②干颗粒含水量不当，扣2分；③整粒筛目数、孔径选择不当，扣2分		
总混（6分）	压片前总混操作规范。①加挥发油或挥发性成分操作不当，扣2分；②加润滑剂与崩解剂操作不当，扣2分；③总混不均匀，扣2分		
压片（13分）	压片操作规范。①冲模直径选择不当，扣2分；②冲模的安装操作不当，扣2分；③冲头的调节操作不当，扣2分；④未在检查片重、硬度、崩解时限等达到要求后就正式压片，扣4分；⑤质量中控检查操作不当，扣3分		
清场（6分）	按规程清洁器具，清理现场；成型制剂和器具归类放置。①操作严重失误，扣3分；②器具未清洁或清洁不彻底，扣1分；③器具未放回原始位置或摆放杂乱，扣0.5分；④操作台面不整洁或地面未清洁，扣1分；⑤未关闭所用电源，扣0.5分		
成品质量（40分）	①外观完整光洁，大小、色泽均匀，无松片、裂片、叠片、黏冲、崩解迟缓、片重差异超限、变色或表面斑点、微生物污染等问题，40分（满分）；②外观完整的少于95％的，扣5~10分；③色泽不均匀，出现松片、裂片、碟片，扣5~10分；④崩解迟缓、片重差异超限等，扣5~10分；⑤若以上各点均不符合要求，成品质量不得超过20分		
合计			

备注：1.操作程序错误，无法制得成品，成品质量扣40分。2.操作环节按评分细则扣分，总扣分最多60分。

单冲压片机压制片剂素养评价

1.个人评价：＿＿＿＿＿＿＿＿＿＿＿＿＿＿＿＿＿＿＿＿＿＿＿＿＿＿＿＿＿＿＿＿
＿＿
＿＿
＿＿

2.小组评价：＿＿＿＿＿＿＿＿＿＿＿＿＿＿＿＿＿＿＿＿＿＿＿＿＿＿＿＿＿＿＿＿
＿＿
＿＿
＿＿

【任务解析】

单冲压片机主要由转动轮、冲模冲头及其调节装置、饲料器三部分组成。其中冲模冲头包括上冲、下冲和模圈，是直接实施压片的部分，并决定了片剂的大小、形状和硬度；调节装置调节的是上、下冲的位移幅度，其中压力调节器负责调节上冲下降到模孔中的深度，深度愈大，压力愈大；片重调节器负责调节下冲下降的位置，位置愈低，模孔内容纳颗粒愈多，片重愈大；出片调节器负责调节下冲抬起的高度，使之恰与模圈上缘相平，从而把压成的药片顺利地推出模孔。三个调节器的正确调节次序应是先调节出片调节器，再调节片重调节器，最后调节压力调节器。

任务二　旋转式压片机压制片剂

【任务要求】

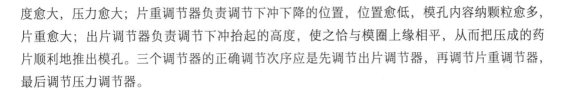

1. 具有正确执行压片岗位标准操作的能力。
2. 依据药品标准会正确备料、制软材、制粒、总混。
3. 会使用旋转式压片机进行标准压片。
4. 明确压片生产工艺管理要点和质量控制要点。
5. 会对旋转式压片机等及计量工具进行清洁、消毒、维护、保养。
6. 能独立进行各种生产文件的记录和汇总。
7. 任选以下 _____ 方或者自定 _____ 方实验。

例：清开灵泡腾片

【处方】胆酸6.5g，珍珠母100g，猪去氧胆酸7.5g，栀子50g，水牛角50g，板蓝根400g，黄芩苷10g，金银花120g。

【制法】以上八味，板蓝根、栀子加水煎煮两次，分次滤过，合并滤液并浓缩成清膏，放冷，加乙醇适量，静置，分取上清液，回收乙醇，浓缩成稠膏，备用。金银花加热水浸泡，滤过，药渣加水煎煮，滤过，合并滤液并浓缩成流浸膏，放冷，加乙醇适量，静置，滤过，回收乙醇，浓缩成稠膏，备用。水牛角磨粉，加到2mol/L氢氧化钡溶液中，加热水解，水解液滤过备用。珍珠母磨粉，加到2mol/L硫酸溶液中，加热水解，趁热滤过，放冷后除去析出结晶，滤液在温热条件下加到水牛角水解液中，加氢氧化钡调节pH值至4，放置，除去沉淀，滤液浓缩至适量，放冷，用20%氢氧化钠溶液调节pH值至7，冷藏，滤过，滤液浓缩成稠膏，与上述浓缩液合并，加入黄芩苷、胆酸、猪去氧胆酸及糊精适量，混匀，低温干燥，粉碎成细粉，备用。聚乙二醇6000加热熔融后，加入碳酸氢钠，混匀，放冷凝固后，粉碎成细粉，备用。将柠檬酸、甜蜜素过80目筛与上述备用细粉混匀，用乙醇制粒，低温干燥，压制成1000片，即得。

【性状】本品为浅黄色至棕黄色的片；味甜、微苦。

【功能与主治】清热解毒，镇静安神。用于外感风热时毒、火毒内盛所致高热不退、烦躁不安、咽喉肿痛、舌质红绛、苔黄、脉数者；上呼吸道感染、病毒性感冒、急性化脓性扁桃体炎、急性咽炎、急性气管炎、高热等病症属上述证候者亦可应用。

【用法与用量】热水中泡腾溶解后服用。一次2~4片，一日3次。儿童酌减或遵医嘱。

【规格】每片重1g（含黄芩苷10mg）。

【贮藏】密封。

【任务准备】

设备：高速万能粉碎机、多功能提取罐、三效节能蒸发浓缩器、摇摆式颗粒机、高效沸腾干燥机、三维混合机、ZP-35A型旋转式压片机等。

器具：天平、电子台秤、盛器、崩解时限测定仪、硬度计等。

写下药品与材料：＿＿＿＿＿＿＿＿＿＿＿＿＿＿＿＿＿＿＿＿＿＿＿＿＿＿＿＿＿

＿＿＿＿＿＿＿＿＿＿＿＿＿＿＿＿＿＿＿＿＿＿＿＿＿＿＿＿＿＿＿＿＿＿＿＿＿

【任务实施】

工序1　备原辅料

产品名称				产品批号	
规格		投料日期		批产量	
工艺规格					
原辅料配料记录					
原辅料名称	批号	单位	理论量	损耗量	合计
备注：本指令发至固体制剂车间					
签发		日期		年　月　日	
签收		日期		年　月　日	

工序2　原辅料处理

制备药粉，参见"模块三　项目一"。

制备浸膏，参见"模块二　项目四　任务二，项目五　任务二，项目六　任务二"。

工序3　制粒

制粒是药粉或与辅料混合均匀后加入中药浸膏或黏合剂或润湿剂，经加工制成具有一定形状与大小的颗粒的操作。

参见"模块三　项目二　任务二"。

工序4　干燥

湿颗粒制成后，应及时干燥。湿颗粒干燥温度一般为60～80℃。对热稳定的药物，干燥温度可提高到80～100℃，以缩短干燥时间；含挥发性及苷类成分的中药颗粒应控制在60℃以下，避免有效成分散失或破坏。颗粒干燥的程度一般控制在含水量为3%～5%。

参见"模块三　项目二　任务二"。

工序5　整粒

干颗粒冷却后，用摇摆颗粒机过筛将结块、粘连的颗粒碎解，此操作称整粒。

参见"模块三　项目二　任务二"。

工序6　总混

参见"模块三　项目二　任务二"。

工序7　压片

压片指将药物和适宜的辅料压制成圆片状或异形片状的过程，目前我国药厂生产使用的压片机多为旋转式压片机。

1.实训目标

（1）熟练掌握压片岗位标准操作规程，掌握压片管理要点和质量控制要点；能对压片生产中出现的问题进行判断和解决。

（2）能正确使用压片设备进行生产操作，正确称量。

（3）学会对压片设备进行清洁和日常保养，正确填写压片的相关生产记录，正确进行清场。

（4）具备片剂生产过程中的安全环保知识、药品质量管理知识、药典中片剂型质量标准知识。

（5）学会突发事件（如停电等）的应急处理。

2.实训设备及材料

（1）常用设备：旋转式压片机、高速压片机、多次压片机等。

（2）实训设备：旋转式压片机。

（3）材料：＿＿＿＿＿＿＿＿＿＿＿＿＿＿＿＿＿＿＿＿＿＿＿＿＿＿＿＿＿＿

3.实训内容及步骤

（1）生产前准备

①操作人员按一般生产区人员进入标准进行更衣，进入压片操作间。

②检查生产所需文件是否齐全。

③仔细核对批生产指令和产品批生产记录的有关指令是否一致，是否明确产品名称、规格、剂型、批号、生产批量、生产周期、生产日期等。

④ 检查生产场所清洁、卫生，是否符合该区卫生要求，是否有清场状态标识并在清场有效期内，是否有质量技术部QA人员签发的清场合格证。

⑤ 复核所用物料是否正确，容器外标签是否清楚，内容与标签是否相符，复核重量、件数。

⑥ 检查使用的周转容器及生产用具是否洁净，有无破损。

⑦ 有无生产状态标识。

⑧ 检查后做好记录。

(2) 生产操作

① 岗位操作人员根据生产指令核对上一工序递交的物料。

② 手动盘车数圈，以防机器卡死。

③ 将所生产的物料加入压片机料斗中。将洁净物料桶放在机器左侧出料口下。

④ 按产品工艺要求设定有关参数，点动压片机，检查产品的硬度和片重，并根据结果调整参数，直至达到工艺要求。

⑤ 启动压片机自动运行程序，压片过程中应根据情况随时检查片重和硬度，并根据结果进行调整，检查方法：调试正常后再每20min取10片检查一下片重，片重差异范围控制在规定范围内。

⑥ 压片过程中视料斗中物料的多少，随时添加物料。

⑦ 一批生产结束后，称重，在容器外加贴标识，填写批生产记录，报车间质量控制（QC）人员进行半成品检验。

⑧ 检验合格后将上述物料及批生产记录一同递交下一工序。

(3) 质量控制：外观，硬度，脆碎度，重量差异，崩解时限，溶出度等。

(4) 清场。

压片工序清场记录

清场前产品名称		规格		批号	
	清场内容及要求	自查检查情况	质监员检查情况		备注
1	设备及部件内外清洁，无异物	☐ 符合 ☐ 不符合	☐ 符合 ☐ 不符合		
2	无废弃物，无前批遗留物	☐ 符合 ☐ 不符合	☐ 符合 ☐ 不符合		
3	门窗玻璃、墙面、天花板面清洁，无尘	☐ 符合 ☐ 不符合	☐ 符合 ☐ 不符合		
4	地面清洁，无积水	☐ 符合 ☐ 不符合	☐ 符合 ☐ 不符合		

5	容器具清洁无异物，摆放整齐	☐ 符合 ☐ 不符合	☐ 符合 ☐ 不符合	
6	灯具、开关、管道清洁，无灰尘	☐ 符合 ☐ 不符合	☐ 符合 ☐ 不符合	
7	回风口、进风口清洁，无尘	☐ 符合 ☐ 不符合	☐ 符合 ☐ 不符合	
8	地漏清洁、消毒	☐ 符合 ☐ 不符合	☐ 符合 ☐ 不符合	
9	卫生洁具清洁，按指定位置放置	☐ 符合 ☐ 不符合	☐ 符合 ☐ 不符合	
10	其他	☐ 符合 ☐ 不符合	☐ 符合 ☐ 不符合	
	结论			
清场人		工艺员		质监员

（5）记录：操作完工后填写原始记录、批记录。

片剂压片记录

产品 名称		规格	g/片	批号	领用 颗粒	领用者
冲模 规格	3mm	应压片重		片重	压片者	复核者
崩解		压片日期		班次	工艺员	颗粒领 用日期
时间						颗粒情况
片重						
时间						压片情况
片重						
时间						处理情况
片重						
时间						总桶数
片重						总重量
						工序负责人

工序8 包衣

片剂的包衣指在药片（片心或素片）的表面包上适宜材料的衣层，使药物与外界隔离的操作。

1.实训目标

（1）熟练掌握片剂的包衣岗位标准操作规程，掌握片剂的包衣管理要点和质量控制要点，能对片剂的包衣生产中出现的问题进行判断和解决。

（2）能正确使用片剂的包衣设备进行生产操作，正确称量。

（3）学会对片剂的包衣设备进行清洁和日常保养，正确填写片剂的包衣的相关生产记录，正确进行清场。

2.实训设备及材料

（1）常用设备：BY-1000型糖衣锅、荸荠锅等。

（2）实训设备：_____

（3）材料：_____

3.实训内容及步骤

（1）生产前准备

① 操作人员按一般生产区人员进入标准进行更衣，进入包衣操作间。

② 检查生产所需文件是否齐全。

③ 检查生产设备运转是否正常。

④ 检查生产场所清洁、卫生，是否符合该区卫生要求，是否有清场状态标识并在清场有效期内，是否有质量技术部QA人员签发的清场合格证。

⑤ 检查所用设备、容器具是否符合清洁要求，有无清洁合格标识。

⑥ 检查设备内是否有上次生产的遗留物料。

⑦ 检查干燥设备生产状态标识。

⑧ 检查后做好记录。

（2）生产操作

① 岗位操作人员根据生产指令核对上一工序的物料。

② 将物料装入料斗后关闭左、右半门。

③ 打开总电源，触摸屏进入初始画面，将压缩空气、蒸汽调至产品工艺要求的范围。

④ 通过触摸屏设置合适的锅筒、排风机的转速及热风温度，在准备阶段预先调好喷枪流量、雾化性能、喷射角度。

⑤ 按照包衣工艺控制合适的温度，干燥速度，喷浆流量等，使片芯与包衣液保持良好混合。

⑥ 出料：产品合格后出料，将出料斗侧紧贴抄板，出料斗半圆板与锅口贴合，拧紧夹紧螺钉，使其随锅筒一起以低速转动，即可出料。

⑦ 出料后转入密封容器内，在容器外贴标识，填写批生产记录。

⑧ 将上述物料及批生产记录一同递交下一工序。

（3）质量控制：外观、片重等。

（4）清场。

（5）记录。

批包衣记录

品名		岗位	产品批号	规格	生产日期	批量
		包衣			年　月　日	

			温度：　　℃		相对湿度：　　%	
生产操作	1.室内温湿度要求： 温度：18～26℃ 相对湿度：45%～65% 2.从中间站领取素片，并核对品名、规格、数量、批号等无误 3.按糖衣机标准操作程序操作 4.由QA取样检测合格后，将包衣片用洁净的不锈钢周转桶盛接，扎紧袋口，加盖准确称量，填写物料卡，移交中间站		素片水分	%	平均片重	g
			品名	数量/kg	品名	数量/kg
			合计			kg
			包衣起止时间			
			投料量	kg	产出量	kg
			尾料量	kg	损耗量	kg
			取样量	kg	平均片重	g
	操作人		复核人		QA	

物料平衡	公式：$\dfrac{产出量+尾料量+损耗量+取样量}{投料量}\times100\%=$				检查结果： 操作人： 复核人： QA：
	投料量/kg	产出量/kg	尾料量/kg	损耗量/kg	取样量/kg

偏差处理	有无偏差： 偏差情况： 签名：

工序9　内包装

将内包装实训结果填入记录表。

片剂内包装实训记录

品名		编定依据	片剂生产工艺规程	编定人		批准人	
规格		批号			开始生产时间	年　月　日	
执行内包装SOP：工艺参数、上加热板115℃、下加热板113℃、热封板160℃、频率20Hz							
领用量（a）： 　　　　kg		实际产量（b）： 　　　　板	取样（c）： 板	尾料量（d）： kg		废弃药片量（e）： kg	
片子尾料流向：		退料 时间		退料人		接收人	
铝箔实用量：　kg	铝箔剩余量：　kg	铝箔残损量：　kg	损耗率：	操作工		复核人	现场QA
PVC实用量：　kg	PVC剩余量：　kg	PVC残损量：　kg	损耗率：				
抽检	（　）袋/板 合格（　） 不合格（　）		（　）袋/板 合格（　）不合格（　）		（　）袋/板 合格（　）不合格（　）		
成品移交数量：　　板		移交时间： 　年　月　日		移交人：		接收人：	
物料平衡及收率计算		物料平衡计算：（规定标准：94%～100%）： 平衡计算＝（10b×平均片重+d+e）/a×100%＝ 收率计算＝10b×平均片重/a×100%＝					
操作人		复核人			现场QA		
备注							

工序10　外包装

参见"模块八　项目二"。

【任务反思】

1.片剂各辅料在压片过程中有哪些作用?

2.片剂生产过程中各工序质量控制要点有哪些?

3.在压片时如果出现片重差异超限或松片现象应如何调节?

【任务评价】

旋转式压片机压制片剂考核评分标准

考核任务	按生产指令制备片剂	
考核要求	按片剂制备岗位标准操作规程进行	
考核项目	评分标准	分值
生产准备 （10分）	①生产人员按洁净度要求更衣（5分） ②生产组长将生产指令下发，组员接收生产指令（1分） ③检查各种标牌：清场合格证、设备完好、已清洁（2分） ④填写生产前检查记录（2分）	

考核任务	按生产指令制备片剂	
考核要求	按片剂制备岗位标准操作规程进行	
考核项目	评分标准	分值
备料 （10分）	① 领料：按生产指令向仓库限额领原料及包装材料（2分） ② 核对原料及包装材料的名称、规格、批号、数量及供货单位（3分） ③ 复核原料及包装材料的名称、规格、批号、数量及供货单位（2分） ④ 填写收料记录（3分）	
制粉 （5分）	粉碎 ① 于出料口扎捆接料袋，于旋风分离口扎捆分离袋，选择合适的筛网（0.5分） ② 除去包装，将药料倒入洁净的生产容器内，称重（0.25分） ③ 按启动钮，使粉碎机空机运转正常后（约10s），均匀进料，连续工作（0.5分） ④ 出料前，让设备空运转2~3min，按停车钮（0.5分） ⑤ 出料（0.25分） ⑥ 同样的方法再次粉碎剩余的其他药材（0.25分） ⑦ 称重，装入洁净的容器中（0.25分） 过筛 ① 按筛分标准操作规程安装好筛网，把盛料箱摆正放在出料口下方，安装完毕应检查密封性（0.5分） ② 开启除尘风机10min（0.5分） ③ 启动设备空转运行，声音正常后，把物料均匀加入加料口，开始过筛（0.5分） ④ 在操作过程中，根据实际情况需要调节振动电机偏心块，达到最佳振幅状态（0.5分） ⑤ 筛分完毕，关闭电源（0.25分） ⑥ 出料，称重，装入洁净的容器中，填写记录（0.25分）	
制膏（5分）	提取 ① 关闭并锁紧出渣门，打开投料口（0.25分） ② 根据生产指令，将经过前处理的原料按照其对应的投料量投入提取器中（0.25分） ③ 加入规定量的溶剂（0.25分） ④ 打开蒸汽阀并控制适当的蒸汽量（0.25分） ⑤ 加热提取至规定时间，提取完成后关闭蒸汽阀（0.25分） ⑥ 药液出料，并装入指定容器（0.25分） ⑦ 向药渣中再加入规定量的溶剂进行提取（0.5分） ⑧ 填写记录（0.25分） 过滤 ① 检查进水板的大小与硅胶密封胶圈的完整性，并平整地压按于密封槽内，在出水板的网板面上，平铺上规定直径及孔径的滤材，将进水板、出水板按滤板序号安装于横架上，检查滤板序号排列是否正确，确认无误后，顺时针旋紧手轮，直至用手扳不动手轮为止（0.25分） ② 将进水接口、出水接口分别连接上硅胶软管，并将硅胶软管安装于漏水接口上；将进液管口放入待过滤料浆内，出液用洁净容器盛接，先关闭进液阀，然后按下输液泵启动开关，再逐渐打开进液阀，排出管内空气后，进行过滤；微调进液阀及出液阀，调整过滤速度（0.25分） ③ 停泵时，先关进液阀，后关闭出液阀及输液泵电源开关（0.25分） ④ 填写记录（0.25分） 浓缩 ① 确认各阀门是否处于适当位置（0.25分） ② 先开启真空泵，抽出浓缩罐内部分空气，然后将药液从加料口加到浓缩罐内（0.25分）	

续表

考核任务	按生产指令制备片剂	
考核要求	按片剂制备岗位标准操作规程进行	
考核项目	评分标准	分值
制膏（5分）	③ 打开真空泵冷凝水，向浓缩罐夹套内通蒸汽，对罐内药液进行加热，保持适度沸腾状态（0.25分） ④ 蒸发至一定浓度后检测浓缩液，当浓缩液达到工艺所要求的比重时停机（0.5分） ⑤ 浓缩液经浓缩罐出口放至洁净容器（0.25分） ⑥ 填写记录（0.25分）	
制粒（5分）	① 药粉及辅料倒入搅拌槽中，设定干混时间，开机干混（0.5分） ② 启动"搅拌慢"，按工艺规程要求加入浓缩液，设定制粒时间，依次启动"搅拌快""制粒慢""制粒快"（1分） ③ 关闭搅拌器和切割器开关（1分） ④ 开启空压系统，打开卸料阀出料，完毕后关闭空压系统（1分） ⑤ 开启液压系统，将物料锅降至最低位置，关闭液压系统，关闭总电源（1分） ⑥ 填写记录（0.5分）	
干燥（5分）	① 装上布袋及其他部件（1分） ② 将湿片及时推进干燥器（1分） ③ 开启机器进行干燥，并严格控制每次干燥湿片量，控制干燥温度及时间（1分） ④ 干燥完毕，关闭电源，倒出干燥器中的物料（1分） ⑤ 称重（0.5分） ⑥ 填写记录（0.5分）	
整粒（5分）	① 取合适的筛网（1分） ② 开启开关（1分） ③ 加入适量片剂（1分） ④ 收集片剂（1分） ⑤ 称重（0.5分） ⑥ 填写记录（0.5分）	
总混（5分）	① 操作离合器，使加料口处于理想的加料位置（1分） ② 松开加料口卡箍，取下平盖（0.5分） ③ 加料，加料量不超过容积3/4（0.5分） ④ 启动电动机按钮，缓慢地旋转调速旋钮，使之达到正常的混合转速（1分） ⑤ 混合结束，按开车顺序反之关机（1分） ⑥ 拉开卸料口阀板出料，称重，装入洁净的容器中（0.5分） ⑦ 填写记录（0.5分）	
压片（15分）	① 装好零部件，加料（2分） ② 连接好吸尘接口，开启吸尘器开关，启动吸尘器（1.5分） ③ 启动按钮，然后旋转变频调速电位器至低速（1.5分） ④ 调节压力手轮至压力要求值，其值显示在数显表上，压力以略大于压片力为宜（2分） ⑤ 转动片厚调节手轮，按先稍厚直至合适顺序调节（2分） ⑥ 根据出片的称重，调节充填手轮至合适片重，再仔细调整片厚以达到工艺要求的硬度（2分） ⑦ 旋动变频调速电位器，把电机开到高速，进入正常生产；每隔10min称重一次，必要时调整充填手轮，以保证片差在允许范围内（2分） ⑧ 生产结束关机（1分） ⑨ 填写记录（1分）	

续表

考核任务	按生产指令制备片剂	
考核要求	按片剂制备岗位标准操作规程进行	
考核项目	评分标准	分值
包衣（5分）	① 核查状态标识及设备消毒（0.5分） ② 取换标识牌（0.5分） ③ 领料、核对及检查分剂量包装设备（0.5分） ④ 加料与下料（1分） ⑤ 包衣（2分） ⑥ 填写记录（0.5分）	
质检 （10分）	① 相对密度的测定（1分） ② 含量测定（1分） ③ 水分测定（1分） ④ 粒度检查（1分） ⑤ 片重差异检查（2分） ⑥ 崩解时限检查（1分） ⑦ 微生物限度检查（1分） ⑧ 出具检验报告书（2分）	
清场 （10分）	① 将片剂制备室内的积粉残渣用刷子清扫干净，依次用饮用水、纯水清洗后，再用消毒剂消毒（2分） ② 对本环节的废弃物进行处理（2分） ③ 将各种生产工具或器具放置于指定地点（2分） ④ 挂已清洁状态标识牌（2分） ⑤ 做好清场记录（2分）	
合格率 （10分）	① 物料平衡（5分） ② 收率（5分）	

旋转式压片机压制片剂素养评价

1.个人评价：_____

_____

_____

_____

2.小组评价：_____

_____

_____

_____

【任务解析】

旋转式压片机压制片剂生产工艺管理要点：上下冲、模圈、刮粉器、出片嘴、吸尘器、外围罩壳及物料斗要安装合格；空车运转无杂声及异常现象；润滑机器，调整片重、外观、片厚、硬度、脆碎度、崩解时间等使之符合要求；随时进行片重监控；注意外观检查。

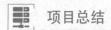 项目总结

项目总结报告

学习任务	
学习目标	
实验实训任务	
项目完成进展	
项目完成所得	
项目完成反思	

项目六 制备塑制丸

 学习目标

知识目标　1.掌握塑制丸的相关基础知识

2.掌握塑制丸的生产工艺流程及各工序操作要点、质量控制标准和方法

技能目标　1.能根据生产工艺规程,生产出质量合格的塑制丸

2.掌握塑制丸的生产工艺和关键工序的要求,如炼制程度、炼蜜的质量控制、蜜源的选择

3.能对塑制丸生产过程进行质量控制,能发现解决生产中的简单问题,如丸粒不圆、丸重差异过大或过小、丸粒空心等。掌握发现问题的一般方法和程序,分析和解决问题的一般程序,能运用某一方法解决简单问题

素养目标　1.通过各工序物料平衡计算形成生产节约意识;通过塑制丸的安全操作规程的学习,强化安全生产意识,同时关注自身劳动保护,关注个人身体健康,培养服务意识;通过药品质量控制的学习,树立实事求是、认真严谨的工作作风

2.通过塑制丸生产全过程的质量控制及制药行业劳动模范事迹的学习,自觉形成"精益求精、质量为本"的工匠意识

3.塑制丸的代表"安宫牛黄丸"除了明确制备工艺,还与其主要生产厂家——百年老字号同仁堂的"炮制虽繁必不敢省人工,品味虽贵必不敢减物力"的古训相结合,对学生进行必不可省人工、物料的诚信教育

📋 项目资讯

　　塑制丸系指用塑制法制备,即药材细粉加适宜的黏合剂,混匀制成软硬适度、可塑性较大的丸块,再依次制丸条、分粒、搓圆而成丸粒的一种丸剂。如蜜丸、糊丸、

蜡丸、浓缩丸等。

　　具体内容请扫二维码查看。

任务一　手工制备塑制丸

【任务要求】

> 1.掌握塑制法制备蜜丸的方法和操作要点。
> 2.熟悉蜂蜜的选择、炼制与使用。
> 3.明确塑制丸物料、工具、设备等的处理原则。
> 4.任选以下　　　　　　　　方或者白定　　　　　　　　方实验。

　　例：逍遥丸

　　【处方】柴胡20g，当归20g，白芍20g，炒白术20g，茯苓20g，炙甘草16g，薄荷4g。

　　【制法】以上七味，粉碎成细粉，过筛，混匀。每100g粉末加炼蜜135～145g制成小蜜丸或大蜜丸，即得。

　　【性状】本品为棕褐色的小蜜丸或大蜜丸，味甜。

　　【功能与主治】疏肝健脾，养血调经。用于肝郁脾虚所致的郁闷不舒、胸胁胀痛、头晕目眩、食欲减退、月经不调。

　　【用法与用量】口服，小蜜丸一次9g，大蜜丸一次1丸，一日2次。

　　【规格】①小蜜丸：每100丸重20g。②大蜜丸：每丸重9g。

　　【贮藏】密封。

　　更多塑制丸剂处方请扫二维码查看。

【任务准备】

　　设备器皿：搓丸板、搓条板、瓷盆、方盘、铝锅、烧杯、尼龙筛网、比重计、温度计、电炉、天平等。

　　写下药品与材料：_____

【任务实施】

工序1 备原辅料

1. 备料: _____

2. 药材处理要求: _____

药材处理注意事项: _____

3. 炼蜜操作

操作	火力温度	加热时间	蜜的状态

工序2 合坨

操作	药蜜量	合坨时间	醒坨时间	坨的状态

工序3 制条

操作	制条时间	丸条状况

工序4 制丸

操作	制丸时间	丸粒状态

工序5 干燥

1.是否需要干燥：_____

_____

2.干燥具体要求：_____

3.干燥注意事项：_____

_____

_____

工序6 整丸

操作	整丸操作	选丸标准	合格要求

工序7 质量中控检查

丸粒序号	丸重/g	丸重与平均值的差距	丸其他状态
1			
2			
3			
4			
5			
6			
7			
8			
9			
10			

十丸平均重/g：   十丸整体状态：

工序8 包装

1.内包操作：_____

_____

_____

2.外包操作：_____

_____

_____

【任务反思】

　　1.如何炼制蜂蜜？为什么要炼蜜？

　　2.嫩、中、老蜜的程度如何？各适用什么药粉制丸？

　　3.塑制法制备蜜丸其用蜜量、炼蜜程度、合药用蜜温度应怎样掌握？

　　4.影响蜜丸质量的主要因素有哪些？应采取哪些措施提高蜜丸的质量？

【任务评价】

手工制备塑制丸考核评分标准

项目	评分标准细则（整个操作60分，成品质量40分）	扣分	得分
器具准备 （2分）	器具准备齐全、洁净，摆放合理。①器具要洁净，制剂前未清洁所用器具，扣0.5分；②器具要一次准备齐全，操作过程中，每再准备一种器具，扣0.5分；③器具摆放不合理或摆放杂乱，扣1分		
过筛 （5分）	药粉过筛操作规范。①药典筛筛号选择不当，扣3分；②过筛时药粉层厚度不适宜，振动速度不适中，扣2分		
称量 （5分）	药粉称量操作规范。①称量前不归零，扣1分；②操作完毕后不关电源，扣0.5分；③药粉称量并及时准确记录，药粉数据缺少或不全，扣2分；④药粉称量精确度按照药典规定根据数值的有效数位来确定，未按照药典规定称重，扣1.5分		
混合 （6分）	药粉混合操作规范。①药粉未搅拌，扣1分；②药粉混合不均匀，扣3分；③混合时药粉洒出过多，扣2分		
炼蜜 （10分）	炼蜜火力控制适宜，炼制程度恰当。①炼制过程中炼蜜溢出，扣5分；②炼制过程中温度控制不当，未出现浅黄色有光泽的均匀细气泡（鱼眼泡），两手指分开时出现白丝，扣5分		
制丸块（和 药、合坨） （10分）	制丸块操作规范。①未按照药典规定的药粉与炼蜜的比例记录并计算用蜜量，扣3分；②未根据处方中药物的性质选择合适的蜜温和药，扣2分；③丸块未达到随意塑性而不开裂、不粘手、不黏附器壁，扣5分		
制丸条 （9分）	制丸条手法娴熟，操作规范。①未使用制条板制丸条，扣1分；②未使用润滑剂擦拭制条板，扣1分；③丸条粗细未与制条板边缘齐平，扣1分；④丸条粗细不均匀，扣2分；⑤丸条表面粗糙，不光滑，扣2分；⑥丸条易断，扣2分		
制丸粒 （7分）	将丸条分割，搓成圆球形丸。①未使用润滑剂擦拭搓丸板，扣2分；②丸粒不圆整或有裂纹，扣5分		
清场 （6分）	按规程清洁器具，清理现场；成型制剂和器具归类放置。①操作严重失误，扣3分；②器具未清洁或清洁不彻底，扣1分；③器具未放回原始位置或摆放杂乱，扣0.5分；④操作台面不整洁或地面未清洁，扣1分；⑤未关闭炼蜜所用电源，扣0.5分		
成品质量 （40分）	①外观圆整，大小、色泽均匀，且无粘连现象，40分（满分）；②外观圆整的少于95%的，扣5～10分；③大小不均一，扣5～10分；④色泽不均匀，表面存在褶皱、裂开、粗糙等情况，扣5～10分；⑤存在粘连现象，扣5～10分；⑥若以上各点均不符合要求，成品质量不得超过20分		
合计			

　　备注：1.操作程序错误，无法制得成品，成品质量扣40分。2.操作环节按评分细则扣分，总扣分最多60分。

手工制备塑制丸素养评价

1.个人评价：_____

_____

_____

2.小组评价：_____

_____

_____

【任务解析】

用塑制法制备蜜丸，应选用优质蜂蜜，根据处方中药物的性质将蜂蜜炼成适宜程度的嫩蜜、中蜜和老蜜备用。合药时注意药粉与炼蜜的用量比例与蜜温，丸块应软硬适宜、滋润、不散不黏为宜。搓丸条与分丸粒操作速度应适宜。丸条粗细均匀，表面光滑无裂缝，内部充实无裂隙，以便分粒和搓圆。制丸时应在上下搓板沟槽中均匀涂布少量润滑剂，以防粘连，并使丸粒表面光滑。成丸后立即分装，不须干燥。

任务二　机器制备塑制丸

【任务要求】

1.具有正确执行蜜丸岗位标准操作的能力。

2.能正确判定药粉的细度。

3.依据药品标准会正确炼蜜、控制下蜜的温度、均匀和药。

4.会使用中药制丸机进行标准制丸。

5.制丸过程中会正确随时检测丸重差异及其他质量指标。

6.会对中药制丸机等及计量工具进行清洁、消毒、维护、保养。

7.能独立进行各种生产文件的记录和汇总。

8.明确用塑制法制备蜜丸，应根据方药性质将蜂蜜炼制到一定标准。和药时注意药粉与炼蜜的用量比例与蜜温。搓丸条与分丸粒操作速度应适宜。

9.任选以下_____方或者自定_____方实验。

【任务准备】

例：六味地黄丸

【处方】熟地黄160g，山茱萸（制）80g，牡丹皮60g，山药80g，茯苓60g，泽泻60g。

【制法】

① 粉碎：以上六味除熟地黄、山茱萸外，其余4味共研成粗粉，取其中一部分与熟地黄、山茱萸共研成不规则的块状，放入烘箱内于60℃以下烘干，再与其他粗粉混合，粉碎成细粉。过80目筛混匀备用。

② 炼蜜：取适量生蜂蜜置于适宜容器中，加入适量清水，加热至沸后，用40～60目筛滤过，除去死蜂、蜂蜡、泡沫及其他杂质。然后，继续加热炼制，至蜜表面起黄色气泡，手拭之有一定黏性，但两手指离开时无长丝出现（此时蜜温约为116℃）即可。

③ 制丸块：将药粉置于搪瓷盘中，每100g药粉加入炼蜜90g左右，混合揉搓制成均匀滋润的丸块。

④ 搓条、制丸：根据搓丸板的规格将以上制成的丸块分成适当重量的若干小块，将每一小块搓成适宜长短粗细的丸条，再置于搓丸板的沟槽底板上（需预先涂少量润滑剂，以防黏附），手持上板，使两板对合，然后由轻至重前后搓动数次，直至丸条被切断，且搓圆成丸。每丸重9g。

【注】

① 本品方中熟地黄、山茱萸为含有糖分成分的黏性药料，应采用串料法粉碎。

② 炼蜜时应不断搅拌，以免溢锅。炼蜜程度应根据方中药物的性质，控制加热的时间、温度、颜色、水分等炼至适宜程度。过嫩含水量高，使药粉黏合不好，成丸易霉坏；过老丸块发硬，难以搓丸，成丸后不易崩解。

③ 合药（制丸块）时药粉与炼蜜应充分混合均匀，制成软硬适度、可塑性佳的丸块，以保证搓条、制丸的顺利进行。

④ 为了便于制丸操作，避免丸块、丸条与工具粘连，并使制得的丸粒表面光滑。操作前可在搓丸、搓条工具上涂擦少量润滑剂。润滑剂可用麻油1000g加蜂蜡200～300g熔融制成。

⑤ 本方中既含有熟地黄等黏性成分，又含有茯苓、山药等粉性较强的成分，所以用中蜜为宜，下蜜温度约为70～80℃。

【任务实施】

工序1　备原辅料

产品名称			产品批号		
规格		投料日期		批产量	
工艺规格					
原辅料配料记录					
原辅料名称	批号	单位	理论量	损耗量	合计

续表

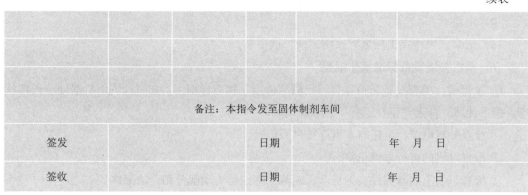

备注：本指令发至固体制剂车间						
签发			日期		年　月　日	
签收			日期		年　月　日	

工序2　炼蜜

蜂蜜是蜜丸的主要赋形剂，炼蜜可除去杂质、部分水分，杀死微生物，破坏酶，促进糖的转化。

1.实训目标

（1）熟练掌握炼蜜岗位标准操作规程，掌握炼蜜管理要点和质量控制要点；能对炼蜜生产中出现的问题进行判断和解决。

（2）能正确使用炼蜜设备进行生产操作，正确称量。

（3）学会对炼蜜设备进行清洁和日常保养，正确填写炼蜜的相关生产记录，正确进行清场。

（4）具备蜜丸剂生产过程中的安全环保知识、药品质量管理知识、药典中蜜丸剂型质量标准知识。

2.实训设备及材料

（1）常用设备：铜锅、不锈钢锅、蒸汽夹锅等。

（2）实训设备：蒸汽夹锅。

（3）材料：蜂蜜。

3.实训内容及步骤

（1）生产前准备。

（2）生产操作

① 操作人员将烘化后的蜂蜜用真空泵抽至过滤箱内，再经筛目至静置罐，随管道输送至减压浓缩罐内。

② 用减压浓缩方法进行炼制，炼制过程中应注意真空度、压力、温度、时间。

③ 出蜜检测：蜜液浓缩至所需浓度时，取蜜进行检测，其检测结果应符合该品种使用炼蜜的工艺要求。

④ 输送：将炼制合格的蜂蜜输送至合坨工序，填写岗位生产记录。

⑤ 完工后，操作人员进行清场、清洁，经过监控员检查确认合格后，填写清场、清洁记录。

（3）质量控制

① 外观。

② 水分检查。

（4）清场。

（5）记录：操作完工后填写原始记录、批记录。

（6）蒸汽夹锅设备标准操作规程

① 生产前，检查设备是否挂有"已清洁待用"状态标识牌，如有，说明机器处于正常状态，摘下此牌，挂上"正在运行"状态标识牌。

② 检查外界电源、电压与本机连接是否正确。

③ 检查电机的运行是否正常。

④ 检查机器上的紧固件有无松动、脱落，特别是传动部分和运动部件。

⑤ 将待炼的蜜倒入生蜜箱中，往真空泵循环水池中加入适量的水。

⑥ 关闭罐上各阀门、罐盖，打开连通生蜜箱的管道阀门，开启真空泵后，适量打开真空管道阀门，将待炼的蜜抽入罐中。

⑦ 蜜抽入罐中后，关闭抽蜜管道阀门，开启搅拌器和蒸汽阀，开始炼制。

⑧ 根据产品生产工艺规程要求，到达一定时间后，取出部分蜜检测含水量等（取蜜时需关闭真空）。

⑨ 按生产工艺要求检测合格后，接通浓浆泵循环水，打开通往储蜜罐的管道阀门，开启浓浆泵，将蜜抽入储蜜罐待用。

⑩ 操作结束后，取下"正在运行"标识牌，按照炼蜜罐清洁标准操作规程进行清洗，检查合格后，方可挂上"已清洁待用"状态标识牌。

（7）清洁程序

① 清洁工具：水桶、丝光毛巾。

② 清洁剂：饮用水、纯化水。

③ 消毒剂：75％乙醇。

④ 清洁频次：每班生产结束后清洁、消毒一次；更换生产品种后彻底清洁、消毒一次。

⑤ 清洁对象：夹层锅。

⑥ 清洁地点：在线清洁。

⑦ 清洁方法：清除夹层锅内的残存物料。加入1/3饮用水，冲洗夹层锅（必要时水加热），放掉清洗水。最后用纯化水冲洗两遍。做好清洁记录，并对已清洁设备作标识，标明已清洁、清洁日期、有效期等。

⑧ 夹层锅的消毒：按清洁程序⑦进行清洁，用丝光毛巾蘸取消毒剂擦拭夹层锅；做好清洁、消毒记录。

⑨ 经QA检查后，挂"已清洁"标识卡，标明清洁、消毒日期、有效期。

⑩ 清洁效果评价：目测无污迹，洁净；微生物限度≤50CFU/mL。

炼蜜制作记录

品名		批号		日期	
生产前确认		操作记录			
1.物料 品名、批号、数量（□相符；□不相符） 2.现场 清场合格证（□有；□无） 设备、容器具清洁完好（□是；□否） 计量器具符合要求（□是；□否） 3.相关文件 SOP（□有；□无） 工艺规程（□有；□无） 检查人：　　复核人： 操作指令： 文件编码：	待炮炙量/kg			炼制方法	
	项目　　序号		1#	2#	
	加入辅料名称				
	辅料量/kg				
	温度/℃				
	炼制时间	起			
		止			
	操作人				
	复核人				
	炼制后总量/kg		废品数/kg		
备注： 1.炼蜜收率/% 2.炼蜜耗率/%					

工序3　混料制备丸块

参见"模块二　项目一　任务二"，根据具体实训记录下表。

混料制丸块生产记录

品名		编定依据				
规格		批号		生产日期		
执行标准操作规程编号						
药蜜比	和坨次数	细粉量/kg	炼蜜量/kg	搅拌时间	和坨次数	细粉量/kg	炼蜜量/kg	搅拌时间

续表

			时　分至 时　分	2			时　分至 时　分
1			时　分至 时　分	2			时　分至 时　分
3			时　分至 时　分	4			时　分至 时　分
5			时　分至 时　分	6			时　分至 时　分
7			时　分至 时　分	8			时　分至 时　分

合坨总量：　　　kg	操作人		复核人		QA		．
备　　注							

工序4　制丸、晾丸、选丸

药料在加料斗内经推进器的挤压作用通过出条嘴制成丸条，丸条经导轮被直接递至刀具被切割、搓圆、制成丸粒。

1.实训目标

（1）熟练掌握制丸、晾丸、选丸岗位标准操作规程，掌握制丸管理要点和质量控制要点；能对制丸生产中出现的问题进行判断和解决。

（2）能正确使用制丸、晾丸、选丸设备进行生产操作，正确称量。

（3）学会对制丸、晾丸、选丸设备进行清洁和日常保养，正确填写制丸的相关生产记录，正确进行清场。

（4）具备蜜丸剂生产过程中的安全环保知识、药品质量管理知识、药典中蜜丸剂型质量标准知识。

2.实训设备及材料

（1）常用设备：台式中药制丸机、选丸机等。

（2）实训设备：＿＿＿＿＿＿＿＿＿＿＿＿＿＿＿＿＿＿＿＿＿＿＿＿＿＿＿＿＿＿＿＿＿＿

（3）材料：＿＿＿＿＿＿＿＿＿＿＿＿＿＿＿＿＿＿＿＿＿＿＿＿＿＿＿＿＿＿＿＿＿＿＿＿

3.实训内容及步骤

（1）生产前准备

① 工作区应彻底清场，不存在无关的物料、容器等。

② 设备状态应正常，各部件应清洁干燥，称量器具应在校验周期内。

③ 确认系统电源合格，确认设备"完好、已清洁"状态标记并在有效期内。

④ 确认各紧固件紧固，确认本机平衡并接地。

⑤ 根据药品规格安装上合适的条孔堵头和制丸刀轮。

⑥ 核对中间产品药坨品名、规格、数量。

（2）生产操作

① 操作人员将按制丸机操作SOP和本岗位SOP进行制丸并作丸重量差异检查，丸重量

经QA检查合格后，正式生产，每30min取10丸检查，重量差异限度应在规定范围内，并随时检查蜜丸外观。

② 蜜丸生产后放置晾干。

③ 领取已晾置的光丸，核对生产过程运行标识，进行选丸，筛选出的合格光丸，装入洁净的容器中，称量，挂状态标识，置中间站，请验。选出的畸形丸，置洁净的容器内，称量，挂状态标识，送至余料暂存室。

（3）质量控制

① 外观。

② 水分检查。

（4）清场

① 按清场管理制度、容器具清洁管理制度及台式中药制丸机、选丸机等的清洁程序，搞好清场和清洁卫生。

② 为了保证清场工作质量，清场时应遵循先上后下，先外后里，一道工序完成后方可进行下道工序作业。

③ 清场后，填写清场记录，上报QA质监员，经QA质检员检查合格后挂清场合格证。

（5）记录。

制丸、晾丸记录表

工艺过程	操作标准及工艺要求	结果记录	操作人	复核人	现场QA
开工前检查	检查：清场结果记录 1.无与本批无关的指令及记录 2.环境符合要求 3.无与本批无关的物料 4.检查药材名称、数量、卡物相符 5.设备计量器具清洁完	上批产品名称： 上批产品批号：			
物料检查	1.领取物料并检查标签卡物相符，盛装容器状况符合要求，移至操作间 2.润滑剂（乙醇）浓度≥95%	符合规定（_____） 乙醇浓度_____%			
制丸、晾丸	将领入的软材陆续加入制丸机药槽内，设备操作执行CDW-I三轧辊蜜丸制丸机使用SOP，工艺操作执行制丸岗位SOP 出条直径5.2mm（±0.1mm） 在温度16～26℃、湿度45%～65%进行晾丸				

接收药坨重量（a）	制丸总重量（b）	盘数	晾丸检丸后量（c）	制丸后尾料量（d）	废弃物重量（e）

续表

物料平衡收率 计算	物料平衡=（b+d+e）/a×100%= 收率＝c／a×100%＝		计算人	复核人	现场QA
废弃物处理	处理方式： 处理时间：　　　　　　　　　　　年　月　日： 处理人：　　　　　复核人：　　　　　现场QA：				
备　注					
姓名			得分		

工序5　内包装

塑制丸内包装记录表

品名		编定依据	蜜丸生产工艺规程	编定人		批准人
规格		批号		开始生产时间		年 月 日
执行内包装SOP：工艺参数、上加热板115℃、下加热板113℃、热封板160℃、频率20Hz						
领用量（a）： kg	实际产量（b）： 板		取样（c）： 板	尾料量（d）： kg	废弃药丸量（e）： kg	
丸子尾料流向：		退料时间		退料人	接收人	
铝箔实用量： kg	铝箔剩余量： kg	铝箔残损量： kg	损耗率：	操作工	复核人	现场QA
PVC实用量： kg	PVC剩余量： kg	PVC残损量： kg	损耗率：			
抽检	（　）袋/板 合格（　）不合格（　）		（　）袋/板 合格（　）不合格（　）		（　）袋/板 合格（　）不合格（　）	
成品移交数量：　　　　板		移交时间　年 月 日		移交人		接收人
物料平衡及收 率计算	物料平衡计算： 平衡计算=（10b×平均丸重+d+e）/a×100%= 收率计算=10b×平均丸重/a×100%=					
操作人		复核人		现场QA		
备注						

工序6　外包装

　　一般来说，高温、高湿（相对湿度>60%）对蜜丸剂可产生不良影响，应选用密封性良好的玻璃容器、透湿系数小的塑料容器和泡罩式包装，在<25℃、相对湿度<60%的干燥阴凉处密闭贮存。

【任务反思】

　　1.制备塑制丸需要哪些材料?

2.制备塑制丸各种机械设备都起什么作用?

3.塑制丸生产过程中各工序质量控制要点有哪些?

【任务评价】

机器制备塑制丸考核评分标准

考核任务	按生产指令制备蜜丸	
考核要求	按蜜丸制备岗位标准操作规程进行	
考核项目	评分标准	分值
生产准备 （10分）	① 生产人员按洁净度要求更衣（5分） ② 生产组长将生产指令下发，组员接收生产指令（1分） ③ 检查各种标牌：清场合格证、设备完好、已清洁（2分） ④ 填写生产前检查记录（2分）	
备料 （10分）	① 领料：按生产指令向仓库限额领原料及包装材料（2分） ② 核对原料及包装材料的名称、规格、批号、数量及供货单位（3分） ③ 复核原料及包装材料的名称、规格、批号、数量及供货单位（2分） ④ 填写收料记录（3分）	
制粉 （5分）	粉碎 ① 于出料口扎捆接料袋，于旋风分离口扎捆分离袋，选择合适的筛网（0.5分） ② 除去包装，将药料倒入洁净的生产容器内，称重（0.25分） ③ 按启动钮，使粉碎机空机运转正常后（约10s），均匀进料，连续工作（0.5分） ④ 出料前，让设备空运转2～3min，按停车钮（0.5分） ⑤ 出料（0.25分） ⑥ 同样的方法再次粉碎剩余的其他药材（0.25分） ⑦ 称重，装入洁净的容器中（0.25分） 过筛 ① 按筛分标准操作规程安装好筛网，把盛料箱摆正放在出料口下方，安装完毕应检查密封性（0.5分） ② 开启除尘风机10min（0.5分） ③ 启动设备空转运行，声音正常后，把物料均匀加入加料口，开始过筛（0.5分） ④ 在操作过程中，根据实际情况需要调节振动电机偏心块，达到最佳振幅状态（0.5分） ⑤ 筛分完毕，关闭电源（0.25分） ⑥ 出料，称重，装入洁净的容器中，填写记录（0.25分）	
炼蜜 （15分）	① 打开炼蜜罐上输蜜阀门，打开地下室输蜜管阀门，打开蜜池贮蜜总阀门，并检查管网是否滴漏（2分） ② 输蜜前准备工作无误后，开启输蜜泵输蜜，达到要求容量时关闭输蜜泵；输蜜停止工作同输前准备工作相反（2分） ③ 打开蒸汽阀，检查疏水器，工作压力稳定在0.2MPa以下，待化蜜达到工艺要求时，关闭蒸汽阀，停止加热化蜜（2分） ④ 确认炼蜜罐各阀门处于适当位置（2分） ⑤ 先开启真空泵，然后将化好的蜜从加料口加到炼蜜罐内（2分）	

考核任务	按生产指令制备蜜丸	
考核要求	按蜜丸制备岗位标准操作规程进行	
考核项目	评分标准	分值
炼蜜 (15分)	⑥ 打开真空泵冷凝水，向炼蜜罐夹套内通蒸汽对罐内炼蜜进行加热，保持适度沸腾状态（2分） ⑦ 炼至一定浓度后检测炼蜜程度，当炼蜜达到工艺要求时停机（1分） ⑧ 出料，称重（1分） ⑨ 填写记录（1分）	
和坨 (15分)	① 按"启动"按钮，开始运转，加入药物粉末和炼蜜（在物料进行混合和时，物料必须实行递增法混合），物料装入混合桶一般不超过桶容积的2/3为宜（3分） ② 物料混合（3分） ③ 物料混合好后，打开上盖，启动运行开关将料桶倾倒取料（3分） ④ 结束生产时先按"停止"键，机器停止运转；然后按"出料"键，混合槽向下倾斜（3分） ⑤ 出料（2分） ⑥ 填写记录（1分）	
制丸 (15分)	① 按启动开关观察，使开合辊停在开的最大位置（2分） ② 松开推条板上的两个紧固螺钉，使推条板处在向下推向位置，推条钢丝底部要保持与履带面平行无缝（2分） ③ 调节酒精量（1分） ④ 调节丸重（2分） ⑤ 将药坨间断投入机器的进料口中，在螺旋推进器的连续推动下，挤出药条（2分） ⑥ 模辊与翻板、挤出器容易接触药的部位应加食用油（2分） ⑦ 被切断的药条继续向前碰上第二个光电信号时，翻转传送带翻转，将药条送入碾辊滚压，输出成品（2分） ⑧ 计数，收集成品（1分） ⑨ 填写记录（1分）	
质检 (10分)	① 丸重差异检查（5分） ② 水分测定（2分） ③ 含量测定（1分） ④ 微生物限度检查（1分） ⑤ 出具检验报告书（1分）	
清场 (10分)	① 将蜜丸制备室内的积粉残渣用刷子清扫干净，依次用饮用水、纯净水清洗后，再用消毒剂消毒（2分） ② 对本环节的废弃物进行处理（2分） ③ 将各种生产工具或器具放于指定地点（2分） ④ 挂已清洁状态标识牌（2分） ⑤ 做好清场记录（2分）	
合格率 (10分)	① 物料平衡（5分） ② 收率（5分）	
合计		

机器制备塑制丸素养评价

1.个人评价:＿＿＿＿＿＿＿＿＿＿＿＿＿＿＿＿＿＿＿＿＿＿＿＿＿＿＿＿＿

＿＿＿＿＿＿＿＿＿＿＿＿＿＿＿＿＿＿＿＿＿＿＿＿＿＿＿＿＿＿＿＿＿＿＿

＿＿＿＿＿＿＿＿＿＿＿＿＿＿＿＿＿＿＿＿＿＿＿＿＿＿＿＿＿＿＿＿＿＿＿

2.小组评价:＿＿＿＿＿＿＿＿＿＿＿＿＿＿＿＿＿＿＿＿＿＿＿＿＿＿＿＿＿

＿＿＿＿＿＿＿＿＿＿＿＿＿＿＿＿＿＿＿＿＿＿＿＿＿＿＿＿＿＿＿＿＿＿＿

＿＿＿＿＿＿＿＿＿＿＿＿＿＿＿＿＿＿＿＿＿＿＿＿＿＿＿＿＿＿＿＿＿＿＿

【任务解析】

机器塑制丸工艺过程的关键工艺参数及控制指标

工序	关键工艺参数	控制指标
配料	核对实物、标识、合格证等	原药材品种、重量
灭菌	灭菌方法、温度、时间、压力	微生物限度检查
粉碎	粉碎机药筛筛目、进料速度	细度、外观
总混	混合时间、转速	外观
炼制	蜂蜜的来源、质量、炼制温度	外观、含水量、相对密度
制丸块	蜜温、药粉与炼蜜比例、混合时间、合坨量、丸块放置时间	外观、含水量
制丸	制丸机出条速度、切丸速度、润滑剂用量、丸重	外观、重量差异限度
分装	材料、包装质量	外观
包装	材料、包装质量	外观

项目总结

项目总结报告

学习任务	
学习目标	
实验实训任务	
项目完成进展	
项目完成所得	
项目完成反思	

项目七　制备泛制丸

 学习目标

知识目标
1. 掌握泛制丸的相关基础知识
2. 掌握泛制丸的生产工艺流程及各工序操作要点、质量控制标准

技能目标
1. 能根据生产工艺规程，生产出质量合格的泛制丸
2. 掌握泛制丸的生产工艺和关键工序的要求，如起模的质量控制要点
3. 能对泛制丸生产过程进行质量控制，能解决生产中的简单问题，如丸粒不圆、丸重差异过大或过小、丸粒空心等。掌握发现问题的一般方法和程序，分析和解决问题的一般程序，能运用某一方法解决简单问题

素养目标
1. 通过泛制丸生产规范化操作的学习及制药卫生要求的学习，强化合法、合规、合格的制药职业意识
2. 通过各工序物料平衡计算形成生产节约意识；通过泛制丸的安全操作规程的学习，强化安全生产意识，同时关注劳动保护
3. 通过泛制丸生产全过程的质量控制及制药行业劳动模范事迹的学习，自觉形成"精益求精、质量为本"的工匠意识
4. 通过泛制丸的关键环节——起模，渗透"不以善小而不为"的理念；通过丸模在泛制过程不断长大，引导学生不断提升自我，努力学习

项目资讯

泛制法是将丸模置于转动的容器中，再将中药粉与黏合剂交替润湿、撒布，不断翻滚逐渐增大制成丸粒，多用水丸包衣机完成。本法还可用于浓缩水丸、水蜜丸和糊丸的制备。

具体内容请扫二维码查看。

任务一　手工制备泛制丸

【任务要求】

1.掌握手工制备泛制丸的方法和操作要点。

2.掌握各种起模方法。

3.明确泛制丸物料、工具、设备等的处理原则。

4.任选以下 _____ 方或者自定 _____ 方实验。

例：补中益气丸

【处方】炙黄芪20g，党参6g，炙甘草10g，炒白术6g，当归6g，升麻6g，柴胡6g，陈皮6g。

【制法】以上八味，粉碎成细粉，过筛，混匀。另取生姜20g，大枣40g，加水煎煮两次，滤过。取上述细粉，用煎液泛丸，干燥，即得。

【性状】本品为黄棕色至棕色的水丸；味微甜、微苦、辛。

【功能与主治】补中益气，升阳举陷。用于脾胃虚弱、中气下陷所致的泄泻、脱肛、阴挺。症见体倦乏力、食少腹胀、便溏久泻、肛门下坠或脱肛、子宫脱垂。

【用法与用量】口服。一次6g，一日2～3次。

【贮藏】密封。

更多泛制丸剂处方请扫二维码查看。

【任务准备】

设备器皿：药匾、马蔺根刷、筅帚、竹筛、瓷盆、烧杯、筛网、天平等。

写下药品与材料： _____

【任务实施】

工序1　准备原辅料

1.备料： _____

2.药材处理要求： _____

药材处理注意事项： _____

工序2　起模

操作	实际使用粉液比	操作时间	丸粒分等情况（过筛）	模子的状态

工序3　成型

操作	药丸直径	操作时间	刷出和留下的药丸状态（过筛）

工序4　盖面

操作	药丸直径	操作时间	药丸的状态

工序5　干燥

1. 是否需要干燥：＿＿＿＿＿＿＿＿＿＿＿＿＿＿＿＿＿＿＿＿＿＿＿＿＿＿＿＿

＿＿＿＿＿＿＿＿＿＿＿＿＿＿＿＿＿＿＿＿＿＿＿＿＿＿＿＿＿＿＿＿＿＿＿＿＿＿

2. 干燥具体要求：＿＿＿＿＿＿＿＿＿＿＿＿＿＿＿＿＿＿＿＿＿＿＿＿＿＿＿＿

3. 干燥注意事项：＿＿＿＿＿＿＿＿＿＿＿＿＿＿＿＿＿＿＿＿＿＿＿＿＿＿＿＿

＿＿＿＿＿＿＿＿＿＿＿＿＿＿＿＿＿＿＿＿＿＿＿＿＿＿＿＿＿＿＿＿＿＿＿＿＿＿

工序6　整丸

操作	整丸操作	选丸标准	合格要求

工序7　中控检查

丸粒序号	丸重/g	丸重与平均值的差距	丸其他状态
1			
2			
3			
4			
5			
6			
7			
8			
9			
10			

十丸平均重/g：　　　　　　　　　　十丸整体状态：

工序8　包装

1.内包操作：_____

_____

2.外包操作：_____

_____

【任务反思】

1.如何起模？为什么要起模？

2.起模的注意事项有哪些？

3.成型的注意事项有哪些？

【任务评价】

手工制备泛制丸考核评分标准

项目	评分标准细则 （整个操作60分，成品质量40分）	扣分	得分
器具准备 （2分）	器具准备齐全、洁净，摆放合理。①器具要洁净，制剂前未清洁所用器具，扣0.5分；②器具要一次准备齐全，操作过程中，每再准备一种器具，扣0.5分；③器具摆放不合理或摆放杂乱，扣1分		
过筛 （5分）	药粉过筛操作规范。①药典筛筛号选择不当，扣3分；②过筛时药粉层厚度不适宜，振动速度不适中，扣2分		
称量 （5分）	药粉称量操作规范。①称量前不归零，扣1分；②操作完毕后不关电源，扣0.5分；③药粉称量并及时准确记录，药粉数据缺少或不全，扣2分；④药粉称量精确度按照药典规定根据数值的有效数位来确定，未按照药典规定称重，扣1.5分		
混合 （6分）	药粉混合操作规范。①药粉未搅拌，扣1分；②药粉混合不均匀，扣3分；③混合时药粉洒出过多，扣2分		
起模 （17分）	操作规范，动作娴熟，旋转药匾，流畅地加液湿润、撒粉、滚圆，起模至大小直径约为0.5～1mm的圆润小药丸。①不会揉、团、摔、翻等动作，扣4分；②竹匾湿润处超过1/4，扣3分；③模子直径太小，不能达到0.5mm的小药丸，扣2分；④模子直径太大，远超1mm的小药丸，扣2分；⑤模子不圆润，扣3分；模子松散，扣3分		
成型 （10分）	操作规范，手法娴熟。①揉、团、摔、翻等动作不熟练，扣4分；②丸面松散，不致密，扣2分；③丸粒不长大，扣2分；④产出很多小丸粒，扣2分		
盖面 （9分）	操作规范，手法娴熟。①揉、团、摔、翻等动作不熟练，扣2分；②丸面松散，不致密，扣3分；③丸面粗糙，不光洁，扣2分；④丸面色泽不一致，扣2分		
清场 （6分）	按规程清洁器具，清理现场；成型制剂和器具归类放置。①操作严重失误，扣3分；②器具未清洁或清洁不彻底，扣1分；③器具未放回原始位置或摆放杂乱，扣0.5分；④操作台面不整洁或地面未清洁，扣1分；⑤未关闭炼蜜所用电源，扣0.5分		
成品质量 （40分）	①外观圆整，大小、色泽均匀，且无粘连现象，40分（满分）；②外观圆整的少于95%的，扣5～10分；③大小不均一，扣5～10分；④色泽不均匀，表面存在褶皱、裂开、粗糙等情况，扣5～10分；⑤存在粘连现象，扣5～10分；⑥若以上各点均不符合要求，成品质量不得超过20分		
合计			

备注：1.操作程序错误，无法制得成品，成品质量扣40分。2.操作环节按评分细则扣分，总扣分最多60分。

手工制备泛制丸素养评价

1.个人评价：＿＿＿＿＿＿＿＿＿＿＿＿＿＿＿＿＿＿＿＿＿＿＿＿＿＿＿

＿＿＿＿＿＿＿＿＿＿＿＿＿＿＿＿＿＿＿＿＿＿＿＿＿＿＿＿＿＿＿＿＿＿＿

＿＿＿＿＿＿＿＿＿＿＿＿＿＿＿＿＿＿＿＿＿＿＿＿＿＿＿＿＿＿＿＿＿＿＿

2.小组评价：＿＿＿＿＿＿＿＿＿＿＿＿＿＿＿＿＿＿＿＿＿＿＿＿＿＿＿

＿＿＿＿＿＿＿＿＿＿＿＿＿＿＿＿＿＿＿＿＿＿＿＿＿＿＿＿＿＿＿＿＿＿＿

＿＿＿＿＿＿＿＿＿＿＿＿＿＿＿＿＿＿＿＿＿＿＿＿＿＿＿＿＿＿＿＿＿＿＿

【任务解析】

手工泛丸技艺因各地流派不同，技法也各不相同，但大都会使用到竹匾、马蔺根刷、笓帚、竹筛等工具。竹匾必须平整细密，匾面由竹子外皮细密编织而成，并涂上桐油，往匾里洒水润湿后不透漏。

马蔺根刷用来扫刷黏着在匾面的药物颗粒和粉末，还可使聚成块的药物离散。笓帚是往竹匾上刷水的工具，以两年之上的冬竹编制才够韧劲，方能均匀上水。竹筛是把握药丸匀度的用具，筛孔必须等大等距，系篾匠巧手为之。

手工泛丸最关键的一个环节是起模，这一步关系着泛丸的成败，起模最难权衡的是液体与药粉之间的微妙关系。最耗时费力的环节是泛制，以液体为黏合剂，使模湿润才能均沾药粉。手工泛丸需要很长的制作时间，这期间药工不仅要一直站着，还要不停地依靠臂力来回旋转药匾，并不断加液体湿润、撒粉、滚圆。药工巧用离心力，让模与粉均匀触碰，一遍遍回旋。在一次次涂液，一次次碰撞中，小丸愈显圆润。在整个过程中，逐渐成形的小丸如被无形之弦牵引，始终逃离不出竹匾这一"方寸之地"。

任务二　机器制备泛制丸

【任务要求】

1.具有正确执行泛制丸岗位标准操作的能力。

2.学会水丸起模方法、操作步骤及操作要点。

3.学会泛制法制丸主要用具和设备的使用，掌握泛制法制丸方法、操作步骤及操作要点。

4.制丸过程中会正确随时检测丸重差异及其他质量指标。

5.会对中药泛制丸设备及计量工具进行清洁、消毒、维护、保养。

6.能独立进行各种生产文件的记录和汇总。

7.任选以下＿＿＿＿＿＿＿方或者自定＿＿＿＿＿＿＿方实验。

【任务准备】

例：二妙丸

【处方】苍术（炒）500g，黄柏（炒）500g。

【制法】以上二味，粉碎成细粉，过筛，混匀，用水泛丸，干燥，即得。

【性状】本品为黄棕色的水丸；气微香，味苦涩。

【任务实施】

工序1　备原辅料

产品名称				产品批号	
规格		投料日期		批产量	
工艺规格					
原辅料配料记录					
原辅料名称	批号	单位	理论量	损耗量	合计
备注：本指令发至固体制剂车间					
签发		日期		年　月　日	
签收		日期		年　月　日	

工序2　泛制

一、实训目标

1.建立水丸塑制法起模的生产情景。

2.将二妙丸药粉制成丸模。

3.学会水丸塑制法起模方法、操作步骤及操作要点。

4.学会泛制法制丸主要用具和设备的使用，掌握泛制法制丸方法、操作步骤及操作要点。

二、实训设备及材料

1.设施：固体制剂起模车间。

2.设备：中药制丸机、槽形混合机。

3.容器具：台秤、电子天平、盛器和用具等。

4.材料：75%乙醇、二妙丸药粉（80目）、纯化水等。

三、实训内容及步骤

1.接受生产任务：接受"＿＿＿＿＿＿丸批生产制剂指令"。在生产过程中做好各项记录（批生产记录随物料流转），并要求质量保证人员签字，以示监督。

2.生产前准备

（1）进入制剂区：按人员出入洁净区标准操作规程要求进入洁净区，工装穿戴符合洁净区个人卫生和工艺要求。

（2）检查生产区卫生：符合本区域清洁卫生要求。

（3）清场复查：对生产区进行生产前清场复查，无与本批无关的文件及物料，并作检查记录。

（4）检查操作区环境：温度18～26℃，相对湿度45%～65%。

（5）检查批生产记录：批生产记录齐全，无与本批无关的批生产记录。

（6）检查设备及容器具：槽型混合机、中药制丸机、包衣机清洁完好，有"完好"标牌，检查所用模具型号与二妙丸工艺要求一致；台秤、电子天平清洁完好，有"检验合格证"，且在规定有效期内；使用的器具齐全、清洁。对与药料直接接触部位的设备及容器具用75%乙醇擦拭消毒。

（7）领料：根据批生产指令从中间站领取二妙丸药粉及纯化水。要求药粉的标签（品名、批号、数量等）无误，药粉的性状、外包装与工艺要求相符。填写中间站进出台账，一次性领入操作间，并码放整齐。

（8）操作人员戴上清洁完好的医用乳胶手套，用75%的乙醇擦拭消毒并晾干。

（9）以上各项经质量保证人员确认符合规定后进行下一步生产。

3.起模

（1）制软材：按批生产记录规定的数量，用电子台秤称量二妙丸药粉，并移入槽型混合机中，再按药粉与水1:0.6的比例加入60～70℃的纯化水，混合10min后倾入不锈钢盘中，掰开晾凉。

（2）制丸模

① 检查润滑油位：通过油镜观察润滑油，油面应在3/5的位置上。

② 调整制丸刀：对正、拧紧。

③ 检查自控系统：应工作正常灵敏。

④ 调整推料系统：安装正确。

⑤ 调整酒精系统：工作正常。

⑥ 喷涂润滑剂：用酒精喷头将导轮、制丸刀、导条架喷上少量酒精。

⑦ 开机：启动推料电机使之空转3～5min。启动推料、搓丸、切丸开关。

⑧ 加料：将晾好的软材加入料斗，料量维持在料斗深度的1/3以上。

⑨ 出丸模：推出药条，待药条光滑后，将药条喂入导轮，穿过导条架至制丸刀中。丸模落入出丸轨槽下的不锈钢盘。

⑩ 调节切丸速度：通过切丸调节旋钮调节切丸装置转速略高于出条速度，使药条贴在自控轮下自动工作。

⑪ 酒精量的调整：通过阀门调整酒精流量至不黏刀即止。

⑫ 调节丸模重量：按10粒重1g、丸模重量差异限度为≤±7%，每30min检测一次丸模重量并做记录。发现丸模重量不合格现象，及时调节。

（3）收集丸模：将丸模装入洁净的容器内。

（4）物料平衡计算：生产结束，对起模物料按物料平衡管理规程要求进行物料平衡率及收率计算。平衡范围为97%～100%，如出现偏差，按偏差处理程序进行处理，填写记录，并及时汇报。

4. 成型

(1) 电线检查：接线否正确，接地可靠。

(2) 调整包衣锅：通过旋松涡轮箱两侧压盖螺栓，转动机身前方的手轮，调整包衣锅转至适合操作的角度，然后再旋紧压盖螺栓。

(3) 试机：空机运转2～3次。

(4) 开机：接通电源开关，接通启动按钮，接通风机启动按钮，接通电加热器。

(5) 风量与温度调节：按生产要求调整风量和温度。

(6) 开启辅助设备：开启除尘机、排风机。

(7) 加料：待风量和温度达到要求后，将适量丸模加入包衣锅内，吹热风干透，均匀撒入适量纯化水，使丸模表面湿润后，均匀撒入少许药粉，戴医用乳胶手套搅拌，使药粉均匀黏附在丸模上，吹热风干透，再继续加水、加药粉，吹热风干透，依次反复操作，直至制成10粒重1.35g的水丸（水分为17%～19%）。加适量纯化水，戴乳胶手套快速翻、揉，使丸粒充分撞击，至丸粒圆整、光亮。

(8) 出锅：自包衣锅中取出药丸，装入适当容器。

5. 干燥：将已打光丸粒转入晾丸室，低温干燥（30～35℃）至水分≤8.0%。

6. 丸料收集：将干燥后的丸粒用钢丝筛筛除碎丸粒，用双层无毒塑料袋收集，封口，放入不锈钢桶，附标签，注明品名、批号、数量、操作人、日期、总件数等，转入中间站待验。

7. 物料平衡计算：生产结束，对起模物料按物料平衡管理规程要求进行物料平衡率及收率计算，如出现偏差，按偏差处理程序进行处理，填写记录，并及时汇报。

8. 生产后的清场：每批生产完毕后，按清场管理规程对生产现场及时彻底清场。清场完毕，及时做好记录，并由质量保证人员检查确认，合格后在批记录签字。

下一工序为内包装，二妙丸的内包装通常采用聚乙烯塑料瓶、铝箔垫进行瓶装。

【任务反思】

1. 制备泛制丸需要哪些材料？

2. 制备泛制丸的各种机械设备都起什么作用？

3. 泛制丸生产过程中各工序质量控制要点有哪些？

【任务评价】

机器制备泛制丸考核评分标准

考核任务	按生产指令制备泛制丸	
考核要求	按泛制丸制备岗位标准操作规程进行	
考核项目	评分标准	分值
生产准备 （10分）	① 生产人员按洁净度要求更衣（5分） ② 生产组长将生产指令下发，组员接收生产指令（1分） ③ 检查各种标牌：清场合格证、设备完好、已清洁（2分） ④ 填写生产前检查记录（2分）	

考核任务	按生产指令制备泛制丸	
考核要求	按泛制丸制备岗位标准操作规程进行	
考核项目	评分标准	分值
备料 （10分）	① 领料：按生产指令向仓库限额领原料及包装材料（2分） ② 核对原料及包装材料的名称、规格、批号、数量及供货单位（3分） ③ 复核原料及包装材料的名称、规格、批号、数量及供货单位（2分） ④ 填写收料记录（3分）	
制粉 （5分）	粉碎 ① 于出料口扎捆接料袋，于旋风分离口扎捆分离袋，选择合适的筛网（0.5分） ② 除去包装，将药料倒入洁净的生产器内，称重（0.25分） ③ 按启动钮，使粉碎机空机运转正常后（约10s），均匀进料，连续工作（0.5分） ④ 出料前，让设备空运转2～3min，按停车钮（0.5分） ⑤ 出料（0.25分） ⑥ 同样的方法再次粉碎剩余的其他药材（0.25分） ⑦ 称重，装入洁净的容器中（0.25分） 过筛 ① 按筛分标准操作规程安装好筛网，把盛料箱摆正放在出料口下方，安装完毕应检查密封性（0.5分） ② 开启除尘风机10min（0.5分） ③ 启动设备空转运行，声音正常后，把物料均匀加入加料口，开始过筛（0.5分） ④ 在操作过程中，根据实际情况需要调节振动电机偏心块，达到最佳振幅状态（0.5分） ⑤ 筛分完毕，关闭电源（0.25分） ⑥ 出料，称重，装入洁净的容器中，填写记录（0.25分）	
起模 （22分）	操作规范，动作娴熟，流畅地加液湿润、撒粉、滚圆，起模至大小直径约为0.5～1mm的圆润小药丸（22分） ① 不会揉、团、摔、翻等动作，扣6分 ② 竹匾湿润处超过1/4，扣6分 ③ 模子直径太小，小于0.5mm的小药丸，扣2分 ④ 模子直径太大，远超1mm的小药丸，扣2分 ⑤ 模子不圆润，扣3分 ⑥ 模子松散，扣3分	
成型 （10分）	操作规范，手法娴熟（10分） ① 揉、团、摔、翻等动作不熟练，扣4分 ② 丸面松散，不致密，扣2分 ③ 丸粒不长大，扣2分 ④ 产出很多小丸粒，扣2分	
盖面 （13分）	操作规范，手法娴熟（13分） ① 揉、团、摔、翻等动作不熟练，扣4分 ② 丸面松散，不致密，扣3分 ③ 丸面粗糙，不光洁，扣3分 ④ 丸面色泽不一致，扣3分	

续表

考核任务	按生产指令制备泛制丸	
考核要求	按泛制丸制备岗位标准操作规程进行	
考核项目	评分标准	分值
质检 （10分）	①丸重差异检查（5分）；②水分测定（2分）；③含量测定（1分）；④微生物限度检查（1分）；⑤出具检验报告书（1分）	
清场 （10分）	① 将丸制备室内的积粉残渣用刷子清扫干净，依次用饮用水、纯净水清洗后，再用消毒剂消毒（2分） ② 对本环节的废弃物进行处理（2分） ③ 将各种生产工具或器具放置于指定地点（2分） ④ 挂已清洁状态标识牌（2分） ⑤ 做好清场记录（2分）	
合格率 （10分）	① 物料平衡（5分） ② 收率（5分）	
合计		

机器制备泛制丸素养评价

1.个人评价：_____

_____

_____

2.小组评价：_____

_____

_____

【任务解析】

机器制备泛制丸工艺过程的关键工艺参数及控制指标

工序	关键工艺参数	控制指标	频次
配料	核对实物、标识、合格证等	原药材品种、重量	每批
灭菌	灭菌方法、温度、时间、压力	微生物限度检查	每批
粉碎	粉碎机药筛目、进料速度	细度、外观	每批
起模	起模方法、药粉细度、起模所用的药粉量、过筛分等的筛号、湿颗粒起模制粒筛号、黏合剂与药粉比例、塑制法制丸模的出条速度、切丸速度	丸模粒径、外观、丸模重量差异限度，软材标准	随时
成型	泛丸锅的风量和温度、黏合剂与药粉的加入量与时间、丸重	重量差异限度、外观	随时
盖面	药粉细度、滚动时间、丸重	重量差异限度、外观	随时
干燥	干燥温度、时间	含水量、溶散时限	随时
选丸	滚筒筛筛网孔径、转速、丸重	外观、重量差异限度	随时
分装	材料、装量	外观、装量差异限度、最低装量	随时
包装	材料、包装质量	外观	随时

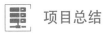 **项目总结**

项目总结报告

学习任务	
学习目标	
实验实训任务	
项目完成进展	
项目完成所得	
项目完成反思	

项目八　制备滴丸

 学习目标

知识目标　1.掌握滴丸相关基础知识

2.掌握滴丸的实验室制备方法、主要影响因素及质量评价标准

3.掌握滴丸的生产工艺流程、滴丸机结构

4.理解滴丸制备各工序的操作要点及质量控制标准

技能目标　1.能根据生产工艺规程，生产出质量合格的滴丸

2.掌握滴丸的生产工艺和各工序主要影响因素，可以进行基质和冷凝剂的选择，会通过优化单因素及正交实验优化生产条件

3.能对低丸生产过程进行质量控制，能发现生产过程中的质量问题，解决生产中的简单问题，如空洞、圆整度差、黏滞、丸重差异大、溶散时限过长等问题

素养目标　1.通过基质及冷凝剂对滴丸结果的影响分析，让学生进一步理解内因、外因相互成就的哲学思维，掌握物质的性质对工艺条件的决定性作用，理解看问题看本质的科学思路，培养学生追根溯源的科学精神和探索精神

2.通过单因素实验及正交实验进行滴丸最佳工艺条件的优化，培养学生不断优化、永无止境的精进态度，精打细磨、多做勤练的工匠精神，精益求精、严谨高效的岗位理念

3.通过滴丸制备过程中的安全操作规程的学习，强化安全生产意识

项目资讯

　滴丸剂系指饮片经适宜的方法提取、纯化后与适宜的基质加热熔融混匀，滴入不相混溶的冷凝介质中制成的球形或类球形制剂。

　具体内容请扫二维码查看。

任务一 手工制备滴丸

【任务要求】

1. 掌握滴制法制备滴丸的方法和操作要点。
2. 熟悉基质和冷凝剂的特点、选择与使用。
3. 理解滴丸的关键控制要点及质量标准。

【任务指导】

滴丸制备过程

1. 药材的处理：根据药材性质采用适宜的方法提取，再精制得到提取物（如川芎提取精制得到川芎碱）；若为化学纯品（如冰片、薄荷脑等），可直接兑入滴制液。

2. 滴制液的配制：将选择好的基质加热熔融，然后将药材提取物或纯品溶解、乳化或混悬于熔融的基质中得到滴制液。

3. 滴制：选择适当冷凝液装入冷凝柱内（实验室小试、手工制滴丸，用量筒类玻璃仪器，长度：20~60cm），调节冷凝液温度（10~15℃）；将滴制液在水浴或电炉中加热（保温80~100℃）；调节滴制的滴速（30~90滴/min）、药液温度及滴头与冷凝柱距离，将药液滴入冷凝液中，凝固形成丸粒，在冷凝液中徐徐下沉。

4. 洗涤：洗去冷凝液。

5. 干燥：用冷风吹干后，在室温下晾若干小时即可。

【任务准备】

设备器皿：蒸发皿、水浴、电炉、温度计、滴管、冷凝管（量筒）、保温夹层漏斗、滤纸等。

写下药品与材料：＿＿＿＿＿＿＿＿＿＿＿＿＿＿＿＿＿＿＿＿＿＿＿＿＿＿

例：复方丹参滴丸

【处方】丹参0.9g，三七1.76g，冰片0.1g。

【制法】冰片研细，丹参、三七加水煎煮，煎液过滤，滤液浓缩，加入乙醇静置使沉淀，取上清液，回收乙醇，浓缩成稠膏备用。聚乙二醇6000适量，加热使熔融，加入上述稠膏和冰片细粉，混匀，滴入冷却的液体石蜡中，制成滴丸，或包薄膜衣，即得。

【性状】本品为棕色的滴丸或为薄膜滴丸。除去包衣后显黄棕色至棕色，气香，味微苦。

更多滴制丸剂处方请扫二维码查看。

【任务实施】

工序1 提取

操作	药材（用量）	溶剂（用量）	提取时间	提取温度	浓缩指标（密度）

提取步骤的注意事项：_____

_____

工序2 配料

操作	药1（用量）	药2（用量）	基质种类	基质用量	熔融温度

配料步骤的注意事项：_____

_____

工序3 滴制

操作	保温 /℃	滴速	滴头口径	冷凝剂温度 /℃	冷凝管长度	滴距

滴制步骤的注意事项：_____

_____

工序4 收集

操作	冷却剂	洗涤液	晾干温度	晾干时间	产量	备注

收集步骤的注意事项：_____

_____

工序5 质量评价（选做）

性状	颜色		气味		粒径	
（描述状态）						
定性鉴别	均匀	圆整度	粘连	拖尾	空洞	其他
（选择是否）	□是；□否	□是；□否	□是；□否	□是；□否	□是；□否	
定量指标	丸重差异	溶散时限	溶出度	硬度	耐热	其他
（填写参数）						

【任务反思】

1. 解释滴制法制备滴丸的原理。
2. 如何选择滴丸的基质与冷却剂?

【任务评价】

手工制备滴丸考核评分标准

序号	考核内容	考核要点	配分	得分
1	职业素养（5分）	服装整洁（白服）	2	
		卫生习惯（洗手、擦操作台）	2	
		安静、礼貌	1	
2	器材选择与清洁（10分）	选择正确	5	
		清洁正确	5	
3	备料（15分）	天平调零点	2	
		药物的称取	5	
		天平休止	3	
		粉碎、过筛、混合均匀	5	
4	滴丸制备（40分）	滴丸操作规范	5	
		药物和基质混悬或熔融	5	
		滴制	10	
		洗丸	5	
		干燥	5	
		选丸	5	
		质检	2	
		包装	3	
5	成品质量评价（10分）	外观性状	5	
		重量差异	5	
6	实验报告（10分）	书写工整	3	
		操作步骤描述规范	4	
		结论准确	3	
7	操作时间（5分）	按时完成	5	
8	清场（5分）	清洗用具、清理环境	5	
	合计		100	

【任务反思】

根据药物性质可选用水溶性基质或非水溶性基质。冷凝介质必须安全无害，且与药物不发生作用。常用的冷凝介质有液状石蜡、植物油、甲基硅油和水等。

任务二　机器制备滴丸

【任务准备】

滴丸的制备一般采用滴丸机。滴丸机有半自动和全自动两种。以下分别为半自动滴丸机和全自动滴丸机的操作。滴制设备结构示意图及实物图如下。

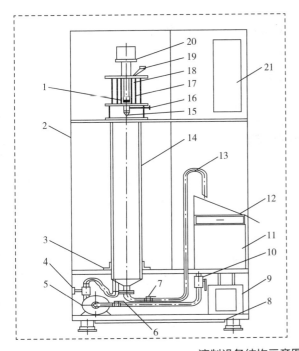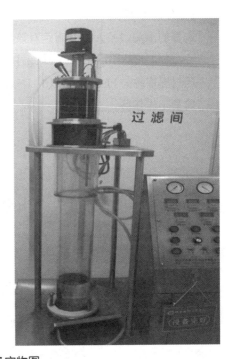

滴制设备结构示意图及实物图

1—搅拌器；2—柜体；3—升降装置；4—液位调节手柄；5—冷却油泵；6—放油阀；7—放油阀；8—接油盘；
9—制冷系统；10—油箱阀；11—油箱；12—出料斗；13—出料管；14—冷却柱；15—滴制滴头；
16—滴制速度手柄；17—导热油；18—药液；19—加料口；20—搅拌电机；21—控制箱

例：冠心丹参滴丸

【处方】

药物：丹参1200g，三七1200g，降香油10.5mL。

基质：聚乙二醇6000（PEG-6000）。

冷凝剂：二甲基硅油。

【工艺】

提取：丹参用乙醇提取两次，每次70min，滤过，滤液合并，减压浓缩回收乙醇并继续浓缩至相对密度1.20～1.25的浸膏，备用。三七粉碎成粗粉，70%乙醇回流提取两次，每次1.5h，合并提取液，滤过，滤液回收乙醇，并继续浓缩得相对密度1.20～1.25的浸膏，拌少量硅藻土，（80℃）减压干燥，并粉碎成细粉。将细粉用乙醇回流提取两次，每次1h，放冷后滤过，滤液回收乙醇并继续浓缩得相对密度1.20～1.25的浸膏，备用。

配料：将PEG-6000在水浴上加热至全部熔融，加入上述丹参及三七浸膏，搅匀，稍冷后滴入降香油，搅拌均匀后迅速转移至贮液瓶中，密闭于80℃保存。

滴制：以二甲基硅油为冷凝剂，用定量泵滴丸剂由上往下滴制，滴速30滴/min，滴口内/外径为4.8mm/6.0mm；滴口距冷却液液面7cm，贮液筒温度为70℃。滴制完毕，静置冷却。

收集：将成形的滴丸沥尽并擦去冷却液，倒入垫有吸水纸的盘中，待干燥后分装。

制得每丸平均重40mg。

【操作注意事项】

选择的滴头口径大小、滴距对该滴丸的丸重差异有显著的影响。

冷凝剂温度为10～15℃，冷却柱长为80cm。

药材提取物与PEG-6000以1:1.5配比加热熔融。

典型工作任务：_____

原辅材料记录单

产品名称				产品批号	
规格		批产量		投料日期	
工艺规格					
原辅料配料记录					
原辅料名称	批号	单位	理论量	损耗量	合计
备注：本指令发至固体制剂车间					
签发		日期		年　月　日	
签收		日期		年　月　日	

【任务实施】

一、实训目标

1.掌握机器滴丸制备工艺流程。

2.理解影响滴丸质量的主要因素，熟悉各因素的条件范围。

3.熟悉滴丸机的结构，熟练使用滴丸机制备滴丸。

二、实训设备及材料

（一）实训设备：滴丸机。

（二）实训材料：＿＿＿＿＿＿＿＿＿＿＿＿＿＿＿＿＿＿＿＿＿＿＿＿＿＿

（三）实训耗材：＿＿＿＿＿＿＿＿＿＿＿＿＿＿＿＿＿＿＿＿＿＿＿＿＿＿

三、实训内容及步骤

（一）生产前准备

1.物料的准备：本工艺的药液为中药浸膏，经上步配料操作制得滴丸液，滴丸液应有检测报告数据记录；复核质量，复测密度，测量温度并记录数据；检查冷凝液质量和储备量，备用。

2.检查实训环境：工作区应彻底清场，不存在无关的物料、容器等。

3.检查设备状态：设备状态应正常，各部件应清洁干燥，称量器具应在校验周期内。设备上有清场标识。

（二）生产操作

1.配料：操作间室温18～25℃，相对湿度20%～40%。融料缸温度145～150℃，聚乙二醇6000熔融为澄清液体后，倒入比例量的药物（化学药需研磨过滤，中药浸膏来自提取浓缩工段），搅拌至全部溶解，放入储料缸。

2.检查及开机：将"清场"标牌换为"运行"；检查并关闭滴头开关；油箱内加入所需硅油或液体石蜡等冷却剂；接压缩空气管道；打开电源，设置"制冷温度""油浴温度""药液温度""箱内温度"和"底盘温度"，依次启动油泵开关、磁力泵，调节液位调节旋钮，使冷却剂液位平衡；依次启动制冷开关、油浴加热开关、滴盘加热开关，启动空气压缩机。

3.滴制：当药液温度达到设定温度时，将滴头用开水加热浸泡5min，装在滴头螺纹上；将加热熔化好的滴丸液加入储液罐内，盖好加料口；启动搅拌开关，调节调速按钮；检查设置各项温度到达设定值后，打开滴头开关；需要时调节"气压"或"真空"旋钮（药液稠时调"气压"旋钮，药液稀时调"真空"旋钮）。药液滴制完毕，关闭滴头开关，将"气压"和"真空"旋钮调整到小位置，拧开加料口盖，加入下一批滴丸液，继续滴制。

4.清洗及关机：当该批滴制滴液全部滴制完成后，关闭制冷、油泵开关；按加料方法，将热水（≥80℃）加入滴罐内，对滴头进行清洗；打开搅拌开关，提高搅拌器转速，清洗滴液罐；在冷却柱上方放置上接水盘，打开滴头开关，将热水从滴头排出。如此反复几次至滴罐洗干净为止；清洗完成后，关闭电源开关，拔下电源插头，清理设备表面和工作现场。

5.收集：滴丸被打出过滤，收集所得滴丸，控干大部分冷凝液，用纸吸去黏附于滴丸的冷凝液，室温干燥或冷风干燥，即得素丸；挑拣出碎丸、粘连丸、大小丸等不合规滴丸。

6.包衣（略）。

（三）质量控制（选做）

1.外观（颜色、气味、粒径）：＿＿＿＿＿＿＿＿＿＿＿＿＿＿＿＿＿＿＿＿。

2.定性鉴别：圆整度（□是；□否）、均匀度（□是；□否）、空洞（□有；□无）。

3. 检查

滴丸质量控制检查表

丸重差异	20粒丸重记录/mg	平均丸重/mg	超限丸数/丸	是否合格
溶散时限	6粒溶散时限记录/min		超限丸数/丸	是否合格
数据				

（四）清场

1. 按清场管理制度、容器具清洁管理制度及滴丸机等的清洁程序，搞好清场和清洗工作。

2. 为了保证清场工作质量，清场时应遵循先上后下，先外后里，一道工序完成后方可进行下道工序作业。

3. 清场后，填写清场记录，上报QA质检员，经QA质检员检查合格后挂清场合格证。

（五）记录

操作完工后填写数据记录、批次记录。

滴丸生产记录

品名		批 号	
生产前确认		操作数据记录	
1.物料		数据记录	
品名、批号、数量		项目参数	
（□相符；□不相符）		药物用量/g	
2.现场		滴丸液质量/g	
清场合格证（□有；□无）		滴丸液密度/（g/mL）	
设备、容器具清洁完好		滴丸液温度/℃	
（□是；□否）		熔融温度/℃	
计量器具符合要求		保温温度/℃	
（□是；□否）		冷却温度/℃	
3.相关文件		保温时间	
SOP （□有；□无）		滴速	
工艺规程（□有；□无）		滴距	
		滴头口径	
操作间室温：		冷凝液高度	
相对湿度：		滴制时间	
操作人：		干燥温度	
检查人：		干燥时间	
复核人：		滴制时间	起
日期：			止
		滴丸总量/kg	
备注：			

（六）滴丸机标准操作规程

1.半自动滴丸机的操作规程

（1）关闭滴头开关。

（2）油箱内加入所需硅油或液体石蜡等冷却剂。

（3）接入压缩空气管道。

（4）打开"电源"开关，接通电源。

（5）将温度显示仪的"制冷温度""油浴温度""药液温度""箱内温度"和"底盘温度"，设定到所要求的温度值。

（6）按下"油泵"开关，启动磁力泵，并调节柜体内的液位调节旋钮，使其冷却剂液位平衡。

（7）按下"制冷"开关，启动制冷系统。

（8）按下"油浴加热"开关，启动加热器为滴罐内的导热油进行加热。

（9）按下"滴盘加热"开关，启动加热盘为滴盘进行加热保温。

（一般滴丸机有气压上料或者气压滴制的设计，滴制的物质需要加热、溶解，容器的温度过高时应注意烫伤。密封容器在设计上有泄压装置，在打开密封容器前应该先打开泄压装置，然后再进行其他操作，以免发生危险。）

（10）启动已准备好的空气压缩机，让其达到0.6MPa的压力（观察设备上的空滤器压力表指示）。

（11）药液温度受油浴温度影响，当药液温度达到所需温度时，将滴头用开水加热浸泡5min，戴手套拧入滴罐下的滴头螺纹上。

（12）将加热熔化好的滴制滴液从滴罐上部加料口处加入到储液罐内。

（13）加料完成后，要将加料口的盖盖好（保证滴罐不漏气）。

（注意：滴罐玻璃罐处温度较高，请不要将手及怕烫的物品放置在上面，以免烫伤、烫坏。）

（14）按动"搅拌"开关，调节"调速"按钮，使搅拌器在要求的转速下进行工作。

（注意：a.搅拌器不允许长时间开启。b.调节转速不宜过高，60～100转/min。）

（15）一切工作准备完毕后（即制冷温度、油浴温度、药液温度、箱内温度和底盘温度显示为要求值时），方可进行滴丸滴制工作。

（16）打开滴头开关，使滴头下滴的滴液符合滴制工艺要求；注意一旦调好不要随意调整各个按钮，以保证丸重均匀。

（17）调节面板上的"气压"或"真空"旋钮，使滴头下滴的滴液符合滴制工艺要求，药液稠时调"气压"旋钮，药液稀时调"真空"旋钮。

（18）当药液滴制完毕时，首先关闭滴头开关，将"气压"和"真空"旋钮调整到小位置后，拧开加料口盖。

（19）按照（12）～（18）项进行下一循环操作。

（20）当该批滴制滴液全部滴制完成后，关闭面板上的"制冷""油泵"开关，按加料方法，将准备好的热水（≥80℃）加入滴罐内，对滴头进行清洗工作。

（21）清洗时，打开"搅拌"开关，对滴罐内的热水进行搅拌，提高搅拌器转速，使残留的滴液溶入热水中；在冷却柱上方放置上接水盘，然后，打开滴头开关，将热水从滴头排出。如此反复几次至滴罐洗干净为止。

（22）清洗完成后，关闭"电源开关"，拔下电源插头，清理设备表面和工作现场。

2. 全自动滴丸机的操作规程

（1）整机接入电脑，主机接好压缩空气管路，调整压力在0.5MPa。打开主控开关，滴丸机滴头侧面的照明灯点亮，表示主机电源已经接通；同时，触摸屏自动进入操作画面。

（2）根据需要，点击"系统运行"。

（3）系统进入"手动状态"后，点击"参数设定"，设定各参数，然后点击"确认"键后按"返回"键，系统返回操作画面。

（4）点击"加热"键和加热油泵的"开关"键，系统进入"预热状态"（这个过程大约将要1～2h）。到达设定温度后，系统加热状态将自动关闭或手动关闭，停止加热。

（5）点击"制冷"开关。系统进入制冷状态，压缩机和风机开始工作（这个过程大约需要1～2h）。到达设定温度后，关闭制冷机。"制冷"与"加热"过程可以同步进行，这样可以缩短准备工作的等待时间。

（6）点击"磁力泵"开关，使冷却液进行循环。同时拉动滴料罐左侧汽缸升降模向阀使冷却柱升起。

（7）点击"管口加热"开关，使冷却柱上端达到设定温度。

（8）滴制：点击菜单中的"自动"键。自动运行过程如下：当制冷、加热温度达到其设定要求时，系统自动开始进行搅拌。当达到设定的搅拌时间后，系统自动打开"加料管阀门"加药。滴料罐加满后，"加料管阀门"自动关闭。同时，手动打开"滴头"开关开始滴制，同步自动打开"传送带"的开关，至此设备全面开始运转。在药液液位降至"滴料罐"下限液位时，系统再次打开"加料管阀门"加药，再自动滴制。当加药时间已到，而药液液位未达到"滴料罐"上液位时，触摸屏上出现告警"料已用完，请转手动"状态，此时，按下"手动"键，使系统变"自动"状态为"手动"状态，至此自动运行过程结束。

（9）清洗：当本次药液滴制完毕，不再滴制，或需要更换另一种药液时，需要对"调料罐"及管路等滴制系统进行清洗。清洗的具体步骤如下。

① 关闭系统程序：关闭滴头开关、冷却油泵、制冷系统，将冷却柱降下，在滴料罐下部放上接水盘，关闭真空处的阀门。

② 加水：从加料口或进水口向"调料罐"内注入适量90℃以上的热水。

③ 清洗：卸下滴头和内分流器，换上单孔滴头，并从滴头出口处外接导水管至废水桶。然后，打开空压机，点击打开"加料管阀门"使热水注入"滴料罐"内，打开"滴头"开关，废水在压力的作用下流出，关闭"滴头"开关。如此反复数十次，直至滴制系统清洗干净，"调料罐"内的水全部流出为止，更换上已清洗干净的滴头。

（10）关闭系统：清洗完毕后，关闭空压机；打开调料罐放气阀，放出压缩空气；再关闭触摸屏，最后关闭总电源。

【任务反思】

　　1.影响丸重与圆整度的因素有哪些？如何解决？

　　2.滴丸机的主要结构由哪些系统组成？主要部件有哪些？

【任务评价】

机器制备滴丸考核评分标准

序号	考核内容		考核要点	配分	得分
1	职业素养（6分）		服装整洁（白服）、卫生（洗手）	4	
			严肃、安静	2	
2	生产前准备（6分）		物料准备充足，并核查相关数据	2	
			实训环境洁净，不存在无关物料、容器等	2	
			设备状态正常，将"清场"换为"运行"	2	
3	生产操作（40分）	配料（6分）	投料正确	2	
			熔融正确、溶解正确	4	
		开机（8分）	打开电源顺序正确	2	
			各项温度设置正确	2	
			启动油泵、磁力泵正确	2	
			调节液位、启动制冷、启动加热正确	2	
		滴制（10分）	滴头浸泡、装配正确	4	
			加料正确	2	
			调节滴速正确	4	
		清洗及关机（6分）	清洗正确	2	
			关机正确	2	
			清场正确	2	
		收集（4分）	收集滴丸正确	2	
			干燥滴丸正确	2	
		记录（6分）	数据记录完整、翔实	6	
4	成品质量评价（20分）		外观性状表述正确	5	
			定性鉴别正确	5	
			重量差异合格	5	
			溶散时限合格	5	
5	实验报告（20分）		书写工整	2	
			操作步骤描述规范	10	

续表

序号	考核内容	考核要点	配分	得分
5	实验报告（20分）	结论准确	4	
		分析合理	4	
6	操作技能（8分）	按时完成	3	
		操作熟练	5	
合计			100	

机器制备滴丸素养评价

1.个人评价： _____

_____

_____

2.小组评价： _____

_____

_____

【任务解析】

滴丸常见问题及解决方法

拖尾：可用较长的冷凝柱，以梯度冷却的方式进行，柱上部与底部冷却温差大于30℃，可有效避免；另外也可调节处方，增加药液的黏度，同样可避免拖尾现象。

空洞：通过增加冷凝剂和药液的亲和力，或采用梯度冷却法解决空洞现象。

圆整度差：①调整辅料和配方，②改变冷却介质的温度和相对密度，③提高冷凝柱上部的温度，以降低黏度。

黏滞：冷凝液中形成的滴丸往往会产生粘连，此时可以通过减少滴速，或降低冷凝液温度，以及增加冷凝柱长度来解决。

丸重差异大：①调整滴头的内外径，②操作中要保持恒温，③滴距不宜超过5cm。也可采用滴出口浸在冷却液中滴制。

溶散时间过长：可采用降低药物浓度来解决溶散时间长的问题。

 项目总结

项目总结报告

学习任务	
学习目标	
实验实训任务	
项目完成进展	
项目完成所得	
项目完成反思	

模块四

制备中药浸出液体制剂

项目一 制备汤剂

 学习目标

| 知识目标 | 1.掌握汤剂的相关基础知识 |
| | 2.掌握汤剂的生产工艺流程及各工序操作要点、质量控制标准和方法 |

技能目标	1.能根据生产工艺规程，生产出质量合格的汤剂
	2.掌握汤剂的生产工艺和关键工序的要求
	3.能对汤剂生产过程进行质量控制，能发现生产过程中的质量问题，解决生产中的简单问题

素养目标	1.通过相关社会热点事件的辨析，牢记"修合无人见，存心有天知"等古训，体会诚信尽职的制药行业职业理念
	2.通过煎煮的注意事项结合古代大医的相关小故事，展现中医药人的"工匠精神"
	3.通过药渣的再利用，明确环保的意义

项目资讯

　　汤剂亦称"汤液"，系指将药材饮片或粗粉加水煎煮，或用沸水浸泡去渣取汁服用的液体剂型。具体内容请扫二维码查看。

任务一 手工制备汤剂

【任务要求】

1. 掌握手工制备汤剂的方法和操作要点。
2. 熟悉药物的特殊处理方法。
3. 学会把握汤剂煎煮的火候。

【任务指导】

制备汤剂，应选用适宜的器具，目前广泛应用不锈钢、搪瓷、铝合金等材料制成的煎器。金属煎器传热较快，但其化学性质不稳定，易氧化，并能在煎煮时与中药所含多种成分发生化学反应，故一般认为，铁、铜、镀锡器具不宜供煎药应用。在煎煮时，对处方中某些饮片应根据治疗的需要和药物的特性进行特殊处理。常用的处理方法有先煎、后下、包煎、另煎、烊化、制粉冲服、取汁兑服等。

【任务准备】

设备器皿：电炉、天平、不锈钢锅、玻璃棒、纱布、烧杯等。

写下药品与材料：＿＿＿＿＿＿＿＿＿＿＿＿＿＿＿＿＿＿＿＿＿＿＿＿＿＿＿＿＿

例：旋覆代赭汤

【处方】旋覆花（包煎）15g，党参12g，赭石（先煎）30g，炙甘草6g，制半夏12g，生姜9g，大枣4枚。

【制法】将赭石打碎入煎器内，加水700mL，先煎煮1h。旋覆花用布包好，与其他5味饮片用水浸泡后置煎器内共煎30min，滤取药液。药渣再加水500mL，煎煮20min，滤取药液。合并两次煎出液，静置，过滤，即得。

【功能与主治】降逆化痰，益气和胃。用于胃虚气逆、痰浊内阻所致的噫气频作，胃脘痞硬，反胃呕恶，口吐涎沫。

【用法与用量】口服。分3次温服。

【贮藏】在室温条件下最多不超过1天。

更多汤剂处方请扫二维码查看。

【任务实施】

工序1　备原辅料

请根据患者处方，准备所有饮片。

×××人民医院　处方笺

临床诊断： 胃气上逆 痰浊内阻	R: 党参12g　　　　赭石^{先煎}30g　　　炙甘草6g　　　　制半夏12g 生姜9g　　　　大枣4枚　　　旋覆花^{包煎}15g 每日1剂，水煎服，早晚各1次 剂数：7　　　　　　　　　　　　　　医师：李晓辉

开方日期：2023-02-16　审核/调配签名（盖章）：　　核对/发药签名（盖章）：
药品提示：1.请遵医嘱用药，2.请在窗口清点药品，3.处方当日有效，4.发出不予退换

工序2　浸润

饮片浸润时间及用水倍数：＿＿＿＿＿＿＿＿＿＿＿＿＿＿＿＿＿＿＿＿＿＿＿

工序3　煎煮

煎煮操作相关数据记录

器具选择				第一煎	
火力选择	开始时		煎煮时间		
	药液沸腾后			第二煎	
特殊处理记录					
过滤选择器具					

【任务反思】

1.汤剂一般煎煮几次？

2.煎煮计时从何时开始？

3.试举例说明，汤剂煎煮时，常用的特殊处理有哪几种方法。

【任务评价】

手工制备汤剂技能考核评分标准

序号	考核内容	考核要点	配分	得分
1	科学作风（5分）	服装整洁（白服）	2	
		卫生习惯（洗手、擦操作台）	2	
		安静、礼貌	1	
2	器材选择与清洁 （5分）	选择正确	3	
		清洁晾干正确	2	

续表

序号	考核内容	考核要点	配分	得分
3	药物称取（20分）	天平调零点	3	
		药物的称取	15	
		天平休止	2	
4	制剂配制（40分）	器具选择准确	5	
		火力选择得当	10	
		煎煮时间适宜	5	
		特殊药品处理正确	10	
		过滤操作准确	10	
5	成品质量评价（10分）	数量	5	
		色泽	5	
6	实验报告（10分）	书写工整	3	
		操作步骤描述规范	4	
		结论准确	3	
7	操作时间（5分）	按时完成	5	
8	清场（5分）	清洗用具、清理环境	5	
	合计		100	

手工制备汤剂素养评价

1.个人评价：_____

_____

_____

2.小组评价：_____

_____

_____

【任务解析】

汤剂一般均按煎煮法制备，即取饮片或粗末置适宜容器中，加适量的水浸泡适当时间，然后加热至沸，并保持微沸状态一定时间，滤取煎出液，药渣依法再复煎1～2次，合并各次煎液即得。

任务二　机器制备汤剂

【任务要求】

1.具有正确执行机器制备汤剂岗位标准操作的能力。

2.会使用煎药机进行标准制备汤剂。

3.会使用包装机进行汤剂的封装。

4.会对煎药机、包装机及计量工具进行清洁、消毒、维护、保养。

5.能独立进行各种生产文件的记录和汇总。

【任务指导】

目前医院或药店选用的煎药机有常压煎药、微压煎药、高压煎药等不同类型，通常搭备自动包装机使用，或应用煎药包装一体机。煎煮过滤之后的药液封装入真空密封包装袋中，可以冷藏保存7～14天时间；非真空包装的药液，可以冷藏保存5～7天。

【任务准备】

例：四逆汤

【处方】淡附片300g，干姜200g，炙甘草300g。

【制法】以上三味，淡附片、炙甘草加水煎煮两次，第一次2h，第二次1.5h，合并煎液，滤过；干姜用水蒸气蒸馏提取挥发油，挥发油和蒸馏后的水溶液备用；姜渣再加水煎煮1h，煎液与上述水溶液合并，滤过，再与淡附片、炙甘草的煎液合并，浓缩至约400mL，放冷，加乙醇1200mL，搅匀，静置24h，滤过，减压浓缩至适量，用适量水稀释，冷藏24h，滤过，加单糖浆300mL、苯甲酸钠3g与上述挥发油，加水至1000mL，搅匀，灌封，灭菌，即得。

【任务实施】

一、实训目标

1.熟练掌握煎药包装标准操作规程，掌握煎药包装管理要点和质量控制要点；能对煎药包装生产中出现的问题进行判断和解决。

2.能正确使用煎药包装设备进行生产操作，正确称量。

3.学会对煎药包装设备进行清洁和日常保养，正确填写煎药包装的相关生产记录，正确进行清场。

4.具备汤剂生产过程中的安全环保知识、药品质量管理知识、药典中汤剂质量标准知识。

二、实训设备及材料

1.常用设备：煎药机、包装机、煎药包装机等。

2.实训设备：煎药包装机。

3.材料：_____

三、实训内容及步骤

1.开机前的检查

(1) 检查设备的清洁情况，检查设备是否完好，应处于设备完好、已清洁状态。

(2) 检查设备的润滑情况，各润滑点润滑油是否充足。

(3) 检查设备传动系统各零部件连接是否完好，紧固件有无松动现象。

(4) 检查包装卷的安装情况，两包装卷的绕卷方式是否正确、松紧是否合适、是否在同一平面上，在导杆上是否平整。

(5) 检查电器控制面板各仪表及按钮、开关是否完好。

(6) 检查排液阀、注液阀是否关闭。

(7) 检查滤网是否规定位置。

2.煎药操作

(1) 将待煎药物置于多孔桶内，放入煎药桶。

(2) 计算加水量。

(3) 接通电源，打开煎药开关，设定煎药的时间，再按"运行"。

3.包装操作

(1) 打开包装机电源开关，设定封口轴的温度。

(2) 达到设定温度后，走卷检查封口情况。

(3) 打开注液阀，按"注入清洗"键，进行清洗。

(4) 按"RESET"键归零，根据药液量及剂数设定包装袋数，设定值为实际包装袋数+1。

(5) 按"包装"键开始包装。

机器制备汤剂记录

品名			批号		
生产前确认			操作记录		
1.物料 品名、批号、数量 （□相符；□不相符） 2.现场 清场合格证（□有；□无） 设备、容器具清洁完好 （□是；否） 计量器具符合要求（□是；□否） 3.相关文件 SOP（□有；□无） 工艺规程（□有；□无） 检查人：　　复核人：			饮片总量/kg		
			项目 ＼ 序号	1#	2#
			加入辅料名称		
			辅料量/mL		
			温度/℃		
			煎煮时间	起	
				止	
操作指令： 文件编码：			操作人		
			复核人		
			煎煮后总量/mL		
备注：					

【任务评价】

机器制备汤剂考核评分标准

考核任务	按生产指令制备汤剂	
考核要求	按汤剂制备岗位标准操作规程进行	
考核项目	评分标准	分值
生产准备 （10分）	① 生产人员按洁净度要求更衣（5分） ② 生产组长将生产指令下发，组员接收生产指令（1分） ③ 检查各种标牌：清场合格证、设备完好、已清洁（2分） ④ 填写生产前检查记录（2分）	
备料 （10分）	① 领料：按生产指令向仓库限额领原料及包装材料（2分） ② 核对原料及包装材料的名称、规格、批号、数量及供货单位（3分） ③ 复核原料及包装材料的名称、规格、批号、数量及供货单位（2分） ④ 填写收料记录（3分）	
设备检查 （20分）	① 检查设备的清洁情况，检查设备是否完好（2分） ② 检查设备的润滑情况，检查各润滑点润滑油是否充足（2分） ③ 检查设备传动系统各零部件连接，检查紧固件有无松动现象（4分） ④ 检查包装卷的安装情况，检查两包装卷的绕卷方式是否正确、松紧是否合适、是否在同一平面上，在导杆上是否平整（4分） ⑤ 检查电器控制面板各仪表及按钮、开关（2分） ⑥ 检查排液阀、注液阀（2分） ⑦ 检查滤网（2分） ⑧ 填写操作记录（2分）	
煎煮 （20分）	① 取下已清洁标识牌换运行状态标识牌（2分） ② 将待煎药物用袋装好，扎紧，置于多孔桶内，放入煎药桶（4分） ③ 计算加水量（4分） ④ 加料，加料量不超过容积3/4（2分） ⑤ 接通电源，打开煎药开关（2分） ⑥ 设定煎药的时间（2分） ⑦ 再按"运行"（2分） ⑧ 填写操作记录（2分）	
分剂量及内包装 （10分）	① 打开包装机电源开关，设定封口轴的温度（1分） ② 达到设定温度后，走卷检查封口情况（1分） ③ 打开注液阀，按"注入清洗"键，进行清洗（1分） ④ 按"RESET"键归零（1分） ⑤ 设定包装袋数，设定值为实际包装袋数+1（1分） ⑥ 按"包装"键开始包装（1分） ⑦ 检查包装后打印的药品品名、有效期、批号等（1分） ⑧ 待汤剂包装近完成时注意关闭分剂量包装一体机（1分） ⑨ 关闭分剂量包装一体机，切断电源（1分） ⑩ 填写记录（1分）	
质检 （10分）	① 色泽检查（4分） ② 煎煮量检查（4分） ③ 包装检查（2分）	

续表

考核任务	按生产指令制备汤剂	
考核要求	按汤剂制备岗位标准操作规程进行	
考核项目	评分标准	分值
清场 （10分）	① 将汤剂制备室内的饮片残渣清扫干净，依次用饮用水、纯净水清洗煎药桶后，再用消毒剂消毒（2分） ② 对本环节的废弃物进行处理（2分） ③ 将各种生产工具或器具放置于指定地点（2分） ④ 挂已清洁状态标识牌（2分） ⑤ 做好清场记录（2分）	
产品合格率 （10分）	① 物料平衡（5分） ② 收率（5分）	
合计		

机器制备汤剂素养评价

1.个人评价：_____

_____

_____

2.小组评价：_____

_____

_____

【任务解析】

汤剂多由复方煎制而成。饮片因性质不同、质地不同、成分复杂，因此，为了提高汤剂煎出量，减少挥发性物质的损失和有效成分的分解破坏，提高汤剂的质量，确保疗效，在煎煮时，对处方中某些饮片应根据治疗的需要和药物的特性进行特殊处理。常用的处理方法有先煎、后下、包煎、另煎、烊化、制粉冲服、取汁兑服等。

 项目总结

项目总结报告

学习任务	
学习目标	
实验实训任务	
项目完成进展	
项目完成所得	
项目完成反思	

项目二 制备酒剂

 学习目标

知识目标	1.掌握酒剂的相关基础知识 2.掌握酒剂的生产工艺流程及各工序操作要点、质量控制标准和方法
技能目标	1.能正确进行酒剂的工艺操作,掌握发现问题的一般方法和程序 2.掌握渗漉设备的标准操作规程 3.能正确对设备进行清洁、消毒标准操作 4.能写出酒剂制备的标准规程
素养目标	1.通过酒剂的历史,引导学生认识古人选用剂型的智慧,激发学生爱国情怀,传承创新精神 2.以酒精使用相关事故为例,强化安全生产意识 3.通过安全驾驶与酒精检查,使学生具有健康的生活理念,能对特定人群进行科学知识的健康宣教,具有责任心和耐心

项目资讯

酒剂系指饮片用蒸馏酒提取制成的澄清液体制剂,又称药酒。酒剂常用冷浸法、热浸法、回流法和渗漉法来制备。

具体内容请扫二维码查看。

任务一 手工制备酒剂

【任务要求】

1.掌握手工制备酒剂的方法和操作要点。

2.熟悉酒的选择、炼制与使用。

3.明确酒剂物料、工具、设备等的处理原则。

4.任选以下_____方或者自定_____方实验。

例：枸杞酒

【处方】红枣（干）300g，枸杞子500g，酒2500mL。

【制法】取以上各药加白酒2500mL，浸泡14天，过滤，滤渣用力压榨，所得压榨液与滤液合并，静置24h，过滤即得。

【功能与主治】精血虚损。

【用法与用量】口服。多少任意饮之，令体中微有酒力，微醺为妙。

更多酒剂处方请扫二维码查看。

【任务准备】

设备器皿：磨塞广口瓶、渗漉筒、木槌、接收瓶、铁架台、蒸馏瓶、冷凝管、温度计、水浴锅、烧杯、量筒、量杯、脱脂棉、滤纸、电炉、蒸发器、漏斗、天平等。

【任务实施】

工序1　备料

药材的准备：_____

药材的处理：_____

辅料的准备：_____

辅料的处理：_____

工序2　浸出

本次浸出方法：_____

本次浸出考察指标：_____

本次实验方法：选用比较实验□　正交实验□　验证实验□

工序3　静置、过滤

静置条件：_____

过滤方法：_____

工序4　质检

质检要点：_____

工序5　包装

包装要求：_____

【任务反思】

1.酒剂制备的发展历史有哪些？

2.手工制备酒剂的注意事项有哪些？

【任务评价】

手工制备酒剂技能考核评分标准

序号	考核内容	考核要点	配分	得分
1	职业素养（5分）	服装整洁（白服）	2	
		卫生习惯（洗手、擦操作台）	2	
		安静、礼貌	1	
2	器材选择与清洁（5分）	选择正确	3	
		清洁正确	2	
3	备料（10分）	天平调零点	3	
		药物的称取	5	
		天平休止	2	
4	酒剂制备（40分）	酒的量取	5	
		提取量具的选择	5	
		药材有效成分的提取	10	
		放冷过滤，滤渣用力压榨，所得压榨液与滤液合并	5	
		搅匀	5	
5	成品质量评价（15分）	总量	5	
		色泽	5	
		全溶	5	
6	实验报告（15分）	书写工整	5	
		项目齐全	5	
		结论准确	5	
7	操作时间（5分）	按时完成	5	
8	清场（5分）	清洗用具、清理环境	5	
		合计	100	

手工制备酒剂素养评价

1.个人评价：_____

_____

_____

2.小组评价：_____

_____

_____

【任务解析】

酒剂：古称酒醴，后世称药酒，是以酒为溶剂（或用白酒，或用黄酒），浸制药物中有效成分，所得药液供内服或外用。

任务二　机器制备酒剂

【任务要求】

1.具有正确执行酒剂岗位标准操作的能力。

2.依据工作需要会正确选酒，能控制酒的使用要求，药材的细度。

3.会使用多功能提取浓缩机组或 _____ 进行酒剂的制备。

4.能独立进行各种生产文件的记录和汇总。

5.任选以下 _____ 方或者自定 _____ 方实验。

【任务准备】

例：舒筋活络酒

【处方】木瓜45g，桑寄生75g，玉竹240g，续断30g，川牛膝90g，当归45g，川芎60g，红花45g，独活30g，羌活30g，防风60g，白术90g，蚕沙60g，红曲180g，甘草30g。

【制法】以上十五味，除红曲外，其余十四味粉碎成粗粉，然后加入红曲；另取红糖555g，溶解于白酒11100g中，用红糖酒作溶剂，浸渍48h后，以每分钟1～3mL的速度缓缓渗漉，收集漉液，静置，滤过，即得。

【功能与主治】祛风除湿，活血通络，养阴生津。用于风湿阻络、血脉瘀阻兼有阴虚所致的痹病，症见关节疼痛、屈伸不利、四肢麻木。

【用法与用量】口服。一次20～30mL，一日2次。

【任务实施】

工序1　备料

药材的准备：_____

药材的处理：_____

辅料的准备：_____

辅料的处理：_____

工序2　提取

浸渍提取工序记录

品种				批号		生产日期			
生产前检查	文件	是否有生产工艺文件				是 □　否 □			检查人
		是否有设备操作、粉碎岗位SOP文件				是 □　否 □			
		是否有设备清洁、岗位清场SOP文件				是 □　否 □			
	物料是否有标签	是 □ 否 □	物料是否有合格证	是 □ 否 □		物料包装是否完整		是 □ 否 □	
	是否有清洁、现场合格证	是 □ 否 □	设备、容器具是否已清洁	是 □ 否 □		计量器具是否符合规定		是 □ 否 □	复核人

工艺参数：密封浸泡60天，每14天搅拌一次

设备名称：					设备编号：				
序号	装填药材名称	装填量/kg	浸泡日期	第一次搅拌日期	第二次搅拌日期	第三次搅拌日期	白酒用量	白酒浓度	
			至	至	至	至	kg	%	

提取液重量：　kg	操作人：	复核人：	审核人：

备注：

工序3　配制

酒剂配制岗位记录

品名				规格		
批号				生产日期		
生产前检查	文件	是否有生产工艺文件			是 □　否 □	检查人
		是否有设备操作、配料岗位SOP文件			是 □　否 □	
		是否有设备清洁、岗位清场SOP文件			是 □　否 □	
	物料	物料是否有标签	是 □ 否 □	物料是否有合格证	是 □ 否 □	物料包装是否完整	是 □ 否 □	
	现场	是否有清洁、现场合格证	是 □ 否 □	设备、容器具是否已清洁	是 □ 否 □	计量器具是否符合规定	是 □ 否 □	复核人

工艺参数：总混时间15～20min，每100g药酒加蔗糖1g　　　设备名称：　　　设备编号：

续表

生产记录	生产时间： 时 分 至 时 分								
	原辅料名称	批号	用量/kg	原辅料名称	批号	用量/kg	原辅料名称	批号	用量/kg
	加糖比例		蔗糖量：药酒量=		尾液	批号			
						数量		L	
	过滤设备编号：				滤材：				
	理论配制量		L		物料平衡				
	实际配制量		L						

操作人： 复核人： 审核人：

备注： 配液物料平衡 $= \dfrac{药液量+废液量+取样量}{理论投料量} \times 100\%$

工序4 内包装

1.操作： _____

_____

2.注意： _____

_____

工序5 外包装

1.操作： _____

_____

2.注意： _____

_____

【任务反思】

1.酒剂的制备要点有哪些?

2.酒剂的保存条件是什么?

【任务评价】

机器制备酒剂素养评价

1.个人评价： _____

_____

_____

2.小组评价: _____

_____

_____

【任务解析】

生产内服酒剂应以谷类酒为原料。蒸馏酒的浓度及用量、浸渍温度和时间、渗漉速度，均应符合各品种制法项下的要求。可加入适量的糖或蜂蜜调味。配制后的酒剂须静置澄清，滤过后分装于洁净的容器中。在贮存期间允许有少量摇之易散的沉淀。酒剂应检查乙醇含量和甲醇含量。除另有规定外，酒剂应密封，置阴凉处贮存。

 项目总结

项目总结报告

学习任务	
学习目标	
实验实训任务	
项目完成进展	
项目完成所得	
项目完成反思	

项目三 制备酊剂

 学习目标

知识目标　1.掌握酊剂的相关基础知识

2.掌握酊剂的生产工艺流程及各工序操作要点、质量控制标准和方法

技能目标　1.能正确进行酊剂的工艺操作

2.具有正确执行酊剂岗位标准的操作能力

3.能正确运用适量的乙醇浸渍

4.能正确选择溶解法、稀释法、浸渍法、渗漉法制备

5.能正确装添加蔗糖并搅拌使其溶解，正确过滤

6.正确装填加粗粉并搅拌使其溶解，正确过滤

7.能对渗漉、溶解混合、配液及计量工具和机械进行清洁

8.能独立进行各种生产文件的记录和汇总

素养目标　1.通过酊剂安全生产事故，突出安全生产意识、责任

　　　　　2.通过有毒中药酊剂的外用，强化"扬长避短""按需使用""中病即止"等理念

📋 项目资讯

　　酊剂系指药品用规定浓度的乙醇浸出或溶解而制得的澄清液体剂型，亦可用流浸膏稀释制成。具体内容请扫二维码查看。

任务一　手工制备酊剂

【任务要求】

1.掌握手工制备酊剂的方法和操作要点。

2.熟悉乙醇的选择、炼制与使用。

3.明确乙醇酊剂物料、工具、设备等的处理原则。

4.任选以下 _____ 方或者自定 _____ 方实验。

　　例：橙皮酊

　　【处方】橙皮（最粗粉）20g，乙醇（60%）100mL。

　　【制法】按浸渍法制备。称取干燥橙皮粗粉，置入广口瓶中，加60%乙醇100mL，密盖，时加振摇，浸渍3～5日，倾出上层清液，用纱布过滤，压榨残渣，压榨液与滤液合并，静置24h，滤过，即得。

　　【功能与主治】理气健胃。用于消化不良，胃肠胀气；亦有祛痰作用，常用于配制橙皮糖浆。

　　【用法与用量】口服，一日3次，一次2～5mL。

　　更多酊剂处方请扫二维码查看。

【任务准备】

设备器皿：磨塞广口瓶、渗漉筒、木槌、接受瓶、铁架台、蒸馏瓶、冷凝管、温度计、水浴锅、烧杯、量筒、量杯、脱脂棉、滤纸、电炉、蒸发器、漏斗、天平等。

【任务实施】

工序1 备料

称取药材 _____，置入_____

备乙醇 _____

工序2 提取、过滤或配制

（1）提取：加 _____%乙醇 _____mL，密盖，时加振摇。浸渍 _____ 日，倾出上层清液，用 _____ 过滤，压榨残渣，压榨液与滤液合并，静置 ____ 滤过，即得。

（2）配制要点：_____

工序3 质检

评价标准：_____

工序4 包装

包装要求：_____

【任务反思】

1.为什么优先选用干燥橙皮？如使用新鲜橙皮该如何处理？

2.浸渍时利于有效成分的浸出的是什么操作？

【任务评价】

手工制备酊剂技能考核评分标准

序号	考核内容	考核要点	配分	得分
1	职业素养（5分）	服装整洁（白服）	2	
		卫生习惯（洗手、擦操作台）	2	
		安静、礼貌	1	
2	器材选择与清洁（5分）	选择正确	3	
		清洁正确	2	
3	备料（10分）	天平调零点	3	
		药物的称取	5	
		天平休止	2	

续表

序号	考核内容	考核要点	配分	得分
4	酊剂制备（40分）	纯化水的量取	5	
		溶解量具的选择	5	
		提取或者配制操作	10	
		提取或者配制台面的整洁度	10	
		加乙醇至规定量	5	
		搅匀	5	
5	成品质量评价（15分）	总量	5	
		色泽	5	
		全溶	5	
6	实验报告（15分）	书写工整	5	
		项目齐全	5	
		结论准确	5	
7	操作时间（5分）	按时完成	5	
8	清场（5分）	清洗用具、清理环境	5	
合计				100

手工制备酊剂素养评价

1.个人评价: _____

_____

_____

2.小组评价: _____

_____

_____

【任务解析】

酊剂系指药物用规定浓度的乙醇提取或溶解而制成的澄清液体制剂，亦可用流浸膏稀释制成。除另有规定外，毒性药的酊剂，每100mL相当于原药材10g；其他酊剂，每100mL相当于原药材20g。酊剂通常以不同浓度的乙醇为溶剂，采用溶解法、稀释法、浸渍法、渗漉法制备。

任务二　机器制备酊剂

【任务要求】

1.具有正确执行酊剂岗位标准操作的能力。

2.能正确判定药粉的细度。

3.依据工作需要会正确配制规定浓度的乙醇。

4.会使用配制罐或 ＿＿＿＿＿＿＿＿＿＿进行酊剂的制备。

5.能独立进行各种生产文件的记录和汇总。

6.任选以下 ＿＿＿＿＿＿＿＿ 方或者自定 ＿＿＿＿＿＿＿ 方实验。

【任务准备】

例：远志酊

【制法】取远志流浸膏200mL，加60%乙醇使成1000mL，混合后，静置，滤过，即得。

【性状】本品为棕色的液体。

【适应证】用于咳痰不爽。

【用法与用量】口服。一次2～5mL，一日6～15mL。

【任务实施】

工序1　备料

产品名称			产品批号		
规格		投料日期	批产量		
工艺规格					
原辅料配料记录					
原辅料名称	批号	单位	理论量	损耗量	合计
备注：本指令发至液体制剂车间					
签发		日期		年　月　日	
签收		日期		年　月　日	

工序2 配制

1.配制前的准备、检查和调节

（1）检查确认本罐已清洗消毒待用。

（2）检查确认各连接密封完好，各阀门开启正常。

（3）检查确认各控制部分（电气、仪表）正常。

2.配制操作

（1）开启进水阀加注射用水，到适量后关闭进水阀。药物、附加剂由进料口加。

（2）启动搅拌系统。

（3）打开蒸汽阀将料液加温到设定温度。

（4）关闭蒸汽阀，进行保温。

（5）搅拌适时后，停止搅拌器。

（6）开启出料阀，排料送出。

（7）出料完毕，关闭出料阀。

3.配制结束

（1）摘下"正在运行"状态标识牌。

（2）打开夹套蒸汽排气阀，排尽夹套内蒸汽或冷凝水。

（3）配制罐用注射用水清洗或75%乙醇消毒。

（4）检查合格后，挂"已清洁"状态标识牌，待用。

（5）填写使用登记表。

工序3 分装

酊剂分装生产记录

品名：	规格：		批号：			生产日期：	年	月	日
确认	1.本批生产记录是否收到			已收到	☐				
	2.本批半成品检验报告单是否收到			已收到	☐				
分装	每小时连续抽10支，测其装量，装量符合	检查时间			装量/mL				结果
			1.	2.	3.	4.	5.		
			6.	7.	8.	9.	10.		
			1.	2.	3.	4.	5.		
			6.	7.	8.	9.	10.		
	本批共分装				瓶				
检漏	静置时间				h				
	渗漏数量				瓶				
	合格数				瓶				
	设备润滑情况		本班已润滑 ☐						
			润滑时间： 时 分至 时 分						
	设备运行情况		正常 ☐						
操作者：			工艺员：						

工序4　包装

包装操作：_____

_____

_____

【任务反思】

1. 酊剂生产的注意事项有哪些?

2. 酊剂与其他浸出剂型的关系是什么?

【任务评价】

机器制备配剂素养评价

1. 个人评价：_____

_____

2. 小组评价：_____

_____

_____

【任务解析】

配制罐使用注意：使用时先用4%碱水（或洗涤剂）清洗罐内外，罐内认真消毒，用清洗球洗净并用注射用水冲洗干净。使用时，检查减速器，接通电源，试转一下，看转向是否正确、可靠，减速机有无异常声响。使用完毕要认真清洗消毒。定期对搅拌器、减速机运行情况进行检查，减速机润滑油不足时应立即补充。半年换一次机油（40号）。

项目总结

项目总结报告

学习任务	
学习目标	
实验实训任务	
项目完成进展	
项目完成所得	
项目完成反思	

项目四　制备流浸膏剂、浸膏剂

 学习目标

知识目标	1.掌握流浸膏剂、浸膏剂的相关基础知识
	2.掌握流浸膏剂的生产工艺流程及各工序操作要点、质量控制标准
技能目标	1.能根据生产工艺规程，生产出质量合格的流浸膏剂
	2.掌握流浸膏剂的生产工艺和关键工序的要求，如渗漉设备的正确使用，乙醇溶液的配制，渗漉速度、渗漉温度的控制等
	3.能对流浸膏剂生产过程进行质量控制，解决生产中的简单问题，如浓缩时产生焦煳问题、流浸膏久置产生沉淀等。掌握发现问题的一般方法和程序，分析和解决问题的一般程序，能运用某一方法解决简单问题
素养目标	1.通过流浸膏剂生产规范化操作的学习及制药卫生要求的学习，强化合法、合规、合格的制药职业意识。学生通过合作式学习，形成组内合作、组间竞争的格局，在完成任务的过程中不断增强团队合作意识
	2.通过传承流浸膏、浸膏的经典制药技术，明确熬制、浓缩要点，融入创新科技
	3.通过流浸膏剂生产全过程的质量控制的学习，自觉形成"精益求精、质量为本"的工匠意识

项目资讯

　　流浸膏剂系指饮片用适宜的溶剂提取，蒸去部分溶剂，调整至规定浓度而成的制剂。流浸膏剂为澄清液体，除另有规定外，每毫升相当于原药材1g，流浸膏成品至少含20%的乙醇，若以水为溶剂的流浸膏，其成品中亦须加20%～25%的乙醇作防腐剂，以利于贮存。

　　具体内容请扫二维码查看。

任务一　手工制备流浸膏

【任务要求】

1.掌握渗漉法制备流浸膏剂的方法和操作要点。

2.学会浸膏剂制备主要用具和设备的使用方法。

3.任选以下 _____ 方或者自定 _____ 方实验。

例：甘草流浸膏

【处方】甘草浸膏300～400g。

【制法】取甘草浸膏300～400g，加水适量，不断搅拌，并加热使溶解，滤过，在滤液中缓缓加入85%乙醇，随加随搅拌，直至溶液中含乙醇量达65%左右，静置过夜，小心取出上清液，遗留沉淀再加65%的乙醇，充分搅拌，静置过夜，取出上清液，沉淀，再用65%乙醇提取一次，合并三次提取液，滤过，回收乙醇，测定甘草酸含量后，加水与乙醇适量，使甘草酸和乙醇量均符合规定，加浓氨试液适量调节pH值，静置使澄清，取出上清液，滤过，即得。

【性状】本品为棕色或红褐色的液体；味甜，略苦、涩。

【贮藏】密封。

更多流浸膏剂处方请扫二维码查看。

【任务准备】

设备器皿：渗漉筒（实验室用）、接受瓶、铁架台、蒸馏瓶、冷凝管、水浴锅、烧杯、量筒、脱脂棉、滤纸、电炉、蒸发器、漏斗、天平等。

写下药品与材料：_____

【任务实施】

工序1　准备原辅料

1.备料：_____

2.药材处理要求：_____

药材处理注意事项：_____

3.乙醇配制操作

浓乙醇浓度	需配制浓度	浓乙醇体积	配制体积	加入纯水体积	配制日期	配制人	复核人

工序2　渗漉

浸润所需溶剂量	浸润时间	渗漉所需乙醇浓度	渗漉所需乙醇体积	渗漉时间	渗漉速度	初漉液体积	续漉液体积或重量

1.渗漉温度：_____

2.渗漉速度：_____

3.渗漉注意事项：_____

_____

工序3　浓缩

回收前体积	温度	回收乙醇量	浓缩液量

工序4　配制

续漉液浓缩液体积或重量/（mL/g）	初漉液体积	加乙醇量	加乙醇浓度	成品量

【任务反思】

1.《中国药典》2020年版中收载的流浸膏剂采用什么制备方法？

2.渗漉法制备流浸膏为何要收集85%初漉液，另器保存？

3.渗漉法的操作流程及注意事项。

【任务评价】

手工制备流浸膏剂考核评分标准

考核任务	手工制备流浸膏剂	
考核项目	评分标准	分值
职业素养 （5分）	① 服装整洁（白服）（2分） ② 卫生习惯（洗手、擦操作台）（2分） ③ 安静、礼貌（1分）	
器材选择与清洁 （5分）	① 选择正确的器材（2分） ② 按需准备器材（1分） ③ 清洁正确（2分）	
备料（10分）	① 正确使用天平称量（3分） ② 准确称量（2分） ③ 准确配制溶剂（5分）	
流浸膏制备 （40分）	① 能够正确、充分润湿药材（4分） ② 能够正确装渗漉筒（6分） ③ 能够正确排气（5分） ④ 能够正确渗流，流速合适、溶剂加入及时（6分） ⑤ 能够正确收集初滤液及续滤液（5分） ⑥ 能够正确选用合适的方法浓缩，温度适宜，不出现焦煳（3分） ⑦ 配液准确，符合要求（5分） ⑧ 搅拌均匀（3分） ⑨ 外观合规，如有沉淀，能够正确过滤（3分）	
成品质量评价 （15分）	① 总量合格（8分） ② 外观符合要求（7分）	
实验报告（15分）	① 书写工整（5分） ② 项目齐全（5分） ③ 结论准确（5分）	
操作时间（5分）	按时完成（5分）	
清场（5分）	清洗用具、清理环境（5分）	
合计		

手工制备流浸膏剂素养评价

1.个人评价：_____

_____

_____

2.小组评价：_____

_____

_____

【任务解析】

　　流浸膏剂常用渗漉法制备，也可用煎煮法或稀释法。渗漉法制备工艺流程为：原辅料的准备→渗漉→浓缩→调整浓度→质检→包装。渗漉法制备流浸膏时，应注意饮片粗细适宜；药材充分润湿后再填装渗漉筒；渗漉筒底需放一筛板或棉花，饮片填充均匀，松紧一致；自渗漉筒上部缓缓地加入溶剂，同时打开筒底部活塞，待溶剂自下口流出时关闭活塞，称为"排气"，此操作可以排除饮片间空隙中的空气，流出溶剂还可以收集起来倒入渗漉筒继续使用；排气后应先浸渍一定时间后，再收集渗漉液。

任务二　机器制备流浸膏

【任务要求】

> 1. 具有正确执行流浸膏剂生产环节中各岗位标准操作的能力。
> 2. 依据标准正确配制相关溶剂。
> 3. 会使用渗漉器、三效浓缩蒸发器、配液罐、液体灌装机等进行生产。
> 4. 生产过程中按工艺规程监控质量控制点。
> 5. 会对生产设备及计量工具进行清洁、消毒、维护、保养。
> 6. 能独立进行各种生产文件的记录和汇总。
> 7. 任选以下 _____ 方或者自定 _____ 方实验。

【任务准备】

　　例：姜流浸膏

【处方】干姜。

【制法】取干姜粉1000g，用90%乙醇作溶剂，浸渍24h后，以每分钟1~3mL的速度缓缓渗漉，收集初漉液850mL，另器保存，继续渗漉至漉液接近无色、姜的香气和辣味已淡薄为止，收集续漉液，在60℃以下浓缩至稠膏状，加入初漉液，混匀，滤过，分取20mL，依法测定含量，余液用90%乙醇稀释，使含量与乙醇量均符合规定，静置，待澄清，滤过，即得。

【注】干姜中化学成分主要为挥发油，宜采用减压浓缩，温度不高于60℃。

　　更多流浸膏剂处方请扫二维码查看。

【任务实施】

工序1　配料

配料岗生产记录

产品名称			生产批号		
规格			温度/湿度	_____℃/	_____%
生产日期	_____年__月__日__时__分～____年__月__日__时__分				

生产前检查				
序号	检查内容		检查记录	检查结果
1	操作人员穿戴好工作服、鞋、帽等符合要求			□合格□不合格
2	现场无前批/前次生产遗留物和文件、记录等			□合格□不合格
3	现场环境、设备、器具等已清洁并在有效期内			□合格□不合格
4	是否换上生产品种状态标识牌			□合格□不合格
检查人		QA		

配料操作					
物料名称	批号	处方量	实际重量	操作人	复核人
QA			车间负责人		

工序2　渗漉

渗漉岗生产记录

产品名称：		规格：	生产批号：	生产日期： 年　月　日
生产前检查	1.检查现场环境、人员符合要求		检查人：	复核人：
	2.设备运行正常、有"已清洁"标识			
	3.计量器具有合格标识，按规定放置			
	4.批生产记录应齐全，无与本批无关的批生产记录			
渗漉罐编号		1		2
投料量		kg		kg

续表

渗漉乙醇浓度		%		%
药材润湿乙醇用量		L		L
药材润湿时间	开始时间： 结束时间：		开始时间： 结束时间：	
药材浸渍乙醇用量		L		L
药材浸渍时间	开始时间： 结束时间：		开始时间： 结束时间：	
渗漉流速		mL / min		mL / min
初漉液量		L		L
续漉液量		L		L
渗漉乙醇总用量		L		L
渗漉液收集总量		L		L
物料平衡		%		%

操作人：		车间负责人：	
清场：清场结束报QA进行现场检查，合格后发清场合格证正、副本	清场项目		检查情况
清场操作人	QA		

工序3　浓缩
浓缩岗生产记录

产品名称：	规格：		生产批号：	生产日期： 年　月　日
生产前检查	1.检查现场环境、人员符合要求		检查人：	复核人：
	2.设备运行正常、有已清洁标识			
	3.计量器具有合格标识，按规定放置			
	4.批生产记录应齐全，无与本批无关的批生产记录			
浓缩过程	进液比重			
	进液量/L			
	浓缩温度/℃			
	真空度/MPa			
	浓缩开始时间			
	浓缩结束时间			
	回收溶剂量/L			
	回收溶剂浓度			

续表

稠膏总量/L			
收率			
操作人：		车间负责人：	
清场：清场结束报QA进行现场检查，合格后发清场合格证正、副本	清场项目		检查情况
清场操作人	QA		

工序4　配液（过滤）

配液岗生产记录

产品名称：	规格：		生产批号：	生产日期： 　　年　月　日	
生产前检查	1.检查现场环境、人员符合要求			检查人：	复核人：
	2.设备运行正常、有已清洁标识				
	3.计量器具有合格标识，按规定放置				
	4.批生产记录应齐全，无与本批无关的批生产记录				
投料量	原辅料名称	批号	投料量	操作人	复核人
配制： 　将稠膏打入配液罐中，搅拌下加入初滤液850mL，混匀，用70%乙醇稀释至1000mL（每1000g药材），静置48h	配液罐编号		
	初滤液量/L		
	稠膏量/g（L）		
	加入乙醇浓度/%		
	加入乙醇量/L		
	配液总量		
	静置时间		
过滤	过滤时间		
	滤液总量		
	滤饼重		
物料平衡/%			
流浸膏总量/L			
操作人：		车间负责人：	

续表

清场：清场结束报 QA 进行现场检查，合格后发清场合格证正、副本	清场项目		检查情况
清场操作人		QA	

【任务反思】

1.制备流浸膏剂需要哪些设备?

2.流浸膏剂生产过程中各工序质量控制要点有哪些?

【任务评价】

机器制备流浸膏剂考核评分标准

考核任务	按生产指令制备流浸膏剂	
考核要求	按流浸膏剂制备岗位标准操作规程进行	
考核项目	评分标准	分值
生产准备（10分）	①生产人员按洁净度要求更衣（5分） ②生产组长将生产指令下发，组员接收生产指令（1分） ③检查各种标牌：清场合格证、设备完好、已清洁（2分） ④填写生产前检查记录（2分）	
备料（10分）	领料 ①按生产指令向仓库限额领原料及包装材料（1分） ②核对原料及包装材料的名称、规格、批号、数量及供货单位（1.5分） ③复核原料及包装材料的名称、规格、批号、数量及供货单位（1分） ④填写收料记录（1.5分） 粉碎 ①于出料口扎捆接料袋，于旋风分离口扎捆分离袋，选择合适的筛网（0.5分） ②除去包装，将药料倒入洁净的生产容器内，称重（0.25分） ③按启动钮，使粉碎机空机运转正常后（约10s），均匀进料，连续工作（0.5分） ④出料前，让设备空运转2~3min，按停车钮（0.5分） ⑤出料（0.25分） ⑥同样的方法再次粉碎剩余的其他药材（0.25分） ⑦称重，装入洁净的容器中（0.25分） 过筛 ①按筛分标准操作规程安装好筛网，把盛料箱摆正放在出料口下方，安装完毕应检查密封性（0.5分） ②开启除尘风机10min（0.5分） ③启动设备空转运行，声音正常后，把物料均匀加入加料口，开始过筛（0.5分） ④在操作过程中，根据实际情况需要调节振动电机偏心块，达到最佳振幅状态（0.5分） ⑤筛分完毕，关闭电源（0.25分） ⑥出料，称重，装入洁净的容器中，填写记录（0.25分）	

续表

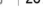

考核任务	按生产指令制备流浸膏剂	
考核要求	按流浸膏剂制备岗位标准操作规程进行	
考核项目	评分标准	分值
渗漉 (25分)	溶剂的配制 ① 明确工艺要求的溶剂（1分） ② 配制工艺要求浓度的溶剂（2分） ③ 检查配制溶剂的浓度是否符合要求（1分） ④ 填写相关记录（1分）	
	渗漉 ① 加入少量溶剂，浸润适当时间，使药材充分溶胀（3分） ② 将浸润好的药材装入渗漉器内，层层均匀压实（3分） ③ 把溶剂储存器与渗漉器连好，将溶剂连续加入渗漉器内（注意排气），至液面高出药材数厘米，不再排气时关紧排气开关（4分） ④ 浸渍规定时间，缓慢渗漉，收集初滤液850mL（每1000g药材），另器储存，继续渗漉，至渗漉完全，收集续滤液（4分） ⑤ 渗漉结束后，标明渗漉液的比重（相对密度）、体积、数量、名称、批号、日期、操作人，交下一道工序（2分） ⑥ 药渣倾入垃圾车（2分） ⑦ 填写生产记录（2分）	
配液 (15分)	① 将稠膏打入配液罐中（1分） ② 接通电源，开动搅拌器（2分） ③ 搅拌下加入初滤液，搅拌至规定时间，关闭搅拌器（3分） ④ 用规定浓度的溶剂加至所生产的规定量（3分） ⑤ 再开启搅拌开关，搅拌均匀，关闭搅拌器（2分） ⑥ 静置规定时间（1分） ⑦ 记录流浸膏的数量（1分） ⑧ 填写生产记录（2分）	
过滤 (10分)	① 安装过滤器（2分） ② 选择规定要求的滤材（2分） ③ 启动过滤器（2分） ④ 过滤后药液标明品名、批号、操作者（1分） ⑤ 申请由化验室对流浸膏半成品进行检测（1分） ⑥ 合格后，用输液泵将药液输至高位贮罐，标明品名、数量、批号、生产日期、操作人（2分）	
质检 (10分)	①外观（5分）；②乙醇量（1分）；③甲醇量（1分）；④装量（1分）；⑤微生物限度检查（1分）；⑥出具检验报告书（1分）	
清场 (10分)	① 将流浸膏剂制备室内的物料残渣用刷子清扫干净，依次用饮用水、纯净水清洗后，再用消毒剂消毒（2分） ② 对本环节的废弃物进行处理（2分） ③ 将各种生产工具或器具放置于指定地点（2分） ④ 挂已清洁状态标识牌（2分） ⑤ 做好清场记录（2分）	
产品合格率 (10分)	① 物料平衡（5分） ② 收率（5分）	
合计		

机器制备流浸膏剂素养评价

1.个人评价：＿＿＿＿＿＿＿＿＿＿＿＿＿＿＿＿＿＿＿＿＿＿＿＿＿＿＿＿

＿＿

＿＿

2.小组评价：＿＿＿＿＿＿＿＿＿＿＿＿＿＿＿＿＿＿＿＿＿＿＿＿＿＿＿＿

＿＿

＿＿

【任务解析】

机器制备流浸膏剂工艺过程的关键工艺参数及控制指标

工序	关键工艺参数	控制指标	频次
配料	核对物料信息、合格证等	原药材品种、粒度、重量、外观	每批
渗漉	渗漉溶剂浓度与用量、时间、温度（压力）、流速、次数等	含醇量、外观、总量	随时
浓缩	浓缩温度、时间、压力等	总量、外观	随时
配液（过滤）	投料品名、重量、浓度、体积、搅拌时间等	含醇量、外观、相对密度、含量等	随时
包装	材料、包装质量	外观	随时

项目总结

项目总结报告

学习任务	
学习目标	
实验实训任务	
项目完成进展	
项目完成所得	
项目完成反思	

项目五　制备糖浆剂

 学习目标

知识目标	1. 掌握糖浆剂的相关基础知识
	2. 掌握糖浆剂的生产工艺流程及各工序操作要点、质量控制标准和方法
技能目标	1. 能根据生产工艺规程，生产出质量合格的糖浆剂
	2. 掌握糖浆剂的生产工艺，能按关键工序的要求制备合格的糖浆剂
	3. 能对糖浆剂生产过程进行质量控制，解决生产中的简单问题，如长霉发酵、产生沉淀和变色等。掌握发现问题的一般方法和程序，分析和解决问题的一般程序，能运用某一方法解决简单问题
素养目标	1. 明确糖浆剂防腐工作的重难点，糖浆剂生产各环节微生物污染控制的要点，引导学生提高综合素质，保障糖浆剂的卫生
	2. 通过各工序物料平衡计算形成生产节约意识；通过糖浆剂的安全操作规程的学习，强化安全生产意识，同时关注劳动保护
	3. 通过《本草纲目》中糖浆剂的记载，增强学生对糖浆剂的认识

【项目资讯】

糖浆剂是含有提取物的浓蔗糖水溶液。中药糖浆剂中含糖量不能低于45%（g/mL）。单纯蔗糖的近饱和溶液称为"单糖浆"，也简称"糖浆"，其浓度为85%（g/mL）或64.72%（g/mL）。

具体内容请扫二维码查看。

任务一　手工制备糖浆剂

【任务要求】

1. 掌握实验室制备单糖浆和矫味糖浆的方法和操作要点。
2. 熟悉含糖量、相对密度和pH值的测定方法。
3. 明确制备糖浆剂的物料、工具、设备等的处理原则。
4. 任选以下 ＿＿＿＿＿＿＿＿＿ 方或者自定 ＿＿＿＿＿＿＿ 方实验。

例1：单糖浆

【处方】蔗糖850g，蒸馏水。

【制法】取蒸馏水450mL，煮沸，加入蔗糖，搅拌溶解后，加热至100℃，沸后趁热用脱脂棉或白布滤过，自滤器添加适量的热蒸馏水，使成1000mL，混匀即得。

【性状】本品为无色至淡黄白色的浓稠液体；遇热易发酸变质。

【检查】相对密度、旋光度。

【类别】药用辅料，矫味剂和黏合剂等。

【贮藏】遮光，密封，在30℃以下保存。

例2：芩芷鼻炎糖浆

【处方】黄芩156g，白芷156g，麻黄72g，苍耳子156g，辛夷156g，鹅不食草156g，薄荷73g。

【制法】以上七味，辛夷、薄荷、白芷提取挥发油，蒸馏后的水溶液另器收集；药渣与黄芩、苍耳子、鹅不食草、麻黄加上述蒸馏后的水溶液及水煎煮两次，第一次1.5h，第二次1h，煎液滤过，滤液合并浓缩至适量，加入蔗糖650g、苯甲酸钠2g及羟苯乙酯0.5g，煮沸使溶解，滤过，放冷，加入辛夷等挥发油，加水至1000mL，混匀，即得。

【性状】本品为棕色至棕褐色的黏稠液体；气香，味甜而后苦。

【功能与主治】清热解毒，消肿通窍。用于急性鼻炎。

【用法与用量】口服。一次20mL，一日3次。

【规格】每瓶装150mL。

【贮藏】密封，置阴凉处。

更多糖浆剂处方请扫二维码查看。

【任务准备】

设备器皿：烧杯、不锈钢锅、蒸发皿、漏斗、玻璃棒、电炉、酒精灯、天平、纱布、滤纸、量杯、药匙、糖量计、比重瓶、pH试剂等。

写下药品与材料：_____

【任务实施】

工序1　准备原辅料

产品名称			产品批号	
规格		投料日期		批产量	
工艺规格				

原辅料配料记录					
原辅料名称	批号	单位	理论量	损耗量	合计

备注：本指令发至液体制剂车间

签发		日期	年 月 日
签收		日期	年 月 日

工序2　药材的提取、精制与浓缩

1.药材提取操作

按处方要求，哪些药材需进行提取操作：_____

_____

药材名称	用量	提取溶剂	提取方法及时间	提取后状态及量（重量／体积）

药材提取注意事项：_____

2.精制（净化）

精制项目名称	精制前量（重量／体积）	精制方法及时间	精制后状态及量（重量／体积）

药材精制注意事项：_____

3.浓缩

浓缩项目名称	浓缩方法	浓缩时间	浓缩后状态及量（重量／体积）

药材是否需要浓缩，浓缩注意事项：_____

工序3　配制

1.单糖浆的制备操作

配制方法	糖量	用水量	加热温度	加热时间	最终体积/质量

2.药用糖浆（矫味糖浆）的制备操作

药物提取物	提取物添加量	单糖浆量/糖量	是否加热	加热温度及时间	最终体积/质量

配制糖浆剂时是否加入防腐剂，如有，请记录种类及添加量：_____
_____

配制糖浆剂时是否加入矫味、矫臭剂或着色剂等，如有，请记录种类及添加量：_____
_____

工序4　滤过

滤过项目名称	滤过材料（滤纸/纱布/脱脂棉）	是否抽滤	过滤时间	过滤后状态及量（重量/体积）

药材过滤注意事项：_____

工序5　质量检查

对制备的糖浆剂进行含糖量、相对密度和pH值三个质量指标的检查，并根据要求判定结果是否合格。

抽取样品	含糖量	相对密度	pH值
1			
2			

续表

抽取样品	含糖量	相对密度	pH 值
3			
4			
5			
质量要求			
检查结果			

工序6　灌装

包装材料	清洗方式	灭菌方式	灭菌时间	灌装轧盖

工序7　装量（最低装量）检查

1.装量检查（单剂量灌装的糖浆剂）

抽取样品	标识装量	量筒（量入式）量程	量取体积读数
1			
2			
3			
4			
5			
标识装量的95%		检查结果	

2.最低装量检查（多剂量灌装的糖浆剂）

抽取样品	标识装量	量筒（量入式）量程	量取体积读数
1			
2			
3			
4			
5			
平均装量		检查结果	

工序8 包装

1.外包操作: _____

_____

_____

2.外包注意: _____

_____

_____

【任务反思】

1.糖浆剂的含义是什么？有何特点？

2.糖浆剂各种常用附加剂的常用量是多少？

3.糖浆剂在生产和贮存期间有哪些质量要求？

4.影响糖浆剂质量的主要因素有哪些？应采取哪些措施提高成品的质量？

【任务评价】

手工制备糖浆剂考核评分标准

项目	评分标准细则 （总分100分）	扣分	得分
职业 素养 （5分）	能按岗位要求进行着装，注重个人卫生，具有良好实验素养。①不按要求着装，或着装不规范，扣2分；②不注重个人卫生，披发、留长指甲等，扣2分；③进入实验场所行为举止不当，扣1分		
器具 准备 （5分）	器具准备齐全、洁净，摆放合理。①器具要洁净，制剂前未清洁所用器具，扣2分；②器具要一次准备齐全，操作过程中，每再准备一种器具，扣2分；③器具摆放不合理或摆放杂乱，扣1分		
物料 准备 （10分）	能按要求领取、称量所需实验药品与辅料等。①称量前不归零，扣2分；②操作完毕后不关电源，扣2分；③药粉称量并及时准确记录，药粉数据缺少或不全，扣2分；④药粉称量精确度按照药典规定根据数值的有效数位来确定，未按照药典规定称重，扣2分。⑤物料准备完毕后，不清理所用器具及台面等，扣2分		
提取、精制 （15分）	按制备工艺对药物进行提取、精制。①计算药材、辅料等用量错误的，扣2分；②不能正确选择提取溶剂或提取方法，扣5分；③提取步骤出错或提取时间掌握不好，扣3分；④不能正确选择精制方法或精制步骤出错，扣5分		
浓缩 （5分）	按制备工艺对药物进行浓缩操作。①浓缩方法或器具选择错误，扣2分；②浓缩时间掌握不好或浓缩后体积不符合规定，扣3分		
配制 （20分）	按制备工艺正确选择配制方法，完成单糖浆、药用糖浆的配制。①不能正确选择配制方法，扣5分；②不能正确计算蔗糖、水及药物提取物等用量，扣5分；③搅拌速度、温度及时间控制有误，扣5分；④不能按规定选择正确的防腐剂、矫味剂等辅料，扣2分；⑤添加剂添加量超标，扣3分		

项目	评分标准细则 （总分 100 分）	扣分	得分
滤过 （5分）	能正确完成滤过操作。①滤纸和滤过方法选择错误，扣2分；②滤过时间掌握不好或滤过后药液状态不符合规定，扣3分		
质量 控制 （15分）	对配制好的糖浆剂进行含糖量、相对密度和pH值等质量指标的检查。①含糖量不符合要求，扣5分；②相对密度不符合要求，扣5分；③pH值不符合要求，扣5分		
灌装 （5分）	能正确灌装糖浆剂。①不能正确选择合适的灌装容器，扣1分；②不能对灌装容器进行正确的清洗和灭菌处理，扣3分；③不能正确完成轧盖操作，扣1分		
装量 检查 （10分）	按药典要求检查装量（最低装量）。①不能正确进行装量或最低装量检查，扣3分；②量筒规格选择不正确，扣2分；③不能正确计算和得出结论，扣5分		
清场 （5分）	按规程清洁器具，清理现场；成型制剂和器具归类放置。①操作严重失误，扣2分；②器具未清洁或清洁不彻底，扣1分；③器具未放回原始位置或摆放杂乱，扣0.5分；④操作台面不整洁或地面未清洁，扣1分；⑤未关闭设备所用电源，扣0.5分		
合计			

手工制备糖浆剂素养评价

1.个人评价：＿＿＿＿＿＿＿＿＿＿＿＿＿＿＿＿＿＿＿＿＿＿＿＿＿＿＿＿＿＿＿＿＿＿＿

＿＿

＿＿

2.小组评价：＿＿＿＿＿＿＿＿＿＿＿＿＿＿＿＿＿＿＿＿＿＿＿＿＿＿＿＿＿＿＿＿＿＿＿

＿＿

＿＿

【任务解析】

　　单糖浆可用热溶法制备，也可用冷溶法制备，热溶法制得的成品因含转化糖，长期贮存后，色泽易变深，所制备时加热温度不宜过高，时间不宜过长，以防蔗糖焦化或转化，而影响产品的质量。加热不仅能加速蔗糖溶解，还可杀灭蔗糖中的微生物、凝固蛋白，使糖浆易于保存。矫味糖浆或药用糖浆可采用混合法进行配制，但根据工艺要求，也可选用热熔法或冷溶法进行配制。

任务二　机器制备糖浆剂

【任务要求】

1. 具有正确执行糖浆剂岗位标准操作的能力。
2. 会使用化糖罐、配液罐制备单糖浆和配液。
3. 能对自动灌装生产线完成洗瓶、理瓶、灌装和轧盖等操作。
4. 制备过程中会正确检测含糖量、pH值及其他质量指标。
5. 会对使用的机器及计量工具等进行清洁、消毒、维护、保养。
6. 能独立进行各种生产文件的记录和汇总。
7. 任选以下 _____ 方或者自定 _____ 方实验。

【任务指导】

根据药物性状的不同和处方的工艺要求，可以采用热熔法、冷溶法和混合法进行糖浆剂的配制，每种方法优缺点各异，需要根据具体处方要求进行选择。

中药糖浆剂生产过程中要及时进行含糖量的测定；配料操作时，要随时检查糖浆的相对密度和含糖量，防止含糖量不合格。

【任务准备】

例：小儿百部止咳糖浆

【处方】蜜百部100g，苦杏仁50g，桔梗50g，桑白皮50g，麦冬25g，知母25g，黄芩100g，陈皮100g，甘草25g，制天南星25g，枳壳（炒）50g。

【制法】以上十一味，加水煎煮两次，第一次3h，第二次2h，合并煎液，滤过，滤液静置6h以上，取上清液，浓缩至适量。另取蔗糖650g加水煮沸制成糖浆，与上述浓缩液混匀，煮沸，放冷，加入苯甲酸钠2.5g与香精适量，加水至1000mL，搅匀，静置，滤过，即得。

【功能主治】清肺、化痰、止咳。用于小儿痰热蕴肺所致的咳嗽、顿咳。症见咳嗽、痰多、痰黄黏稠，咳吐不畅，或痰咳不已，痰稠难出；百日咳见上述诸症者亦可应用。

【用法用量】口服。2岁以上一次10mL，2岁以内一次5mL，一日3次。

【任务实施】

工序1　备原料

备原料记录

产品名称			产品批号	
规格		投料日期	批产量	
工艺规格				

原辅料配料记录					
原辅料名称	批号	单位	理论量	损耗量	合计
备注：本指令发至液体制剂车间					
签发		日期		年 月 日	
签收		日期		年 月 日	

工序2 药材的提取、精制与浓缩

中药提取记录

品名		批号	
设备编号		日期	
操作步骤	操作指令	操作记录	
生产前检查	1.生产文件、清场合格证 2.生产现场 3.设备 4.容器具 5.仪器、仪表 6.检查完毕，符合要求，更换状态标识	□齐全 □无上次生产遗留物　□已清洁 □待用　　　　　　　□已清洁 □已清洁 □已校正，在有效期内　□已清洁 □已更换	
准备	根据生产指令领取药物，核对品名、批号、数量	药品名称：_____ 药品数量：_____	
提取精制浓缩	将药品投入多功能提取罐中，加8倍量的纯化水润____min以上，第一次煎煮____h；第二次加6倍量的纯化水，煎煮____h；煎煮液依次打入贮罐。煎煮完毕，出渣 精制：_____ 浓缩：_____	投料量：_____ 一次加水量：____L，润药时间：____至____ 一次煎煮时间：____至____ 二次加水量：____L，润药时间：____至____ 二次煎煮时间：____至____ 煎煮液总量：_____ 精制：_____；浓缩至_____	
交接	将药物提取液贴上标签移交下一岗位	交料人：_____ 接料人：_____	
清场	按要求进行清场，填写清场记录	□清场记录	
备注			
操作人：		复核人：	

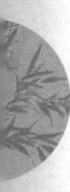

工序3 配制

根据药物性状的不同，糖浆剂的配制方法有热熔法、冷溶法和混合法。

将实训结果填入配制生产记录表。

配制生产记录

品名		批号	
规格		生产日期	年 月 日
执行标准操作规程编号			
操作指令	工艺要求	操作记录	签名
1.检查：检查是否清场，清场合格证是否在有效期内	已清场，合格证在有效期内	清场：□合格 □不合格 合格证：□有效 □无效	检查人：
2.投料： 2.1 检查相关容器、辅料等是否清洁，无异物 2.2 罐底阀是否关闭 2.3 加入配制用水、处方量的药液等，开启蒸汽阀 2.4 待煮沸30min后，将蔗糖投入，持续搅拌，混合	容器清洁无异物 罐底阀关闭 配制用水、药物提取物、蔗糖等依次加入配料罐，加热，搅拌混合	清洁情况：□合格 □不合格 配制用水： 药物提取物： ——————— ——————— 蔗糖：————	操作人： 复核人：
3.溶解：搅拌，使溶解完全	搅拌，使溶解完全	温度：_____ ℃ 搅拌时间：____ min	操作人： 复核人：
4.过滤：趁热过滤	趁热过滤	过滤压力：____	操作人：
5.卫生清洁：按洁净区卫生清洁规程操作	符合洁净区工艺卫生要求操作	清洁情况：□合格 □不合格	操作人： 检查人：
备注			

工序4 灌封

灌封包括灌注药液和封口两步。灌封应在同一室内进行，以免污染。主要采用灌封机来完成。

灌封岗位记录表

品名		生产小组	
设备名称		设备编号	
操作时间			
指令	工艺参数		操作参数

续表

1.核对药液、瓶子名称、数量、质量	瓶子清洗、干燥、灭菌	有□ 无□					
	所配制药液名称、数量	药液名称：_____ 药液数量：_____					
	瓶子名称、数量	瓶子名称：_____ 瓶子数量：_____					
2.灌封机正常清洁	正常、清洁	正常□ 不正常□					
		清洁□ 不清洁□					
3.按灌封机操作规程、灌封岗位操作规程进行灌封	生产过程中，每隔15min检查一次灌装量；灌装量符合工艺要求	时间	1	2	3	4	5	平均
4.灌装好的中间产品	悬挂状态标识卡，合格者送下一道工序	灌装损耗数：_____支 取样：_____支 不合格品数：_____支 合格中间产品数：_____ 送交：_____					
备注：							
操作人		日期					
复核人		日期					

工序5　外包装

糖浆剂通常采用玻璃瓶包装，封口主要有螺纹盖封口、滚扎防盗盖封口、内塞加螺纹盖封口等，糖浆剂玻璃瓶规格为25～1000mL。包装包括上盖、贴签、装单盒、中盒、大箱，完成全部包装后送成品库。

【任务反思】

1.制备糖浆剂需要哪些材料?

2.制备糖浆剂各种机械设备起什么作用?

3.糖浆剂生产过程中各工序质量控制要点是什么?

【任务评价】

机器制备糖浆剂考核评分标准

考核任务	按生产指令制备糖浆剂	
考核要求	按糖浆剂制备岗位标准操作规程进行	
考核项目	评分标准	分值
生产准备 （10分）	①生产人员按洁净度要求更衣（5分） ②生产组长将生产指令下发，组员接收生产指令（1分） ③检查各种标牌：清场合格证、设备完好、已清洁（2分） ④填写生产前检查记录（2分）	

续表

考核任务	按生产指令制备糖浆剂	
考核要求	按糖浆剂制备岗位标准操作规程进行	
考核项目	评分标准	分值
备料 （10分）	① 领料：按生产指令向仓库限额领原料及包装材料（2分） ② 核对原料及包装材料的名称、规格、批号、数量及供货单位（3分） ③ 复核原料及包装材料的名称、规格、批号、数量及供货单位（2分） ④ 填写收料记录（3分）	
提取、精制、浓缩 （15分）	① 先关闭多功能提取罐出渣门并锁紧出渣门（1分） ② 根据生产指令及各原料相对应的投料量将经过前处理的原料投入提取罐（2分） ③ 加入溶剂（饮用水/纯化水），溶剂加入量合适（2分） ④ 提取次数合适，能掌握合适的提取温度和时间（5分） ⑤ 提取完成后正确关闭蒸汽阀，检查贮罐各开关是否处于正确的状态（2分） ⑥ 正确出渣（1分） ⑦ 能按清洁规程对多功能提取罐设备进行清洁（2分）	
配制 （15分）	① 检查配料罐、容器是否清洁、无异物，罐底阀关闭（1分） ② 加入配制用水，用水量计算正确（2分） ③ 正确计算药物提取液加入量，投入药物提取物（3分） ④ 开启蒸汽阀（3分） ⑤ 待煮沸30min后加入正确量的蔗糖（2分） ⑥ 搅拌，使完全溶解，设置好搅拌速度和时间（2分） ⑦ 正确进行过滤和最终定量（1分） ⑧ 填写记录（1分）	
灌封 （15分）	① 对计量器具进行检查（2分） ② 对安瓿瓶进行清洗、灭菌（5分） ③ 设置好灌装量进行灌装操作（3分） ④ 每隔3～5min检查一次装量，及时抽取少量中间体进行澄明度、装量、封口等项目的检查（5分）	
质检 （15分）	① 含糖量检查（5分） ② pH值检查（5分） ③ 相对密度（5分）	
清场 （10分）	① 将实验过程中所用到的仪器设备按要求进行清洗，对工作车间进行清场，依次用饮用水、纯净水清洗后，再用消毒剂消毒（2分） ② 对本环节的废弃物进行处理（2分） ③ 将各种生产工具或器具放置于指定地点（2分） ④ 挂已清洁状态标识牌（2分） ⑤ 做好清场记录（2分）	
产品合格率 （10分）	① 物料平衡（5分） ② 收率（5分）	
合计		

机器制备糖浆剂素养评价

1.个人评价：＿＿＿＿＿＿＿＿＿＿＿＿＿＿＿＿＿＿＿＿＿＿＿＿＿＿＿＿＿

＿＿＿＿＿＿＿＿＿＿＿＿＿＿＿＿＿＿＿＿＿＿＿＿＿＿＿＿＿＿＿＿＿＿＿＿＿＿＿

＿＿＿＿＿＿＿＿＿＿＿＿＿＿＿＿＿＿＿＿＿＿＿＿＿＿＿＿＿＿＿＿＿＿＿＿＿＿＿

2.小组评价：＿＿＿＿＿＿＿＿＿＿＿＿＿＿＿＿＿＿＿＿＿＿＿＿＿＿＿＿＿

＿＿＿＿＿＿＿＿＿＿＿＿＿＿＿＿＿＿＿＿＿＿＿＿＿＿＿＿＿＿＿＿＿＿＿＿＿＿＿

＿＿＿＿＿＿＿＿＿＿＿＿＿＿＿＿＿＿＿＿＿＿＿＿＿＿＿＿＿＿＿＿＿＿＿＿＿＿＿

【任务解析】

机器制备糖浆剂工艺过程的关键工艺参数及控制指标

工序	关键工艺参数	控制指标	频次
物料准备	备料	原药材品种、重量	每批
提取、精制、浓缩	投料量、加水量、提取时间、提取温度	出液量、药液相对密度	每批
配制	加热时间、加热温度、搅拌速度	混合均匀度、含糖量、相对密度	随时
滤过	温度、静置时间	澄明度、药液含量	随时
灌封	灭菌方式、灌封方式	装量均匀度	随时
包装	材料、包装质量	外观	每批

项目总结

项目总结报告

学习任务	
学习目标	
实验实训任务	
项目完成进展	
项目完成所得	
项目完成反思	

项目六 制备口服液（合剂）

 学习目标

知识目标	1.掌握口服液的相关基础知识
	2.掌握口服液的生产工艺流程及各工序操作要点、质量控制标准和方法
技能目标	1.能根据生产工艺规程，生产出质量合格的口服液
	2.掌握口服液的生产工艺和关键工序的要求，如口服液的浓缩程度和灌装操作等
	3.能对口服液生产过程进行质量控制，能解决生产中的简单问题，如灭菌不彻底、灯检不合格等。掌握发现问题的一般方法和程序，分析和解决问题的一般程序，能运用某一方法解决简单问题
素养目标	1.通过口服液生产规范化操作的学习及制药卫生要求的学习，强化合法、合规、合格的制药职业意识
	2.通过口服液的安全操作规程学习，强化安全生产意识，同时关注自身劳动保护，关注个人身体健康，培养服务意识；通过药品质量控制的学习，树立实事求是、认真严谨的工作作风
	3.通过口服液生产全过程的质量控制及用药安全新闻事件的学习，培养"大医精诚"的职业精神

【项目资讯】

中药合剂是指饮片用水或其他溶剂，采用适宜方法提取经浓缩制成的口服液体制剂，单剂量灌装者又称"口服液"。

具体内容请扫二维码查看。

任务一 手工制备口服液（合剂）

【任务要求】

1.掌握实验室制备口服液（合剂）的方法和操作要点。

2.熟悉相对密度、pH值的测定方法。

3.明确口服液物料、工具、设备等的处理原则。

4.任选以下 _____ 方或者自定 _____ 方实验。

例：玉屏风口服液

【处方】黄芪600g，防风200g，白术（炒）200g，蔗糖400g，蒸馏水加至1000mL。

【制法】以上3味（黄芪、防风、白术），将防风酌予碎断，提取挥发油，蒸馏后的水溶液另器收集；药渣及其余2味，加水煎煮2次，第一次1.5h，第二次1h，合并煎液，过滤，滤液浓缩至适量，放冷，加乙醇使沉淀，放置24h，取上清液并减压回收乙醇，加水搅匀，静置，取上清液滤过，滤液浓缩。另取蔗糖400g制成糖浆，与上述药液合并，再加入挥发油，调整总量至1000mL，搅匀，滤过，灌装，灭菌，即得。

【功能与主治】益气，固表，止汗。用于表虚不固，自汗恶风，面色㿠白，或体虚易感风邪者。

更多口服液（合剂）处方请扫二维码查看。

【任务实施】

工序1 准备原辅料

产品名称				产品批号		
规格		投料日期		批产量		
工艺规格						
原辅料配料记录						
原辅料名称	批号	单位	理论量	损耗量		合计
备注：本指令发至口服液制剂车间						
签发			日期		年 月 日	
签收			日期		年 月 日	

工序2 提取

按处方要求，哪些药材不需进行提取操作：_____

药材名称	用量	提取溶剂	提取方法、次数及时间	提取后状态及量（重量／体积）

药材提取注意事项：＿＿＿＿＿＿＿＿＿＿＿＿＿＿＿＿＿＿＿＿＿＿＿＿＿＿＿＿＿＿＿＿＿

工序3　精制（净化）

精制项目名称	精制前量（重量／体积）	精制方法及时间	精制后状态及量（重量／体积）

药材精制注意事项：＿＿＿＿＿＿＿＿＿＿＿＿＿＿＿＿＿＿＿＿＿＿＿＿＿＿＿＿＿＿＿＿＿

工序4　浓缩

浓缩项目名称	浓缩方法	浓缩时间	浓缩后状态及量（重量／体积）

药材是否需要浓缩，浓缩注意事项：＿＿＿＿＿＿＿＿＿＿＿＿＿＿＿＿＿＿＿＿＿＿＿＿＿

工序5　滤过

滤过项目名称	滤过材料（滤纸／纱布等）	是否过滤	过滤时间	过滤后状态及量（重量／体积）

药材过滤注意事项：＿＿＿＿＿＿＿＿＿＿＿＿＿＿＿＿＿＿＿＿＿＿＿＿＿＿＿＿＿＿＿＿＿

工序6　配液

药物提取物	提取物添加量	纯化水	是否加热及加热时间	pH调节剂及用量	最终pH值

配液时是否加入防腐剂，如有，请记录种类及添加量：_____

_____

配液时是否加入矫味、矫臭剂或着色剂等，如有，请记录种类及添加量：_____

_____

工序7 分装

包装材料	清洗方式	灭菌方式	灭菌时间	灌装轧盖

工序8 灭菌、检漏

灭菌方式	升温时间	灭菌温度	灭菌时间	检漏

工序9 质量检查

1.灯检

抽取样品	灯检照度	是否合格
1		
2		
3		
4		
5		
6		
……		

2.对制备的口服液进行相对密度和pH值两个质量指标的检查，并根据要求判定结果是否合格。

抽取样品	相对密度	pH 值
1		
2		

抽取样品	相对密度	pH 值
3		
4		
5		
质量要求		
检查结果		

3. 装量检查

抽取样品	标识装量	量筒（量入式）量程	量取体积读数
1			
2			
3			
4			
5			
标识装量的95%		检查结果	

工序 10 包装

1. 内包操作：_____

_____

_____

2. 外包操作：_____

_____

_____

【任务反思】

1. 口服液瓶和瓶盖的处理方法有哪些?

2. 灌装、锁口、灭菌方法及注意事项有哪些?

【任务评价】

手工制备口服液考核评分标准

项目	评分标准细则 （总分 100 分）	扣分	得分
职业 素养 （5分）	能按岗位要求进行着装，注重个人卫生，具有良好实验素养。①不按要求着装，或着装不规范，扣2分；②不注重个人卫生，披发、留长指甲等，扣2分；③进入实验场所行为举止不当，扣1分		

续表

项目	评分标准细则 （总分 100 分）	扣分	得分
器具 准备 （5分）	器具准备齐全、洁净，摆放合理。①器具要洁净，制剂前未清洁所用器具，扣2分；②器具要一次准备齐全，操作过程中，每再准备一种器具，扣2分；③器具摆放不合理或摆放杂乱，扣1分		
物料 准备 （10分）	能按要求领取、称量所需实验药品与辅料等。①称量前不归零，扣2分；②操作完毕后不关电源，扣2分；③药粉称量并及时准确记录，药粉数据缺少或不全，扣2分；④药粉称量精确度按照药典规定根据数值的有效数位来确定，未按照药典规定称重，扣2分。⑤物料准备完毕后，不清理所用器具及台面等，扣2分		
提取、 精制 （15分）	按制备工艺对药物进行提取、精制。①计算药材、辅料等用量错误的，扣2分；②不能正确选择提取溶剂或提取方法，扣5分；③提取步骤出错或提取时间掌握不好，扣3分；④不能正确选择精制方法或精制步骤出错，扣5分		
浓缩 （5分）	按制备工艺对药物进行浓缩操作。①浓缩方法或器具选择错误，扣2分，②浓缩时间掌握不好或浓缩后体积不符合规定，扣3分		
配液 （20分）	按制备工艺正确选择配制方法，完成口服液的配制。①药物提取物、纯化水用量计算错误，扣5分；②配液方法和时间掌握有误，扣5分；③不能按规定选择正确的防腐剂、矫味剂等辅料，扣5分；④添加剂添加量超标，扣5分		
滤过 （5分）	能正确完成滤过操作。①滤材和滤过方法选择错误，扣2分；②滤过时间掌握不好或滤过后药液状态不符合规定，扣3分		
分装 （10分）	能正确灌装口服液。①不能正确选择合适的灌装容器，扣2分；②不能对灌装容器进行正确的清洗和灭菌处理，扣5分；③不能正确完成轧盖操作，扣3分		
灭菌、 检漏 （10分）	灌封好的口服液进行灭菌。①不能正确选择合适的灭菌方法，扣2分；②不能按要求正确完成灭菌操作，扣5分；③灭菌后不进行检漏等检查的，扣3分		
装量 检查 （10分）	按药典要求检查装量（最低装量）。①不能正确进行装量或最低装量检查，扣3分；②量筒规格选择不正确，扣2分；③不能正确计算和得出结论，扣5分		
清场 （5分）	按规程清洁器具，清理现场；成型制剂和器具归类放置。①操作严重失误，扣2分；②器具未清洁或清洁不彻底，扣1分；③器具未放回原始位置或摆放杂乱，扣0.5分；④操作台面不整洁或地面未清洁，扣1分；⑤未关闭设备所用电源，扣0.5分		
合计			

手工制备口服液素养评价

姓名		学习课题				
评价项目			分项得分			
			5	4	3	2	1
小组学习	我们每个组员都积极参与合作活动						
	我们都明确各自的责任和所承担的角色						
	我们都能够积极主动地发表个人意见						
	我们很注意倾听并宽容地对待彼此的意见						
	我们通过良好的合作按时完成了任务						
综合评价	我愿意学习传承手工口服液的制备						
	我认可手工口服液制备的相关文化						
	我愿意宣传推广手工口服液制备的相关文化						
	我按要求规范执行实验，如实地记录实验数据						
	我能够做到合法合规合作地手工制备口服液						
签名：			总分：				

【任务解析】

中药合剂是指药材用水或其他溶剂，采用适宜的方法提取、纯化、浓缩制成的内服液体制剂。口服液是指合剂单剂量包装的制剂，是在汤剂、中药注射剂基础上发展起来的新剂型。借鉴中药注射剂的工艺特点，将汤剂进一步精制、浓缩、灌封、灭菌。

任务二 机器制备口服液

【任务要求】

1. 具有正确执行口服液岗位标准操作的能力。
2. 依据药品标准能完成口服液的配液、灌封及灭菌等操作。
3. 会使用渗漉、超滤、蒸汽灭菌等设备。
4. 制备过程中会正确检测相对密度、pH值、装量及其他质量指标。
5. 会对使用的机器及计量工具等进行清洁、消毒、维护、保养。
6. 能独立进行各种生产文件的记录和汇总。
7. 任选以下 _____ 方或者自定 _____ 方实验。

【任务指导】

合剂（口服液）制备时，药材应按各品种项下规定的方法提取、纯化、浓缩至一定体积。除另有规定外，含有挥发性成分的药材宜先提取挥发性成分，再与余药共同煎煮。可加入适宜的附加剂。

【任务准备】

例：四物汤口服液

【处方】当归250g，川芎250g，白芍250g，熟地黄250g。

【制法】以上四味，当归和川芎冷浸0.5h，用水蒸气蒸馏，收集蒸馏液约250mL，蒸馏后的水溶液另器保存，药渣与白芍、熟地黄加水煎煮三次，第一次1h，第二、三次各1.5h，合并煎液，滤过，滤液与上述水溶液合并，浓缩至相对密度为1.18～1.22（65℃）的清膏，加入乙醇，使含醇量达55%，静置24h，滤过，回收乙醇，浓缩至相对密度为1.26～1.30（60℃）的稠膏，加入上述蒸馏液、苯甲酸钠3g及蔗糖35g，加水至1000mL，滤过，灌封，或灌封、灭菌，即得。

【性状】本品为棕红色至棕褐色的液体；气芳香，味微苦、微甜。

【功能与主治】养血调经。用于血虚所致的面色萎黄、头晕眼花、心悸气短及月经不调。

【用法与用量】口服。一次10～15mL，一日3次。

【任务实施】

工序1 备原料

备原料记录

产品名称			产品批号		
规格		投料日期		批产量	
工艺规格					
原辅料配料记录					
原辅料名称	批号	单位	理论量	损耗量	合计
备注：本指令发至口服液制剂车间					
签发		日期		年 月 日	
签收		日期		年 月 日	

工序2 药材的提取、精制与浓缩

口服液可按汤剂的制备方法进行提取，也可以根据其有效成分的特性，采用渗滤法、回流法等方法，选用不同浓度的乙醇或其他溶剂对饮片进行浸提。

中药提取部分可参考"模块二 项目四"，其中涉及具体处方中药物的煎煮提取方法可参考"模块四 项目四"等部分内容。

渗漉装置操作记录

品名			批号	
设备编号			日期	

操作步骤	操作指令	操作记录
生产前检查	1.生产文件、清场合格证 2.生产现场 3.设备 4.容器具 5.仪器、仪表 6.检查完毕，符合要求，更换状态标识	□齐全 □无上次生产遗留物　　□已清洁 □待用　　　　　　　　　□已清洁 □已清洁 □已校正，在有效期内　□已清洁 □已更换
准备	根据生产指令领取药物，核对品名、批号、数量	药品名称：_____ 药品数量：_____
配液	配制符合工艺要求的提取液	配制浓度：_____ 加乙醇量：_____ 加水量：_____ 配制总量：_____
渗漉提取	将药品投入渗漉罐中，一层一层地装入，适当加压，药粉填装不得超过渗漉筒高的2/3	渗漉筒罐号：_____ 浸泡时间：____至_____ 流速：_____ 渗漉时间：____至_____
交接	将药物提取液贴上标签并移交下一岗位	交料人：_____ 接料人：_____
清场	按要求进行清场，填写清场记录	□清场记录
备注		
操作人：		复核人：

工序3　滤过

在上述药物浓缩液中加入一定量的矫味剂与防腐剂后，搅拌均匀，经半成品测定合格后需进行滤过。为保证口服液的质量，通常采用多级滤过，即先粗滤、后精滤。可参考"模块二　项目五"。

将实训结果填入表中。

滤过岗位生产记录

品名			批号	
规格			生产日期	
生产过程	操作标准及工艺要求		结果记录	操作人
生产前准备工作	1.检查指令应齐全、正确 2.按批生产指令核对产品品名、批号、数量 3.检查容器、工器具已清洁 4.检查收膏容器的准备及清洁情况 5.生产前对上一批清场进行检查,有清场合格证并在有效期内 6.将上批清场合格证副本,贴在本批生产记录背面 7.填写生产状态标识,挂于本岗指定位置		1.符合规定□是□否 2.符合规定□是□否 3.符合规定□是□否 4.符合规定□是□否 5.符合规定□是□否 6.符合规定□是□否 7.符合规定□是□否	
滤过	1.按超滤机标准操作规程完成滤过操作 2.滤后得到的药液进入贮液罐,或直接进入下一工序		1.过滤材质:_____ 滤过时间:_____至 _____ 2.过滤后体积:_____ 贮液罐编号:_____	
备注				

工序4 分装

口服液(合剂)应在清洁避菌的环境中配制,及时灌装于无菌的洁净干燥容器中,并立即封口。此部分内容可参考"模块四 项目四"内容。

工序5 灭菌、检漏

口服液的灭菌应在封口后立即进行。小包装可采用流通蒸汽法灭菌,大包装要用热压灭菌法灭菌,以保证灭菌效果,有利于较长时间贮藏。

一、实训目标

1.熟练掌握灭菌、检漏岗位标准操作规程,掌握湿热灭菌管理要点和质量控制要点;能对灭菌生产中出现的问题进行判断和解决。

2.能正确使用湿热灭菌设备进行生产操作,正确称量。

3.学会对湿热灭菌设备进行清洁和日常保养,正确填写口服液灭菌岗位的相关生产记录,正确进行清场。

二、实训设备及材料

1.常用设备:快速冷却灭菌器、卧式热压灭菌柜等。

2.实训设备:快速冷却灭菌器等。

3.材料：灌封后的口服液。

三、实训内容及步骤

1.生产前准备

（1）操作人员按一般生产区人员进入标准程序进行更衣，进入操作间。

（2）检查工作场所、设备、工具、容器具等是否具有清场合格标识，并核对其有效期，否则按清场程序进行清场，并请QA人员检查，合格后将清场合格证附于本批生产记录内，进入下一步操作。

（3）根据灭菌要求选用适当的设备，检查该设备是否具有"完好"标识卡及"已清洁"标识。检查水、电、气系统是否符合要求，灭菌器密封胶条是否完好，试开空机判断设备是否正常，若为一般故障则自己排除，自己不能排除的通知维修人员。正常后方可运行。

（4）根据生产指令填写领料单，从中间站领取待灭菌物，注意核对品名、批号、规格、数量、质量，无误后，进行下一步操作。

（5）按灭菌设备清洁、消毒标准操作规程对设备及所需容器、工具进行清洁。

（6）挂本次运行状态标识，进入操作状态。

2.生产操作

（1）将灭菌物品放入灭菌器室内，关紧器室门，按工艺规程及灭菌设备标准操作规程进行操作，设置适宜的温度、压力、时间。

（2）灭菌结束，严格按灭菌器标准操作规程开启灭菌器门，将灭菌物品放置于洁净区内用紫外线照射消毒后备用，或将灭菌好的药物装入洁净的容器内，容器内、外贴上标签，注明物料品名、规格、批号、数量、日期和操作者的姓名，及时交中间站或下一工序。填写请验单请验。

（3）将生产所剩的尾料收集，标明状态，交中间站，并填写好记录。

（4）有异常情况，及时报告技术人员，并协商解决。

3.质量控制

（1）灭菌时间。

（2）灭菌温度。

4.清场

（1）按清场程序和设备清洁、消毒标准操作规程清理工作现场、工具、容器具、设备，并按定置管理要求摆放。请QA人员检查，合格后发给清场合格证。

（2）撤掉运行状态标识，挂清场合格标识。

（3）连续生产同一品种中间暂停时，要将工作场所及设备外表面清理干净。

（4）换品种、连续生产三批或停产两天以上时，要按清洁程序进行清场。

（5）及时填写批生产记录、设备运行记录、交接班记录、清场记录等。

（6）关好水、电、气开关及门，按进入程序的相反程序退出。

5.记录：操作完工后填写原始记录、批记录。

口服液（合剂）灭菌实训记录

品名			生产批号			操作人		
规格			生产日期			复核人		
生产前检查			物料			现场		
设备、岗位SOP			品种			清洁、清场合格标识		
清洁、清场			数量/kg			设备、容器具清洁完好标识		
各种记录表格			合格证			计量器具符合要求		
其他有关文件			包装完好			其他		

执行内包装SOP：工艺参数、上加热板115℃、下加热板113℃、热封板160℃、频率20Hz

灭菌柜号	灭菌开始			灭菌过程			灭菌结束		
	时间	温度	压力	时间	温度	压力	时间	温度	压力

灭菌总量：_____ kg，共 _____ 件

备注：

工序6　质量检查（装量）

取供试品5支，将内容物分别倒入经标化的量入式量筒内，在室温下检视，每支装量与标识装量相比较，少于标识装量的不得多于1支，并不得少于标识装量的95%。实训后，填写记录表。

口服液质量检查记录表

产品名称	口服液		规格			批号		
灌装日期						灌装量		
温度/℃			相对湿度			工序负责人		
外观					装量		不少于标识量	
	装量抽查记录表							
装量	编号	1	2	3	4		5	
	装量/mL							
	编号	6	7	8	9		10	
	装量/mL							

旋盖抽查情况表				
抽查支数	1	2	3	4
旋盖情况	□合格 □不合格	□合格 □不合格	□合格 □不合格	□合格 □不合格
抽查支数	5	6	7	8
旋盖情况	□合格 □不合格	□合格 □不合格	□合格 □不合格	□合格 □不合格

轧盖质量要求：轧盖严密、不漏液，剔除歪瓶、破瓶

操作人		复核人	

备注	填写要求：在你认为正确的内容"□"内打"√"

（左侧合并单元格标注：轧盖）

工序7 外包装

口服液（合剂）的外包装也需遵循相关规定。除另有规定外，口服液（合剂）应密封，置阴凉处贮存。

【任务反思】

1. 制备口服液需要哪些材料?
2. 制备口服液的机械设备起什么作用?
3. 口服液生产过程中各工序质量控制要点是什么?

【任务评价】

机器制备口服液考核评分标准

考核任务	按生产指令制备口服液	
考核要求	按口服液制备岗位标准操作规程进行	
考核项目	评分标准	分值
生产准备 （10分）	① 生产人员按洁净度要求更衣（5分） ② 生产组长将生产指令下发，组员接收生产指令（1分） ③ 检查各种标牌：清场合格证、设备完好、已清洁（2分） ④ 填写生产前检查记录（2分）	
备料 （10分）	① 领料：按生产指令向仓库限额领原料及包装材料（2分） ② 核对原料及包装材料的名称、规格、批号、数量及供货单位（3分） ③ 复核原料及包装材料的名称、规格、批号、数量及供货单位（2分） ④ 填写收料记录（3分）	

考核任务	按生产指令制备口服液	
考核要求	按口服液制备岗位标准操作规程进行	
考核项目	评分标准	分值
提取、精制、浓缩（15分）	① 根据生产指令及各原料相对应的投料量将经过前处理的原料投入提取设备（2分） ② 加入溶剂（饮用水/纯化水），溶剂加入量合适（2分） ③ 提取次数合适，能掌握合适的提取温度和时间（5分） ④ 提取完成后正确关闭设备（2分） ⑤ 正确出料（1分） ⑥ 能按清洁规程对提取设备进行清洁（3分）	
配液、滤过（15分）	① 能选择合适的配液设备完成配液操作（2分） ② 口服液（合剂）中加入的添加剂种类正确、添加量合适（5分） ③ 能按规定选择合适的滤材（2分） ④ 正确选择滤过设备，完成滤过操作（3分） ⑤ 能按清洁规程对所用的设备进行清洁、清场（2分） ⑥ 填写记录（1分）	
灌封（15分）	① 对计量器具进行检查（2分） ② 对安瓿瓶进行清洗、灭菌（5分） ③ 设置好灌装量进行灌装操作（3分） ④ 每隔3～5min检查一次装量，及时抽取少量中间体进行澄明度、装量、封口等项目的检查（5分）	
质检（15分）	① 灯检（5分） ② 装量检查（5分） ③ 相对密度或pH值（5分）	
清场（10分）	① 将蜜丸制备室内的积粉残渣用刷子清扫干净，依次用饮用水、纯净水清洗后，再用消毒剂消毒（2分） ② 对本环节的废弃物进行处理（2分） ③ 将各种生产工具或器具放置于指定地点（2分） ④ 挂已清洁状态标识牌（2分） ⑤ 做好清场记录（2分）	
产品合格率（10分）	① 物料平衡（5分） ② 收率（5分）	
合计		

机器制备口服液素养评价

1.个人评价：＿＿＿＿＿＿＿＿＿＿＿＿＿＿＿＿＿＿＿＿＿＿＿＿＿＿＿＿＿＿＿＿＿

＿＿＿

＿＿＿

2.小组评价：＿＿＿＿＿＿＿＿＿＿＿＿＿＿＿＿＿＿＿＿＿＿＿＿＿＿＿＿＿＿＿＿＿

＿＿＿

＿＿＿

【任务解析】

机器制备口服液工艺过程的关键工艺参数及控制指标

工序	关键工艺参数	控制指标	频次
物料准备	备料	原药材品种、重量	每批
提取	投料量、加水量、提取时间、提取温度	出液量、药液相对密度	每批
浓缩	真空度、进液速度、蒸汽量	药液相对密度	每批
精制	搅拌器转速、温度、静置时间	澄清度、真空度、温度	随时
配液	真空度、进液速度、蒸汽量	混合均匀度、澄清度、相对密度、pH、外观	随时
滤过	温度、静置时间	澄清度、药液含量	随时
灌封	灭菌方式、灌封方式	装量均匀度、装量、严密性	随时
灭菌检漏	温度、时间	升温时间、灭菌温度、灭菌时间	随时
包装	材料、包装质量	外观	每批

项目总结

项目总结报告

学习任务	
学习目标	
实验实训任务	
项目完成进展	
项目完成所得	
项目完成反思	

项目七 制备胶剂

学习目标

知识目标 1. 掌握胶剂制备的原理、工艺及其操作要点

2. 熟悉胶剂的质量要求及其常规质检方法

3. 了解胶剂的制备原理、影响因素及控制方法

技能目标 1. 能根据生产工艺规程，生产出质量合格的胶剂

2. 掌握胶剂的生产工艺和关键工序的要求

3. 能对胶剂生产过程进行质量控制，解决生产中的简单问题

素养目标	1.通过工作情景创设，提出任务，培养注重岗位实践、热爱本职工作的意识。通过任务考核，培养学生反思意识，自我定位能力
	2.认识胶剂的传承创新发展历史，增强专业自信和使命感
	3.秉承严谨细致、诚实守信的工作态度，探究胶剂制备的影响因素，提升解决问题的意识
	4.强化制药安全生产意识、质量意识、环保意识、团队合作意识和创新意识，树立"四合"制药观念

📋 项目资讯

　　胶剂系指动物皮、骨、甲等用水煎取胶质，浓缩成稠膏状，经干燥后制成的固体块状内服制剂。其主要成分为动物胶原蛋白及其水解产物，尚含多种微量元素。

　　具体内容请扫二维码查看。

任务一　手工制备胶剂

【任务要求】

> 1.掌握胶剂的主要原理和制备工艺，能合作、合规、合法制备合格的胶剂。
>
> 2.熟悉胶剂的性状，能对胶剂进行质量评价。
>
> 3.了解胶剂的成型条件、影响因素及控制方法，能初步发现、分析胶剂制备中的问题，并提出解决方案。
>
> 4.任选以下 _____ 方或者自定 _____ 方实验。

　　例：阿胶

　　【来源】本品为马科动物驴的干燥皮或鲜皮经煎煮、浓缩制成的固体胶。

　　【制法】将驴皮浸泡去毛，切块洗净，分次水煎，滤过，合并滤液，浓缩（可分别加入适量的黄酒、冰糖及豆油）至稠膏状，冷凝，切块，晾干，即得。

　　【功能与主治】补血滋阴，润燥，止血。用于血虚萎黄，眩晕心悸，肌痿无力，心烦不眠，虚风内动，肺燥咳嗽，劳嗽咯血，吐血尿血，便血崩漏，妊娠胎漏。

　　【用法与用量】3～9g。烊化兑服。

　　【贮藏】密闭。

　　更多胶剂请扫二维码查看。

【任务实施】

工序 1　胶剂的原辅料及处理

胶剂原料的优劣直接影响着产品的质量和出胶率，各种原料均应选自健康强壮的动物。驴皮以张大、毛色灰黑、质地肥厚、伤小无病者为好。尤以冬季宰杀者为佳。

选择原料：_____

处理原料：_____

工序 2　胶汁的煎取

一般采用蒸球加压煎煮法。蒸球加压提取工艺操作关键是控制适宜的压力、时间和水量。

操作	压力	时间	水量	胶汁状态

工序 3　滤过澄清

煎出的胶液，应趁热用 _____ 号筛滤过。一般在胶液中加 _____ 明矾（先用水将其溶解后加入），使杂质容易沉降，搅拌后静置 _____，待细小杂质沉降后，分取上层胶液。

工序 4　浓缩收胶

所得澄清胶液，先除去大部分水分，再移至蒸汽夹层锅中，继续浓缩直至胶液不透纸（将胶液滴于滤纸上，四周不见水迹）。

操作	时间	胶汁状态

工序 5　凝胶与切胶

胶液趁热倾入已涂有少量麻油的凝胶盘内，调至室温 _____，静置 ____ h，胶液即凝固成胶块。将凝胶切成一定规格的小片，此过程俗称"_____"。

工序 6　干燥包装

胶片切成后，用紫外线消毒，装盒即可。

【任务反思】

1.胶剂的生产工艺流程为什么?

2.胶剂的质量检查控制指标有哪些?

【任务评价】

手工制备胶剂考核评分标准

序号	考核任务	考核要点	配分	得分
1	职业素养	服装整洁；卫生习惯好；安静、礼貌	10	
2	实训准备	实验预习：熟悉实验内容、相关知识 正确选择所需材料及设备 器具准备齐全、洁净，摆放合理	10	
3	胶剂的制备	备料：原辅料处理正确	5	
		煎取胶汁：压力、时间和水量适宜	10	
		滤过澄清：杂质明显减少	10	
		浓缩收胶：胶液不透纸	10	
		凝胶与切胶：凝胶可切成规则小片	5	
4	成品质量评价	产出量、形态、质量	20	
5	实训报告	正确、及时记录实验的现象、数据 书写工整、项目齐全、结论准确，并进行分析讨论	10	
6	清场	清洗用具、清理环境	10	

备注：1.操作程序错误，无法制得成品，成品质量扣20分。

　　　2.操作环节各分项扣分不高于该项配分，总扣分不多于50分。

手工制备胶剂素养评价

姓名		学习课题					
	评价项目		分项得分				
			5	4	3	2	1
小组学习	我们每个组员都积极参与合作活动						
	我们都明确各自的责任和所承担的角色						
	我们都能够积极主动地发表个人意见						
	我们很注意倾听并宽容地对待彼此的意见						
	我们通过良好的合作按时完成了任务						
综合评价	我愿意学习胶剂的制备，能主动收集胶剂的相关资讯						
	我按要求规范执行实验，如实地记录实验数据						
	我能够做到合法合规合作地手工制备胶剂						
	我能主动观察、思考如何提高胶剂质量和产出量						

签名：　　　　　　　　　　　　　　　　　　总分：

【任务解析】

各种胶剂的浓缩程度应适当，应防止“过老”，否则不易凝成胶块；浓缩程度不够，含水量过高，成品胶块在干燥后常出现四周高，中间低的“塌顶”现象。

任务二　机器制备胶剂

【任务要求】

1.能进行胶剂生产工艺流程的设计。
2.能进行胶剂的制备。
3.具有正确执行胶剂岗位标准操作的能力。
4.会正确漂洗原料，除去非药用部分等原料药的前处理准备。
5.会正确加水煎煮、静置、滤过、浓缩。
6.能依据药品标准正确添加黄酒、冰糖及食用植物油等适量辅料。
7.会正确胶凝，能依据标准重量切胶并干燥。
8.会对煎煮、滤过、浓缩、溶解、混合及计量工具和机械进行清洁、消毒、维护、保养。
9.能独立进行各种生产文件的记录和汇总。
10.任选以下 ________ 方或者自定 ________ 方实验。

例：鹿角胶

【来源】本品为鹿角经水煎煮、浓缩制成的固体胶。

【制法】将鹿角锯段，漂泡洗净，分次水煎，滤过，合并滤液（或加入少量白矾细粉），静置，滤取胶液，浓缩（可加适量黄酒、冰糖和豆油）至稠膏状，冷凝，切块，晾干，即得。

【功能与主治】温补肝肾，益精养血。用于肝肾不足所致的腰膝酸冷，阳痿遗精，虚劳羸瘦，崩漏下血，便血尿血，阴疽肿痛。

【用法与用量】口服。每次3～9g，烊化兑服。

【贮藏】密闭。

【任务准备】

涉及岗位：去毛、切段、煎煮、过滤、浓缩、包装等岗位。

需要设备：煎煮锅、浓缩器、过滤器等设备。

【任务实施】

工序1　原辅料的处理

1.备料：接收生产指令，按生产工艺要求进行备料，并填写生产记录。

产品名称				产品批号	
规格		投料日期		批产量	
原辅料名称	规格	单位	理论量	实际量	合计
操作人		复核人		QA	

2.原辅料处理

去毛要点: _____

切段要点: _____

工序2　煎取胶汁

药液比	提取时间	提取次数	胶汁状态

工序3　滤过澄清

澄清方法: _____

筛网的选择: _____

过滤方式: _____

药液比	浓缩时间	浓缩操作	胶体状态

工序4　浓缩收胶

胶液浓缩至 _____

工序5　凝胶与切胶

置空调室中，调至 _____

切胶多用自动切胶机，本次实训将凝胶切成 _____ 规格的小片，此过程俗称"开片"。

工序6　干燥包装

胶片干燥条件：_____

包装的要求：_____

【任务反思】

1.皮的处理要点是什么？

2.收膏要求是什么？

【任务评价】

机器制备胶剂素养评价

1.个人评价：_____

_____

_____

2.小组评价：_____

_____

_____

【任务解析】

胶剂原料上附有的毛、脂肪、筋、膜和血等杂质，必须处理除去，才能用于熬胶。一般可按下述方法处理。

1.皮类：首先须用水浸泡数日（夏季3日，春秋季4～5日，冬季6日），每日换水一次，待皮质柔软后用刀刮去腐肉、脂肪、筋膜和毛等。用蛋白分解酶除毛效果较好。将皮切成20cm左右的小块，置洗皮机中洗去泥沙，再置蒸球中，加2%碳酸氢钠水溶液或2%皂角水，用量约为皮量的3倍，加热至皮膨胀卷缩，用水冲洗至中性后再行熬胶。

2.骨角类：可用水浸洗（夏季20日，春秋30日，冬季45日），每日换水一次，取出后用皂角水或碳酸氢钠水溶液洗除油脂，再用水反复清洗干净。对狗骨等，因附筋肉较多，可先将其放入沸水中稍煮捞出，用刀刮净筋肉备用。

项目总结

项目总结报告

学习任务	
学习目标	
实验实训任务	
项目完成进展	
项目完成所得	
项目完成反思	

模块五

制备中药液体制剂

项目一　制备真溶液型液体制剂

 学习目标

知识目标
1. 掌握真溶液型液体制剂的相关基础知识
2. 掌握真溶液型液体制剂的生产工艺流程及工序要点、质量控制标准和方法

技能目标
1. 能根据生产工艺规程，生产出质量合格的真溶液型液体制剂
2. 掌握真溶液型液体制剂的生产工艺和关键工序的要求
3. 能对真溶液型液体制剂生产过程进行质量控制，解决生产中的简单问题

素养目标
1. 通过真溶液型液体制剂生产规范化操作的学习及制药卫生要求的学习，强化合法、合规、合格的制药职业意识
2. 通过真溶液型液体制剂的安全操作规程的学习，强化安全生产意识，同时关注劳动保护；通过药品质量控制的学习，树立实事求是、认真严谨的工作作风
3. 通过真溶液型液体制剂生产全过程的质量控制学习，自觉形成"精益求精、质量为本"的工匠意识

项目资讯

真溶液型液体制剂又称低分子溶液剂，系指小分子药物以分子或离子形式分散在溶剂中制成的均匀分散的液体制剂，简称真溶液。真溶液的分散相质点小于1nm，属于单相分散体系，其性质较为稳定，但如果制备或贮存不当，也易发生化学变化而导致制剂的质量改变，如药物的水解、氧化及滋生微生物等均可导致药物变质。

具体内容请扫二维码查看。

任务一　手工制备真溶液型液体制剂

【任务要求】

1.掌握手工制备真溶液型液体制剂的方法。
2.制备出合格的真溶液型液体制剂。
3.能正确判定药材质量，并准确称与量。
4.依据药品标准会正确配制相关溶剂。

【任务准备】

1.按所需准备物料及设备：处方中的药物、天平、量筒、滴管（或微量注射器）、研钵、具塞玻璃瓶、漏斗、滤纸、剪刀、布氏漏斗、抽滤瓶、真空泵、橡胶管、包装瓶、标签、渗漉桶、锥形瓶等。

2.任选以下 ＿＿＿＿＿＿＿ 方或者自定 ＿＿＿＿＿＿＿ 方实验。

例：十滴水

【处方】樟脑25g，干姜25g，大黄20g，小茴香10g，肉桂10g，辣椒5g，桉油12.5mL。

【制法】以上七味，除樟脑和桉油外，其余五味粉碎成粗粉，混匀，用70%乙醇作溶剂，浸渍24h后进行渗漉，收集渗漉液约750mL，加入樟脑和桉油，搅拌使完全溶解，再继续收集渗漉液至1000mL，搅匀，即得。

【性状】本品为棕红色至棕褐色的澄清液体；气芳香，味辛辣。

【贮藏】遮光，密封。

更多真溶液型液体制剂处方请扫二维码查看。

【任务实施】

工序1　准备原辅料

1.备料：＿＿＿＿＿＿＿＿＿＿＿＿＿＿＿＿＿＿＿＿＿＿＿＿＿＿＿＿＿＿＿＿＿＿＿＿＿＿

2.原料药处理要点：＿＿＿＿＿＿＿＿＿＿＿＿＿＿＿＿＿＿＿＿＿＿＿＿＿＿＿＿＿＿＿＿

工序2　渗漉，收集液体

用 ＿＿＿＿% 乙醇作溶剂，浸渍 ＿＿＿＿＿＿h后进行渗漉，收集渗漉液约750mL。

工序3　加料，再次收集

加入 _____ 和 _____，搅拌使完全溶解，再继续收集渗漉液至1000mL。

工序4　搅匀，获得成品

本品为 _____ 色至 _____ 色的澄清液体。

【任务反思】

1. 制备真溶液型液体制剂为何要粉碎原料？要粉碎到什么程度？

2. 制备真溶液型液体制剂的过程中应注意哪些问题？如何防止出现"沉淀"现象？

【任务评价】

手工制备真溶液型液体制剂技能考核评分标准

序号	考核内容	考核要点	配分	得分
1	职业素养（10分）	服装整洁（白服）	4	
		卫生习惯（洗手、擦操作台）	4	
		安静、礼貌	2	
2	器材选择与清洁（10分）	选择正确	5	
		清洁正确	5	
3	备料（10分）	操作准确	5	
		正确读数	5	
4	真溶液型液体制剂制备（45分）	渗漉等提取	15	
		加料	10	
		搅匀或研匀等	15	
		含量测定	2	
		不溶物检查	3	
6	实验报告（10分）	书写工整	3	
		项目齐全	4	
		结论准确	3	
7	操作时间（10分）	按时完成	10	
8	清场（5分）	清洗用具、清理环境	5	
	合计		100	

手工制备真溶液型液体制剂素养评价

姓名		学习课题				
评价项目		分项得分				
		5	4	3	2	1
小组学习	我们每个组员都积极参与合作活动					
	我们都明确各自的责任和所承担的角色					
	我们都能够积极主动地发表个人意见					
	我们很注意倾听并宽容地对待彼此的意见					
	我们通过良好的合作按时完成了任务					
综合评价	我愿意学习传承手工制备真溶液型液体制剂的工艺					
	我认可真溶液型液体制剂的相关文化					
	我愿意宣传推广真溶液型液体制剂的相关文化					
	我按要求规范执行实验，如实地记录实验数据					
	我能够做到合法合规合作地制备真溶液型液体制剂					
签名：			总分：			

【任务解析】

真溶液型液体制剂溶解法制备操作要点及注意事项如下：

1. 取处方总量1/2～3/4的溶剂，加入药物，搅拌溶解。

2. 处方中如有附加剂或溶解度较小的药物，宜先溶解后再加其他药物。

3. 根据药物性质，可将固体药物先行粉碎或加热助溶；不耐热的药物，宜在冷却后加入；某些难溶药物，可加适当的助溶剂。

任务二 机器制备真溶液型液体制剂

【任务要求】

1. 具有正确执行真溶液型液体制剂生产环节中各岗位标准操作的能力。

2. 依据药品标准会正确配制相关溶剂。

3. 会使用多功能提取罐、三效浓缩蒸发器、过滤器、包装机等进行标准生产。

4. 生产过程中按工艺规程监控质量控制点。

5. 会对生产设备及计量工具进行清洁、消毒、维护、保养。

【任务准备】

1. 能独立进行各种生产文件的记录和汇总。

2.任选以下＿＿＿＿＿＿方或者自定＿＿＿＿＿＿方实验。

例：薄荷水

【处方】薄荷油2mL，滑石粉15g，蒸馏水加至1000mL。

【制法】称取精制滑石粉15g，置干燥乳钵中，将薄荷油2mL加到滑石粉上，充分研均。量取蒸馏水950mL，分次加到乳钵中，先加少量，研匀后再逐渐加入其余部分的蒸馏水，每次都要研匀，最后留下少量蒸馏水。将上述混合液移至具塞玻璃瓶中，余下的蒸馏水将研钵中的滑石粉冲洗入玻璃瓶，加塞用力振摇10min，用湿润过的滤纸反复滤过，直至滤液澄明。再从滤器中添加蒸馏水至1000mL，摇匀，即得。

【功能与主治】祛风，矫味。用于胃肠胀气和作矫味剂，或作溶剂。

【用法与用量】口服。一次10～15mL，一日3次。

【制备过程注意事项】

（1）挥发油和挥发性物质在水中的溶解度均很少（约0.05%），为了增加其溶解度，一般多采用振摇法加分散剂法来增加溶质与水的接触面，制备芳香水剂。

（2）常用的固体分散剂有滑石粉、滤纸浆等；液体分散剂有乙醇和聚山梨酯-80等。制备时加固体分散剂不仅可增加溶质与水的接触面积，且可在滤器上形成滤床，起助滤作用，吸附多余的挥发油及杂质，使溶液澄明。

（3）本品亦可用增溶法制备，即薄荷油20mL，聚山梨酯-80 12g，蒸馏水加至1000mL。还可用增溶-复溶剂法制备，即取薄荷油20mL，加聚山梨酯-80 20g，90%乙醇600mL，蒸馏水加至1000mL。

（4）加精制滑石粉作分散剂时，研磨时间不宜过长，以免滑石粉过细，而使溶液浑浊，需反复过滤至无气泡。

【任务实施】

工序1　准备原辅料

产品名称				产品批号		
规格		投料日期		批产量		
工艺规格						
原辅料配料记录						
原辅料名称	批号	单位	理论量	损耗量		合计
备注：本指令发至液体制剂车间						
签发		日期		年　月　日		
签收		日期		年　月　日		

工序2　配制

1.实训目标

（1）熟练掌握配液（过滤）岗位标准操作规程，掌握配液（过滤）管理要点和质量控制要点；能对真溶液型液体制剂生产中出现的问题进行判断和解决。

（2）能正确使用配液、过滤设备进行生产操作，正确称量。

（3）学会对配液、过滤设备进行清洁和日常保养，正确填写配液、过滤的相关生产记录，正确进行清场。

（4）具备真溶液型液体制剂生产过程中的安全环保知识、药品质量管理知识、药典中真溶液型液体制剂型质量标准知识。

2.实训设备及材料

（1）常用设备：配液罐、不锈钢板框过滤机等。

（2）实训设备：＿＿＿＿＿＿＿＿＿＿＿＿＿＿＿＿＿＿＿＿＿＿＿＿＿＿

（3）材料：＿＿＿＿＿＿＿＿＿＿＿＿＿＿＿＿＿＿＿＿＿＿＿＿＿＿＿＿

3.实训内容及步骤

（1）配液前准备

① 进入生产区：操作人员进入配液操作间。按人员出入10万级生产区标准操作规程要求进入生产区，工装穿戴符合10万级生产区个人卫生和工艺要求。

② 检查批生产记录：批生产记录应齐全，无与本批无关的批生产记录。

③ 检查操作区环境：温度18～26℃，相对湿度45%～65%。

④ 检查设备及器具：检查配液罐、管道、过滤器等设备，外表面清洁，显本色。内表面洁净，无杂质。有清洗合格标识。检查配液罐上压力表、温度表等仪表有计量部门所发的校正合格证且在校正有效期内。

（2）配液：将稠膏打入配液罐中，搅拌下加入初滤液＿＿＿mL，混匀，用＿＿乙醇稀释至1000mL（每1000g药材），静置48h。记录流浸膏的数量。

（3）过滤：按板框过滤岗位标准操作规程进行过滤，滤材孔径0.8μm，滤后药液标明品名、批号、操作者，并由化验室按取样标准取样，对流浸膏半成品进行检测，合格后，用输液泵将药液输至高位贮罐。标明品名、数量、批号、生产日期、操作人。

（4）请验：填好请验通知单交质量保证部请验。

（5）清场：配液完毕后，按清场管理规程对生产现场及时彻底清场。清场完毕，及时做好记录，并由质量保证人员检查确认，合格后在批记录上签字。

4.配液罐标准操作规程

（1）操作前检查：检查电器设施正常；检查蒸汽加热和饮用水冷却供给正常，观察压力表显示；检查搅拌浆底部和配液罐之间的距离正常；检查配液罐阀门处于正常位置，各阀门开启关闭灵活；确认罐体内表面已清洁；确认搅拌电机轴封无漏油。

（2）搅拌器运转：①减速机的声响及发热情况正常；②搅拌轴机械密封处的径向摆动及搅拌器的转动方向正常；③检查电动机升温情况。

（3）在运转过程中：①检查蒸汽管路系统、冷却水管路系统以及物料管路系统的密封点是否有泄漏；②蒸汽、冷却水管路随时调节压力大小，不应超过0.2MPa。

（4）配液罐的清洁：设备使用完毕，应及时清理，按照配液罐清洁消毒规程进行处理。

（5）注意事项：在操作过程中，出现异常紧急情况，应立即按下搅拌器的停止按钮，关闭蒸汽或冷却水阀门，关闭药液泵，检查原因后，才能恢复正常操作；严禁药液泵空载运行。

配液岗生产记录

产品名称：		规格：		生产批号：		生产日期： 年 月 日	
生产前检查		1.检查现场环境、人员符合要求			检查人：		复核人：
		2.设备运行正常、有"已清洁"标识					
		3.计量器具有合格标识，按规定放置					
		4.批生产记录应齐全，无与本批无关的批生产记录					
投料量		原辅料名称	批号	投料量	操作人		复核人
配制		配液罐编号					
		配液总量					
		静置时间					
过滤		过滤时间					
		滤液总量					
		滤饼重					
物料平衡/%							
流浸膏总量/L							
操作人：				车间负责人：			
清场：清场结束报QA进行现场检查，合格后发清场合格证正、副本		清场项目				检查情况	
清场操作人				QA			

【任务反思】

1. 制备真溶液型液体制剂需要哪些设备？
2. 真溶液型液体制剂生产过程中各工序质量控制要点是什么？

【任务评价】

机器制备真溶液型液体制剂考核评分标准

考核任务	按生产指令制备真溶液型液体制剂	
考核要求	按真溶液型液体制剂制备岗位标准操作规程进行	
考核项目	评分标准	分值
生产准备 （10分）	① 生产人员按洁净度要求更衣（5分） ② 生产组长将生产指令下发，组员接收生产指令（1分） ③ 检查各种标牌：清场合格证、设备完好、已清洁（2分） ④ 填写生产前检查记录（2分）	
备料 （10分）	领料 ① 按生产指令向仓库限额领原料及包装材料（1分） ② 核对原料及包装材料的名称、规格、批号、数量及供货单位（1分） ③ 复核原料及包装材料的名称、规格、批号、数量及供货单位（1分） ④ 填写收料记录（2分） 粉碎 ① 于出料口扎捆接料袋，于旋风分离门扎捆分离袋，选择合适的筛网（0.5分） ② 除去包装，将药料倒入洁净的生产容器内，称重（0.25分） ③ 按启动钮，使粉碎机空机运转正常后（约10s），均匀进料，连续工作（0.5分） ④ 出料前，让设备空运转2～3min，按停车钮（0.5分） ⑤ 出料（0.25分） ⑥ 同样的方法再次粉碎剩余的其他药材（0.25分） ⑦ 称重，装入洁净的容器中（0.25分） 过筛 ① 按筛分标准操作规程安装好筛网，把盛料箱摆正放在出料口下方，安装完毕应检查密封性（0.5分） ② 开启除尘风机10min（0.5分） ③ 启动设备空转运行，声音正常后，把物料均匀加入加料口，开始过筛（0.5分） ④ 在操作过程中，根据实际情况需要调节振动电机偏心块，达到最佳振幅状态（0.5分） ⑤ 筛分完毕，关闭电源（0.25分） ⑥ 出料，称重，装入洁净的容器中，填写记录（0.25分）	
提取 （25分）	溶剂的配制 ① 明确工艺要求的溶剂（10分） ② 配制工艺要求浓度的溶剂（5分） ③ 检查配制溶剂的浓度是否符合要求（5分） ④ 填写相关记录（5分）	

续表

考核任务	按生产指令制备真溶液型液体制剂	
考核要求	按真溶液型液体制剂制备岗位标准操作规程进行	
考核项目	评分标准	分值
配液 （15分）	① 将稠膏打入配液罐中（1分） ② 接通电源，开动搅拌器（2分） ③ 搅拌下加入初滤液，搅拌至规定时间，关闭搅拌器（3分） ④ 用规定浓度的溶剂加至所生产的规定量（3分） ⑤ 再开启搅拌开关，搅拌均匀，关闭搅拌器（2分） ⑥ 静置规定时间（1分） ⑦ 记录流浸膏的数量（1分） ⑧ 填写生产记录（2分）	
过滤 （10分）	① 安装过滤器（2分） ② 选择规定要求的滤材（2分） ③ 启动滤器（2分） ④ 滤后药液标明品名、批号、操作者（1分） ⑤ 申请由化验室对流浸膏半成品进行检测（1分） ⑥ 合格后，用输液泵将药液输至高位贮罐，标明品名、数量、批号、生产日期、操作人（2分）	
质检 （10分）	① 外观（5分） ② 乙醇量（1分） ③ 甲醇量（1分） ④ 装量（1分） ⑤ 微生物限度检查（1分） ⑥ 出具检验报告书（1分）	
清场 （10分）	① 将真溶液型液体制剂制备室内的物料残渣用刷子清扫干净，依次用饮用水、纯净水清洗后，再用消毒剂消毒（2分） ② 对本环节的废弃物进行处理（2分） ③ 将各种生产工具或器具放置于指定地点（2分） ④ 挂已清洁状态标识牌（2分） ⑤ 做好清场记录（2分）	
产品合格率 （10分）	① 物料平衡（5分） ② 收率（5分）	
合计		

机器制备真溶液型液体制剂素养评价

1.个人评价：_____

_____

_____

2.小组评价：_____

_____

_____

【任务解析】

机器制备真溶液型液体制剂工艺过程的关键工艺参数及控制指标

工序	关键工艺参数	控制指标	频次
配料	核对物料信息、合格证等	原药材品种、粒度、重量、外观	每批
配液（过滤）	投料品名、重量、浓度、体积、搅拌时间等	含醇量、外观、相对密度、含量等	随时
灌封	材料、包装质量	外观	随时
包装	材料、包装质量	外观	随时

项目总结

项目总结报告

学习任务	
学习目标	
实验实训任务	
项目完成进展	
项目完成所得	
项目完成反思	

项目二 制备胶体溶液型液体制剂

学习目标

知识目标　1.掌握胶体溶液型液体制剂的相关基础知识

2.掌握胶体溶液型液体制剂的生产工艺流程、各工序操作要点、质量控制方法

技能目标　1.能根据生产工艺规程，生产出质量合格的胶体溶液型液体制剂

2.掌握胶体溶液型液体制剂的生产工艺和关键工序的要求

3.能对胶体溶液型液体制剂生产过程进行质量控制，解决生产中的简单问题

素养目标　1.通过胶体溶液型液体制剂生产规范化操作的学习及制药卫生要求的学习，强化合法、合规、合格的制药职业意识

2.通过各工序物料平衡计算形成生产节约意识；通过制备方法的安全操作规程学习，强化安全生产意识，同时关注劳动保护

3.通过胶体溶液型液体制剂生产全过程的质量控制及制药行业劳动模范事迹的学习，自觉形成"精益求精、质量为本"的工匠意识

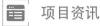 项目资讯

　　胶体溶液型液体制剂是指一定大小的固体颗粒药物或高分子化合物分散在溶剂中所形成的溶液。其质点一般在 1~500nm，分散剂大多数为水，少数为非水溶剂。固体颗粒以多分子聚集体（胶体颗粒）分散于溶剂中，构成多相不均匀分散体系（疏液胶），高分子化合物以单分子形式分散于溶剂中，构成单相均匀分散体系（亲液胶）。这类溶液具有独特的性质，它既不同于低分子分散系——真溶液（分散相质点小于 1nm），也不同于粗分散系——混悬液（分散相质点大于 100nm）。胶体溶液在药剂学中应用甚广，尤其动、植物药在制剂过程中更与胶体溶液型液体制剂有密切关系。

　　具体内容请扫二维码查看。

任务一　手工制备胶体溶液型液体制剂

【任务要求】

　　1.掌握手工制备胶体溶液型液体制剂的方法和操作要点。

　　2.任选以下 ＿＿＿＿＿＿＿＿＿ 方或者自定 ＿＿＿＿＿＿＿＿＿ 方实验。

　　例：羧甲基纤维素钠胶浆的制备

　　【处方】羧甲基纤维素钠 1.25g，甘油 15mL，羟苯乙酯溶液（5%）1mL，香精适量，纯化水适量，共制 50mL。

　　【制法】取羧甲基纤维素钠分次加入 25mL 热纯化水中，轻加搅拌使其溶解，然后加入甘油、羟苯乙酯溶液（5%）、香精，最后添加纯化水至 50mL，搅匀，即得。

　　【作用与用途】本品为润滑剂，用于腔道器械检查或查肛时起润滑作用。

　　【用法与用量】取本品适量涂于器械表面或顶端。

　　更多胶体溶液型液体制剂处方请扫二维码查看。

【任务准备】

　　设备器皿：具塞试管、试管架、研钵、量杯、量筒、小烧杯、电子天平等。

　　写下药品与材料：＿＿＿＿＿＿＿＿＿＿＿＿＿＿＿＿＿＿＿＿＿＿＿＿＿＿＿＿＿＿＿＿＿＿

【任务实施】

工序1　准备原辅料

1.备料

产品名称				产品批号	
规格		投料日期		批产量	
工艺规格					
原辅料配料记录					
原辅料名称	批号	单位	理论量	损耗量	合计
备注：本指令发至液体制剂车间					
签发		日期		年　　月	日
签收		日期		年　　月	日

2.药材处理要求：_____

药材处理注意事项：_____

3.准备胶体溶液

胶体溶液类型	准备过程	胶体溶液状态

工序2　配制

操作	胶体溶液用量	中药用量	胶体溶剂状态

工序3　中控检查

质量中控项目：＿＿＿＿＿＿＿＿＿＿＿＿＿＿＿＿＿＿＿＿＿＿＿＿＿＿＿

工序4　包装

1.内包操作：＿＿＿＿＿＿＿＿＿＿＿＿＿＿＿＿＿＿＿＿＿＿＿＿＿＿＿＿

＿＿＿＿＿＿＿＿＿＿＿＿＿＿＿＿＿＿＿＿＿＿＿＿＿＿＿＿＿＿＿＿＿＿＿＿

＿＿＿＿＿＿＿＿＿＿＿＿＿＿＿＿＿＿＿＿＿＿＿＿＿＿＿＿＿＿＿＿＿＿＿＿

2.外包操作：＿＿＿＿＿＿＿＿＿＿＿＿＿＿＿＿＿＿＿＿＿＿＿＿＿＿＿＿＿

＿＿＿＿＿＿＿＿＿＿＿＿＿＿＿＿＿＿＿＿＿＿＿＿＿＿＿＿＿＿＿＿＿＿＿＿

＿＿＿＿＿＿＿＿＿＿＿＿＿＿＿＿＿＿＿＿＿＿＿＿＿＿＿＿＿＿＿＿＿＿＿＿

【任务反思】

羧甲基纤维素钠为白色纤维状粉末或颗粒，无臭，在冷、热水中均能溶解，但在冷水中溶解缓慢，不溶于一般有机溶剂。配制时，羧甲基纤维素钠如先用少量乙醇湿润，再按上法溶解则更为方便。

羧甲基纤维素钠遇阳离子型药物及碱土金属、重金属盐能发生沉淀，故不能使用季铵盐类和汞类防腐剂。

本品在pH值5～7时黏度最高，当pH值低于5或高于10时黏度迅速下降，一般选pH值为6～8。

甘油可以起保湿、增稠和润滑的作用。

【任务评价】

手工制备胶体溶液型液体制剂考核评分标准

序号	考核内容	考核要点	配分	得分
1	职业素养（5分）	服装整洁（白服）	2	
		卫生习惯（洗手、擦操作台）	2	
		安静、礼貌	1	
2	器材选择与清洁（5分）	选择正确	3	
		清洁正确	2	
3	备料（10分）	天平调零点	3	
		药物的称取	5	
		天平休止	2	
4	制备（40分）	分散法或凝聚法制备胶体溶液型液体	40	

序号	考核内容	考核要点	配分	得分
5	成品质量评价（15分）	总量	5	
		色泽	10	
6	实验报告（15分）	书写工整	5	
		项目齐全	5	
		结论准确	5	
7	操作时间（5分）	按时完成	5	
8	清场（5分）	清洗用具、清理环境	5	
		合计	100	

手工制备胶体溶液型液体制剂素养评价

1.个人评价：_____

_____

_____

2.小组评价：_____

_____

_____

【任务解析】

胶体溶液型液体制剂生产技术应注意是亲水胶体溶液型液体制剂，还是疏水胶体溶液型液体制剂（溶胶）的制备。

任务二　机器制备胶体溶液型液体制剂

【任务要求】

1.具有正确执行胶体溶液型液体制剂岗位标准操作的能力。

2.能对所用设备及计量工具进行清洁、消毒、维护、保养。

3.能独立进行各种生产文件的记录和汇总。

4.任选以下_____方或者自定_____方实验。

例：胃蛋白酶合剂的制备

【处方】胃蛋白酶20g，羟苯乙酯溶液（5%）10mL，稀盐酸20mL，橙皮酊20mL，单糖浆100mL，纯化水适量，共制1000mL。

【制备】取稀盐酸、单糖浆加于纯化水800mL中混匀，缓缓加入橙皮酊、羟苯乙酯溶液（5%），随加随搅拌，然后将胃蛋白酶分次缓缓撒于液面上，待其自然膨胀溶解后，再加入纯化水使成1000mL，轻轻摇匀，分装，即得。

【任务实施】

工序1　备原辅料

产品名称				产品批号		
规格		投料日期		批产量		
工艺规格						
原辅料配料记录						
原辅料名称	批号	单位	理论量	损耗量		合计
备注：本指令发至液体制剂车间						
签发			日期		年　月　日	
签收			日期		年　月　日	

工序2　溶解、配液

一、实训目标

1.熟练掌握称量、溶解标准操作规程，掌握称量、溶解管理要点和质量控制要点；能对溶解生产中出现的问题进行判断和解决。

2.能正确使用设备进行溶解操作，正确称量。

3.学会对设备进行清洁和日常保养，正确填写相关生产记录，正确进行清场。

4.具备胶体溶液型液体制剂生产过程中的安全环保知识、药品质量管理知识、药典中乳剂质量标准知识。

二、实训设备及材料

1.常用设备：乳匀机或胶体磨。

2.实训设备：乳匀机或胶体磨。

3.材料：_____

机器制备胶体溶液型液体制剂生产记录

品名			编定依据			
规格			批号		生产日期	年月日
执行标准操作规程编号						
	操作步骤		操作记录		操作人	复核人
1	旋转间隙调节套		时 分至 时 分			
2	观察转子的旋转方向		时 分至 时 分			
3	用注射用水或0.9%氯化钠溶液冲洗1遍		时 分至 时 分			
4	少量投料，确定最佳研磨间隙		时 分至 时 分			
5	缓慢投入物料		时 分至 时 分			
6	出料		时 分至 时 分			
7	排尽料残余物及清洁剂		时 分至 时 分			
8	停机、切断电源		时 分至 时 分			

工序3　内包装

本岗位要求员工使用包装机械对液体瓶装药品进行包装，以达到保护药品、准确装量、便于贮运的目的。

内包装实训记录

包装材料使用记录			
项目	包装瓶	标签/张	
领用数			物料平衡：
使用数			
印批号未使用			成品收率＝
残损数			
发放人			收得率范围：98%～100%
领用人			结论：
复核人			
			检查人：
备注：			

工序4　外包装

胶体溶液型液体制剂的外包装，可根据产品工艺自行选择。包装贮存对质量的影响重大。因此，必须选择适当的包装容器与贮藏条件。一般应选用密封性良好的玻璃容器、透湿系数小的塑料容器和泡罩式包装，在<25℃、相对湿度<60%的干燥阴凉处密闭贮存。

【任务反思】

1.制备胶体溶液型液体制剂需要哪些材料？

2.胶体磨在使用过程中有哪些注意事项？

【任务评价】

机器制备胶体溶液型液体制剂制备考核评分标准

考核任务	按生产指令制备胶体溶液型液体制剂	
考核要求	按胶体溶液型液体制剂制备岗位标准操作规程进行	
考核项目	评分标准	分值
生产准备 （10分）	① 生产人员按洁净度要求更衣（5分） ② 生产组长将生产指令下发，组员接收生产指令（1分） ③ 检查各种标牌：清场合格证、设备完好、已清洁（2分） ④ 填写生产前检查记录（2分）	
备料 （10分）	① 领料：按生产指令向仓库限额领原料及包装材料（2分） ② 核对原料及包装材料的名称、规格、批号、数量及供货单位（3分） ③ 复核原料及包装材料的名称、规格、批号、数量及供货单位（2分） ④ 填写收料记录（3分）	
开机前准备 （10分）	① 检查胶体磨的清洁情况，以及各部件的完整性，准备盛装物料的容器及盛料勺（2分） ② 检查设备标识牌为"正常"。连接好料斗、出料循环管，检查循环管阀门放料方向关闭，循环方向开通（3分） ③ 安装：安装转齿于磨座槽内，并用紧固螺栓紧固于转动主轴上。将定齿及间隙调节套安装于转齿上。安装进料斗。安装出料管及出料接口（5分）	
制备 （40分）	① 用随机扳手顺时针（俯视）缓慢旋转间隙调节套。听到定齿与转齿有轻微摩擦时，即设为"0"点，这时定齿与转齿的间隙为零。用随机扳手逆时针（俯视）转动间隙调节套，确认转齿与定齿无接触（10分） ② 按启动键，俯视观察转子的旋转方向应为顺时针。用注射用水或0.9%氯化钠溶液冲洗1遍（10分） ③ 以少量待研磨的物料倒入装料斗内，调节间隙调节套，确定最佳研磨间隙。调好间隙后，拧紧扳手，锁紧间隙调节套（10分） ④ 将待研磨的物料缓慢地投入装料斗内，正式研磨。将研磨后的物料装入洁净物料桶内（5分） ⑤ 研磨结束后，应用纯化水或清洁剂冲洗，待物料残余物及清洁剂排尽后，方可停机、切断电源（5分）	
质检 （10分）	① 微粒大小（2分） ② 沉降体积比（2分） ③ 絮凝度（2分） ④ 重新分散（2分） ⑤ 流变学（2分）	

续表

考核任务	按生产指令制备胶体溶液型液体制剂	
考核要求	按胶体溶液型液体制剂制备岗位标准操作规程进行	
考核项目	评分标准	分值
清场 (10分)	① 将胶体溶液型液体制剂制备室内的残渣用刷子清扫干净，依次用饮用水、纯净水清洗后，再用消毒剂消毒（2分） ② 对本环节的废弃物进行处理（2分） ③ 将各种生产工具或器具放置于指定地点（2分） ④ 挂已清洁状态标识牌（2分） ⑤ 做好清场记录（2分）	
产品合格率 (10分)	① 物料平衡（5分） ② 收率（5分）	
合计		

机器制备胶体溶液型液体制剂素养评价

1.个人评价：_____

_____

_____

2.小组评价：_____

_____

_____

【任务解析】

疏水胶体溶液（溶胶）的制备常用分散法和凝聚法。分散法有机械分散法、胶溶法、超声分散法等；凝聚法有物理凝聚法、化学凝聚法等。

 项目总结

项目总结报告

学习任务	
学习目标	
实验实训任务	
项目完成进展	
项目完成所得	
项目完成反思	

项目三 制备混悬型液体制剂

 学习目标

知识目标	1.掌握混悬型液体制剂的相关基础知识
	2.掌握混悬型液体制剂的生产工艺、各工序要点、质量控制标准和方法
技能目标	1.能根据生产工艺规程,生产出质量合格的混悬型液体制剂
	2.掌握混悬型液体制剂的生产工艺和关键工序的要求
	3.能对混悬型液体制剂生产过程进行质量控制,解决生产中的简单问题
素养目标	1.通过混悬型液体制剂生产规范化操作的学习及制药卫生要求的学习,强化合法、合规、合格的制药职业意识
	2.通过各工序物料平衡计算形成生产节约意识;通过制备方法的安全操作规程学习,强化安全生产意识,同时关注劳动保护
	3.通过混悬型液体制剂生产全过程的质量控制及制药行业劳动模范事迹的学习,自觉形成"精益求精、质量为本"的工匠意识

项目资讯

混悬型液体制剂系指难溶性固体药物以微粒状态分散于分散介质中形成的非均相液体制剂,简称混悬剂。混悬剂属于粗分散体系,药物微粒一般在 $0.5 \sim 10 \mu m$,也有 $50 \mu m$ 或更大。混悬剂所用分散介质大多数为水,也可用植物油;可以内服、外用、注射、滴眼等。

具体内容请扫二维码查看。

任务一 手工制备混悬型液体制剂

【任务要求】

> 1.掌握分散法制备混悬型液体制剂的方法和操作要点。
> 2.熟悉按药物性质,选用合适的稳定剂。
> 3.掌握分散法的制备技术及操作注意事项。
> 4.任选以下 _____ 方或者自定 _____ 方实验。

例：制备炉甘石洗剂

本实验是比较不同稳定剂对炉甘石洗剂的稳定作用。

处方号	1	2	3	4	5
炉甘石 /g	3.0	3.0	3.0	3.0	3.0
氧化锌 /g	1.5	1.5	1.5	1.5	1.5
甘油 /g	1.5	1.5	1.5	1.5	1.5
0.5% 西黄芪胶 /g	20				
0.5% 甲基纤维素钠 /g		20			
10% 聚山梨酯 -80/g			6		
0.36% 三氯化铝 /g				10	
蒸馏水 /mL	30.0	30.0	30.0	30.0	30.0

【制法】

（1）制备稳定剂

① 称取西黄蓍胶 0.1g，置乳钵中，加乙醇几滴润湿均匀，加少量蒸馏水研成胶浆，备用。

② 称取 0.2g 甲基纤维素钠，加约 30mL 蒸馏水加热溶解制成胶浆。

③ 称取聚山梨酯 -80 0.4g，配成 100g/L 的水溶液，备用。

④ 称取三氯化铝 0.1g，加蒸馏水 6mL 溶解，备用。

（2）制备混悬液：以上五个处方，均采用加液研磨法制备，称取过五号筛的炉甘石、氧化锌于研钵中，加甘油研磨至糊状后，加稳定剂，再加蒸馏水研匀，加水至全量，搅拌均匀。

【用途】保护皮肤、收敛、消炎。用于皮肤炎症，如丘疹、亚急性皮炎、湿疹、荨麻疹。

【处方分析】炉甘石、氧化锌为亲水性药物，可被水润湿，先加入适量甘油研磨成糊状，使粉末在水中分散，防止颗粒凝聚。炉甘石洗剂存在不稳定现象，需要加入稳定剂，通过加入不同的稳定剂如西黄芪胶、聚山梨酯 -80、三氯化铝比较哪种稳定剂效果好。

【注意事项】

① 炉甘石洗剂配制不当或助悬剂使用不当，不易保持良好的悬浮状态，重分散性差，且涂用时会有沙砾感。改进措施有加入高分子物质（如纤维素类衍生物等）作助悬剂；控制絮凝，加入三氯化铝作絮凝剂，采用柠檬酸钠作为反絮凝剂。②炉甘石、氧化锌为亲水性药物，可被水润湿，先加入适量甘油研磨成糊状，使粉末在水中分散，可防止颗粒聚集，振摇时易于悬浮。③炉甘石洗剂中的炉甘石和氧化锌带负电，加入少量三氯化铝中和部分电荷，使炉甘石、氧化锌絮凝沉淀，从而防止结块，改善分散性。

更多混悬型液体制剂处方请扫二维码查看。

【任务准备】

设备器皿：具塞试管、试管架、研钵、量杯、量筒、小烧杯、电子天平等。

写下药品与材料：＿＿＿＿＿＿＿＿＿＿＿＿＿＿＿＿＿＿＿＿＿＿＿＿＿＿＿＿＿＿＿

【任务实施】

工序1　准备原辅料

1.备料：＿＿＿＿＿＿＿＿＿＿＿＿＿＿＿＿＿＿＿＿＿＿＿＿＿＿＿＿＿＿＿＿＿＿＿＿＿

2.物料处理要求：＿＿＿＿＿＿＿＿＿＿＿＿＿＿＿＿＿＿＿＿＿＿＿＿＿＿＿＿＿＿＿＿

3.准备稳定剂

稳定剂类型	准备过程	稳定剂状态

工序2　均化

操作	稳定剂用量	均化用时	混悬剂状态

工序3　中控检查

1.沉降体积比检查

沉降高度与时间的关系

沉降时间 / min	初总高度 H_0	管1置后沉淀高度 H	管2置后沉淀高度 H	管3置后沉淀高度 H	管4置后沉淀高度 H	管5置后沉淀高度 H
10						
20						
30						

请根据上表数据以 H 值为纵坐标，时间为横坐标，绘出炉甘石洗剂各处方的沉降曲线，得出结论（哪个稳定剂的稳定作用好，哪个稳定剂的稳定作用差）。

2.重新分散检查

工序4　包装

1.内包装操作：_____

_____

_____

2.外包装操作：_____

_____

_____

【任务反思】

1.分析炉甘石处方中各添加剂的作用。

2.混悬型液体制剂（简称混悬剂），系指 _____ 以细小的微粒（_____ ～ _____ μm），分散在 _____ 分散介质中形成 _____ 分散体系。

3.混悬型液体制剂一般配制方法有 _____ 和 _____。

4.混悬剂的稳定有 _____、_____、_____、_____、_____。

【任务评价】

手工制备混悬剂考核评分标准

序号	考核内容	考核要点	配分	得分
1	职业素养（5分）	服装整洁（白服）	2	
		卫生习惯（洗手、擦操作台）	2	
		安静、礼貌	1	
2	器材选择与清洁（5分）	选择正确	3	
		清洁正确	2	
3	备料（20分）	天平调零点	3	
		药物的称量	10	
		天平休止	2	
		研钵处理	5	
4	制备（40分）	物料干混	5	
		甘油、少量水与炉甘石、氧化锌的混合	5	
		羧甲基纤维素钠胶浆的配制	10	
		加入羧甲基纤维素钠胶浆混匀	10	
		转移上液至量杯中，加纯化水至刻度，搅匀	5	
		转移至投药瓶中，填写并贴好标签	5	

续表

序号	考核内容	考核要点	配分	得分
5	成品质量评价（10分）	容量	5	
		混悬性能与状态	5	
6	实验报告（10分）	书写工整	3	
		项目齐全	4	
		结论准确	3	
7	操作时间（5分）	按时完成	5	
8	清场（5分）	清洗用具、清理环境	5	
		合计	100	

手工制备混悬剂素养评价

1.个人评价：_____

_____

_____

2.小组评价：_____

_____

_____

【任务解析】

制备混悬剂的方法有分散法和凝聚法。混悬剂常用的附加剂有助悬剂、润湿剂、絮凝剂与反絮凝剂四个大类。絮凝剂和反絮凝剂均为电解质，一般要求微粒细、分散好的混悬剂，需要使用反絮凝剂；大多数需要贮藏放置的混悬剂宜选用絮凝剂，其沉降体系疏松，易于分散。

任务二　机器制备混悬型液体制剂

【任务要求】

1.具有正确执行混悬剂岗位标准操作的能力。

2.能正确判定稳定剂。

3.会使用乳匀机或胶体磨制备乳剂。

4.制备乳剂过程中会正确随时检测乳剂的质量指标。

5.会对所用设备及计量工具进行清洁、消毒、维护、保养。

6.能独立进行各种生产文件的记录和汇总。

7.任选以下_____方或者自定_____方实验。

例：复方硫洗剂

【处方】沉降硫1.5g、硫酸锌1.5g、甘油1mL、聚山梨酯-80 0.25mL、蒸馏水加至50mL。

【制法】取沉降硫置研钵中，加入聚山梨酯-80、甘油和少量蒸馏水研磨，再缓缓加入蒸馏水，边加边研，直至全量，即得。

【注释】硫黄有升华硫、精制硫和沉降硫三种，以沉降硫的颗粒最细，故复方硫洗剂最好选用沉降硫。硫黄为典型的疏水性药物，不被水润湿但能被甘油润湿，故应先加入甘油与之充分分散。也可考虑应用0.75%~1%（质量浓度）甲基纤维素作混悬剂或5%（体积分数）苯扎溴铵代替甘油作润湿剂。

【任务实施】

工序1　备原辅料

产品名称				产品批号	
规格		投料日期		批产量	
工艺规格					
原辅料配料记录					
原辅料名称	批号	单位	理论量	损耗量	合计
备注：本指令发至液体制剂车间					
签发		日期		年　月　日	
签收		日期		年　月　日	

工序2　溶解、配液

制备混悬剂生产记录

品名			编定依据			
规格			批号		生产日期	年　月　日
执行标准操作规程编号						
操作步骤		操作记录		操作人	复核人	
1	旋转间隙调节套	时　分至　时　分				
2	观察转子的旋转方向	时　分至　时　分				
3	用注射用水或0.9%氯化钠溶液冲洗1遍	时　分至　时　分				
4	少量投料，确定最佳研磨间隙	时　分至　时　分				
5	缓慢投入物料	时　分至　时　分				
6	出料	时　分至　时　分				
7	排尽料残余物及清洁剂	时　分至　时　分				
8	停机、切断电源	时　分至　时　分				

工序3　内包装

本岗位要求员工使用包装机械，对液体瓶装药品进行包装，以达到保护药品、准确装量、便于贮运的目的。

内包装实训记录

包装材料使用记录			
项目	包装瓶	标签/张	物料平衡：
领用数			
使用数			
印批号未使用			成品收率＝
残损数			
发放人			收得率范围：98%～100%
领用人			结论：
复核人			检查人：
备注：			

工序4　外包装

混悬剂的外包装，可根据产品工艺自行选择。包装贮存对质量的影响重大。因此，必须选择适当的包装容器与贮藏条件。一般应选用密封性良好的玻璃容器、透湿系数小的塑料容器和泡罩式包装，在<25℃、相对湿度<60%的干燥阴凉处密闭贮存。

【任务反思】

1. 制备混悬剂需要哪些材料？
2. 胶体磨在使用过程中有哪些注意事项？

【任务评价】

机器制备混悬剂实训考核评分标准

考核任务	按生产指令制备混悬剂	
考核要求	按混悬剂制备岗位标准操作规程进行	
考核项目	评分标准	分值
生产准备（10分）	① 生产人员按洁净度要求更衣（5分） ② 生产组长将生产指令下发，组员接收生产指令（1分） ③ 检查各种标牌：清场合格证、设备完好、已清洁（2分） ④ 填写生产前检查记录（2分）	
备料（10分）	① 领料：按生产指令向仓库限额领原料及包装材料（2分） ② 核对原料及包装材料的名称、规格、批号、数量及供货单位（3分） ③ 复核原料及包装材料的名称、规格、批号、数量及供货单位（2分） ④ 填写收料记录（3分）	

考核任务	按生产指令制备混悬剂	
考核要求	按混悬剂制备岗位标准操作规程进行	
考核项目	评分标准	分值
开机前准备 （10分）	① 检查胶体磨的清洁情况，以及各部件的完整性，准备盛装物料的容器及盛料勺（2分） ② 检查设备标识牌为"正常"。连接好料斗、出料循环管，检查循环管阀门放料方向关闭，循环方向开通（3分） ③ 安装：安装转齿于磨座槽内，并用紧固螺栓紧固于转动主轴上。将定齿及间隙调节套安装于转齿上。安装进料斗。安装出料管及出料接口（5分）	
制备混悬剂 （40分）	① 用扳手顺时针（俯视）缓慢旋转间隙调节套。听到定齿与转齿有轻微摩擦时，即设为"0"点，这时定齿与转齿的间隙为零。用扳手逆时针（俯视）转动间隙调节套，确认转齿与定齿无接触（10分） ② 按启动键，俯视观察转子的旋转方向应为顺时针。用注射用水或0.9%氯化钠溶液冲洗1遍（10分） ③ 以少量的待研磨的物料倒入装料斗内，调节间隙调节套，确定最佳研磨间隙。调好间隙后，拧紧扳手，锁紧间隙调节套（10分） ④ 将待研磨的物料缓慢地投入装料斗内，正式研磨。将研磨后的物料装入洁净物料桶内（5分） ⑤ 研磨结束后，应用纯化水或清洁剂冲洗，待物料残余物及清洁剂排尽后，方可停机、切断电源（5分）	
质检 （10分）	① 微粒大小（2分） ② 沉降体积比（2分） ③ 絮凝度（2分） ④ 重新分散（2分） ⑤ 流变学（2分）	
清场 （10分）	① 将混悬剂制备室内的残渣用刷子清扫干净，依次用饮用水、纯净水清洗后，再用消毒剂消毒（2分） ② 对本环节的废弃物进行处理（2分） ③ 将各种生产工具或器具放置于指定地点（2分） ④ 挂已清洁状态标识牌（2分） ⑤ 做好清场记录（2分）	
产品合格率 （10分）	① 物料平衡（5分） ② 收率（5分）	
合计		

机器制备混悬剂素养评价

1.个人评价：_____

_____

_____

2.小组评价：_____

_____

_____

项目总结

项目总结报告

学习任务	
学习目标	
实验实训任务	
项目完成进展	
项目完成所得	
项目完成反思	

项目四　制备乳剂

 学习目标

知识目标	1.掌握乳剂的相关基础知识
	2.掌握乳剂的生产工艺流程及各工序操作要点、质量控制标准和方法
技能目标	1.能根据生产工艺规程，生产出质量合格的乳剂
	2.掌握乳剂的生产工艺和关键工序的要求
	3.能对乳剂生产过程进行质量控制，能发现生产过程中的质量问题，解决生产中的简单问题
素养目标	1.通过乳剂生产规范化操作的学习及制药卫生要求的学习，强化合法、合规、合格的制药职业意识
	2.通过各工序物料平衡计算形成生产节约意识；通过乳剂的安全操作规程的学习，强化安全生产意识，同时关注劳动保护
	3.通过乳剂生产全过程的质量控制及制药行业劳动模范事迹的学习，自觉形成"精益求精、质量为本"的工匠意识

📇 项目资讯

　　乳剂系指互不相溶的两种液体混合，其中一种液体以液滴状态分散于另一液体中形成的非均匀分散的液体制剂。分散成液滴的一相液体称为分散相、内相或不连续相。包在液滴外面的一相液体则称为分散介质、外相或连续相。乳剂中水或水性溶液称为水相，用 W 表示；另一与水不混溶的相则称为油相，用 O 表示。乳剂由水相（ W ）、油相（ O ）和乳化剂组成，三者缺一不可。

　　具体内容请扫二维码查看。

任务一 手工制备乳剂

【任务要求】

1.掌握手工制备乳剂的方法和操作要点。

2.熟悉按药物性质，选用合适的乳化剂。

3.掌握操作注意事项及评价乳剂质量的方法。

4.任选以下 _____ 方或者自定 _____ 方实验。

例：鱼肝油乳

【处方】鱼肝油12.5mL，阿拉伯胶粉3.1g，西黄蓍胶粉0.2g，水适量。

【制法】取水约6.2mL与阿拉伯胶粉置干燥乳钵中，研匀后，缓缓逐滴加入鱼肝油，迅速向同一方向研磨，直至产生的油相被撕裂成油球乳化而发出的劈裂声，继续研磨至少1min，制成稠厚的初乳。然后加入西黄蓍胶浆（取西黄蓍胶置干燥的乳钵中，加乙醇几滴润湿后，加入水5mL，研磨均匀）与适量水，使成25mL，搅匀，即得。

【类别】维生素类药。

【用法】口服。一日2～3次，一次5～10mL。

【贮藏】遮光，满装，密封，在阴凉干燥处保存。

注：本实验采用湿胶法制备鱼肝油乳（O/W型）。制备初乳时，应严格遵守油、水、胶的比例约为4∶2∶1；研磨时应注意方向一致，并由乳钵中心向外、再由外向中心研磨。

更多乳剂处方请扫二维码查看。

【任务准备】

设备器皿：仪器：研钵、具塞量筒（25mL）、显微镜、普通天平等。

写下药品与材料：_____

【任务实施】

工序1 准备原辅料

1.备料：_____

2.原辅料处理注意：_____

_____

工序2　制备初乳

乳化剂用量		油相用量		水相用量		初乳形成时长	初乳状态
名称	用量	名称	用量	名称	用量		

工序3　制备乳剂

操作	初乳到乳剂时间	乳剂状态

工序4　中控检查

1.乳剂粒径大小的测定

用显微镜测定法

操作	粒径大小	合格要求

2.分层现象的观察

操作	结果	合格要求

3. 鉴别乳剂的类型

鉴别方法	操作	结果

工序 5　包装

1. 内包操作: _____

_____

_____

2. 外包操作: _____

_____

_____

【任务反思】

1. 影响乳剂稳定性的因素有哪些?

2. 初乳制备的关键是什么?

3. 稀释法和显微镜法中判断乳剂类型的依据是什么?

【任务评价】

手工制备乳剂考核评分标准

序号	考核内容	考核要点	配分	得分
1	职业素养（5分）	服装整洁（白服）	2	
		卫生习惯（洗手、擦操作台）	2	
		安静、礼貌	1	
2	器材选择与清洁（5分）	选择正确	3	
		清洁正确	2	
3	备料（20分）	天平调零点	3	
		阿拉伯胶粉和西黄蓍胶粉的称取	5	
		菜籽油的称取	5	
		纯化水的量取	2	
		天平休止	2	
		乳钵的处理	3	

续表

序号	考核内容	考核要点	配分	得分
4	乳剂制备（40分）	阿拉伯胶粉与西黄蓍胶粉的混合	10	
		菜籽油与胶粉的混合（轻研至匀）	5	
		纯化水按比例一次加入油胶混合物中	10	
		水、油、胶同向研磨，至初乳生成	5	
		加入糖精钠溶液及羟苯乙酯溶液	5	
		加纯化水至全量	5	
5	成品质量评价（10分）	容量	5	
		颜色与分散状况	5	
6	实验报告（10分）	书写工整	3	
		项目齐全	4	
		结论准确	3	
7	操作时间（5分）	按时完成	5	
8	清场（5分）	清洗用具、清理环境	5	
	合计		100	

手工制备乳剂素养评价

1.个人评价：_____

_____

_____

2.小组评价：_____

_____

_____

【任务解析】

1.乳剂由水相、油相和乳化剂组成，三者缺一不可。

2.决定乳剂类型的因素主要是乳化剂的性质和HLB值、油水两相的相比例。

3.乳剂的制备方法有干胶法、湿胶法、两相交替加入法、新生皂法和机械法，无论哪种制法都是给体系做功，将机械能转变为乳滴的表面能。

4.乳剂的不稳定性主要表现为分层、转相、絮凝、破裂和酸败。

任务二　机器制备乳剂

【任务要求】

1. 具有正确执行乳剂岗位标准操作的能力。
2. 会使用乳匀机或胶体磨制备乳剂。
3. 制备乳剂过程中会正确随时检测乳剂的质量指标。
4. 会对所用设备及计量工具进行清洁、消毒、维护、保养。
5. 能独立进行各种生产文件的记录和汇总。
6. 任选以下 _____ 方或者自定 _____ 方实验。

例：石灰搽剂

【处方】氢氧化钙溶液5.0mL，花生油5.0mL。

【制法】取氢氧化钙溶液与花生油置具塞三角烧瓶中，用力振摇，使成乳状液，即得。

注：本处方系 W/O 型乳剂，乳化剂为氢氧化钙与花生油中所含的少量游离脂肪酸经皂化反应生成的钙皂。其他常见的植物油如菜籽油等均可代替花生油，因为这些油中也含有少量的游离脂肪酸。

【作用与用途】收敛、保护、润滑、止痛，用于轻度烫伤等。

【用法】外用，涂于患处。

【贮藏】密封，在凉暗处保存。

【附】氢氧化钙溶液的制备。

称取氢氧化钙0.3g，置锥形瓶内，加蒸馏水100mL，密塞，剧烈振摇，静置，上清液即为氢氧化钙的饱和溶液。

【任务实施】

工序1　备原辅料

产品名称			产品批号		
规格		投料日期		批产量	
工艺规格					
原辅料配料记录					
原辅料名称	批号	单位	理论量	损耗量	合计

续表

备注：本指令发至液体制剂车间			
签发		日期	年　月　日
签收		日期	年　月　日

工序2　溶解配液

机器制备乳剂生产记录

品名		编定依据			
规格		批号		生产日期	年　月　日
执行标准操作规程编号					
操作步骤		操作记录		操作人	复核人
1	油锅加料	时　分至　时　分			
2	油水锅合盖	时　分至　时　分			
3	油水锅加热搅拌	时　分至　时　分			
4	均质锅合盖，关闭盖上其他阀门，打开抽真空阀门进行抽真空	时　分至　时　分			
5	均质锅加热	时　分至　时　分			
6	均质搅拌				
7	关闭真空泵	时　分至　时　分			
8	打开均质锅盖上放气阀门放气	时　分至　时　分			
9	升起锅盖，倾倒出料	时　分至　时　分			
10	清洗后可升起锅盖，倾倒排污，再合盖	时　分至　时　分			

工序3　内包装

本岗位要求员工使用包装机械，对液体药剂进行包装，以达到保护药品、准确装量、便于贮运的目的。

乳剂内包装实训记录

包装材料使用记录			
项目	包装瓶	标签/张	物料平衡：
领用数			
使用数			
印批号未使用			成品收率=
残损数			
发放人			收得率范围：98%～100%
领用人			结论：
复核人			
备注：			检查人：

工序4 外包装

乳剂的外包装,可根据产品工艺自行选择。包装贮存对质量的影响重大。因此,必须选择适当的包装容器与贮藏条件。一般应选用密封性良好的玻璃容器、透湿系数小的塑料容器和泡罩式包装,在<25℃、相对湿度<60%的干燥阴凉处密闭贮存。

【任务反思】

1.制备乳剂需要哪些材料?

2.全自动瓶包线由哪几部分组成?

3.乳剂生产过程中各工序质量控制要点是什么?

【任务评价】

机器制备乳剂实训考核评分标准

考核任务	按生产指令制备乳剂	
考核要求	按乳剂制备岗位标准操作规程进行	
考核项目	评分标准	分值
生产准备 (10分)	① 生产人员按洁净度要求更衣(5分) ② 生产组长将生产指令下发,组员接收生产指令(1分) ③ 检查各种标牌:清场合格证、设备完好、已清洁(2分) ④ 填写生产前检查记录(2分)	
备料 (10分)	① 领料:按生产指令向仓库限额领原料及包装材料(2分) ② 核对原料及包装材料的名称、规格、批号、数量及供货单位(3分) ③ 复核原料及包装材料的名称、规格、批号、数量及供货单位(2分) ④ 填写收料记录(3分)	
开机前准备 (10分)	① 检查电路有无损坏(通电后):开机前操作人员查看设备电源指示灯情况;注意漏电,如有漏电电闸将会自动跳闸),如有问题及时修整;检查加热管路是否正常,加热蒸汽是否到位。接通均质锅各管路(包括各蒸气管路、溢水口、放水口和排污口等)和进水管(进水口上直接接自来水)(3分) ② 检查电机和其他部件是否发出异常的噪声;如有异常噪声禁止继续操作设备,必须报设备维修,经检查排除异常后方可进行下一步操作。抽真空工作前一定要检查锅是否与锅盖平贴,锅口、料口盖等是否盖严,密封(3分) ③ 检查各润滑部件的润滑情况(2分) ④ 检查灌内和工作区有无杂物,应保持清洁(2分)	
制备乳剂 (40分)	① 油锅加料(4分) ② 油水锅合盖→油水锅加热搅拌(6分) ③ 均质锅合盖,关闭盖上其他阀门,抽真空(5分) ④ 均质锅加热(5分) ⑤ 均质搅拌时间到停止加温(5分) ⑥ 关闭真空泵(2分) ⑦ 打开均质锅盖上放气阀门放气(3分) ⑧ 出料(2分) ⑨ 清洗后可升起锅盖,倾倒排污,再合盖(5分) ⑩ 填写记录(3分)	

续表

考核任务	按生产指令制备乳剂	
考核要求	按乳剂制备岗位标准操作规程进行	
考核项目	评分标准	分值
质检 （10分）	① 微粒大小（5分） ② 分层现象检查（4分） ③ 出具检验报告书（1分）	
清场 （10分）	① 将乳剂制备室内的残渣用刷子清扫干净，依次用饮用水、纯净水清洗后，再用消毒剂消毒（2分） ② 对本环节的废弃物进行处理（2分） ③ 将各种生产工具或器具放置于指定地点（2分） ④ 挂已清洁状态标识牌（2分） ⑤ 做好清场记录（2分）	
产品合格率 （10分）	① 物料平衡（5分） ② 收率（5分）	
合计		

机器制备乳剂素养评价

1.个人评价：_____

_____

_____

2.小组评价：_____

_____

_____

项目总结

项目总结报告

学习任务	
学习目标	
实验实训任务	
项目完成进展	
项目完成所得	
项目完成反思	

模块六

制备中药半固体制剂

项目一　制备外用膏剂

 学习目标

知识目标
1. 掌握外用膏剂的相关基础知识
2. 掌握外用膏剂的生产工艺、操作要点、质量控制标准和方法

技能目标
1. 能根据生产工艺规程，生产出质量合格的软膏剂
2. 掌握外用膏剂的生产工艺和关键工序的要求，如基质的处理方法与灭菌参数的控制，能根据软膏的类型选择适宜的配制方法
3. 能对外用膏剂生产过程进行质量控制，解决生产中的简单问题，如油、水两相乳化不完全等。掌握发现问题的一般方法和程序，分析和解决问题的一般程序，能运用某一方法解决简单问题

素养目标
1. 通过外用膏剂生产规范化操作的学习及制药卫生要求的学习，强化合法、合规、合格的制药职业意识
2. 通过各工序物料平衡计算形成生产节约意识；通过外用膏剂的安全操作规程的学习，强化安全生产意识，同时关注劳动保护
3. 通过外用膏剂生产全过程的质量控制及制药行业劳动模范事迹的学习，自觉形成"精益求精、质量为本"的工匠意识

项目资讯

　　外用膏剂系指提取物或饮片细粉与适宜基质均匀混合制成半固体外用制剂。常用基质分为油脂性、水溶性和乳剂型基质，其中用乳剂型基质制成的软膏又称为乳膏剂，按基质的不同，可分为水包油型乳膏剂与油包水型乳膏剂。

　　凝胶剂是指原料药物与能形成凝胶的辅料制成的具有凝胶特性的稠厚液体或半固体制剂。主要供皮肤、黏膜和腔道使用，目前也有少数供口服给药；按基质不同，凝胶剂可分为水性凝胶与油性凝胶，其中水性凝胶常用于临床。水性凝胶最常用的是卡波姆和纤维素类。

　　具体内容请扫二维码查看。

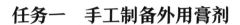

任务一 手工制备外用膏剂

子任务一 手工制备乳膏剂

【任务要求】

> 1.掌握手工制备乳膏剂的方法和操作要点。
> 2.熟悉基质的选择与处理方法。
> 3.明确手工制备乳膏剂物料、工具、设备等的处理原则。
> 4.任选以下 _____ 方或者自定 _____ 方实验。

例：康妇软膏

【处方】白芷145g，蛇床子145g，花椒145g，土木香30g，冰片30g。

【制法】以上五味，除冰片外，其余四味用水蒸气蒸馏，分别收集芳香水和水煎液，芳香水进行重蒸馏，得精馏液；水煎液滤过，滤液浓缩至相对密度约为1.20（25℃）的清膏，加乙醇使含醇量达70%，静置，取上清液用10%氢氧化钠溶液调节pH值至8，静置过夜，回收乙醇，灭菌30min，与精馏液合并，搅匀，备用；冰片研为细粉，过筛，备用。另将油相硬脂酸、羊毛脂、液体石蜡与水相三乙醇胺、甘油、蒸馏水分别加热至70℃，在搅拌下将水相加入油相中，冷却至40℃，加入3.6g对羟基苯甲酸乙酯，搅匀，制成基质。取上述药液，加热至50~60℃，加入基质中，搅拌，加入冰片细粉，搅匀，制成软膏1000g，即得。

【性状】本品为淡黄棕色的软膏；气清香。

【功能与主治】祛风燥湿，杀虫止痒。用于湿热下注所致的阴痒、带下病。症见外阴红肿、瘙痒、带下量多、色黄；外阴炎、外阴溃疡、阴道炎见上述证候者亦可应用。

【用法与用量】外用。涂于洗净的患处，一日2~4次。

【规格】每管装10g。

【贮藏】密闭，避光。

更多乳膏剂处方请扫二维码查看。

【任务准备】

设备器皿：乳钵、水浴、软膏板、软膏刀、蒸发皿、烧杯、电炉、温度计、药筛、乳匀机等。

写下药品与材料：_____

【任务实施】

工序1　准备原辅料

1.备料

产品名称				产品批号	
规格		投料日期		批产量	
工艺规格					
原辅料配料记录					
原辅料名称	批号	单位	理论量	损耗量	合计
备注：本指令发至固体制剂车间					
签发		日期		年　月　日	
签收		日期		年　月　日	

2.药材处理要求：＿＿＿＿＿＿＿＿＿＿＿＿＿＿＿＿＿＿＿＿＿＿＿

药材处理注意事项：＿＿＿＿＿＿＿＿＿＿＿＿＿＿＿＿＿＿＿＿＿＿

工序2　配制

项目	油相	水相	乳化剂
温度			
药物名称（如水为水相，在水相下相应空格内画√）			

【任务反思】

1.乳膏剂的制法有哪些？如何选用？不同类型的基质应选择何种方法制备？

2.分析乳膏剂基质处方，写出制备工艺流程及应注意的问题。油、水两相的混合方法有几种？操作关键是什么？

3.制备乳膏剂时处方中的药物应如何加入？

【任务评价】

手工制备乳膏剂素养评价

1.个人评价：_____

_____

_____

2.小组评价：_____

_____

_____

子任务二　手工制备油膏剂

【任务要求】

> 1.掌握手工制备油膏剂的方法和操作要点。
> 2.熟悉基质的选择与处理方法。
> 3.明确手工制备油膏剂物料、工具、设备等的处理原则。
> 4.任选以下 _____ 方或者自定 _____ 方实验。

例：紫草软膏

【处方】紫草500g，当归150g，防风150g，地黄150g，白芷150g，乳香150g，没药150g。

【制法】以上七味，除紫草外，乳香、没药粉碎成细粉，过筛；其余当归等四味酌予碎断，另取食用麻油6000g，同置锅内炸枯，去渣；将紫草用水湿润，置锅内炸至油呈紫红色，去渣，滤过。另加蜂蜡适量（每10g麻油加蜂蜡2～4g）熔化，待温，加入上述粉末，搅匀，即得。

【性状】本品为紫红色的软膏；具特殊的油腻气。

【功能与主治】化腐生肌，解毒止痛。用于热毒蕴结所致的溃疡。症见疮面疼痛、疮色鲜活、脓腐将尽。

【用法与用量】外用，摊于纱布上贴患处，每隔1～2日换药一次。

【贮藏】密闭，遮光。

【任务准备】

设备器皿：水浴、软膏板、软膏刀、蒸发皿、烧杯、电炉、温度计、药筛等。

写下药品与材料：_____

【任务实施】

1.油提条件：_____

油提注意事项：_____

2.油和基质的处理：_____

_____

3.塑形：_____

【任务反思】

1.分析《中国药典》2020年版中收载的中药软膏剂，辨别乳膏剂与油膏剂。

2.油膏剂在制备时可选哪些制备方法？

3.分析油膏剂处方，写出制备工艺流程及应注意的问题。

【任务评价】

手工制备油膏剂技能考核评分标准

考核任务	手工制备油膏剂	
考核项目	评分标准	分值
职业素养（5分）	① 服装整洁（白服）（2分） ② 卫生习惯（洗手、擦操作台）（2分） ③ 安静、礼貌（1分）	
器材选择与清洁（5分）	① 选择正确的仪器（2分） ② 清洁正确（3分）	
备料（10分）	① 正确使用天平称量（5分） ② 准确称量（5分）	
油膏剂制备（40分）	① 药物按要求处理且处理正确（5分） ② 油相的熔化与混合，温度适宜，混合均匀（15分） ③ 将药物加入基质（15分） ④ 附加剂处理正确（5分）	
成品质量评价（15分）	① 外观均匀性、细腻性（7分） ② 涂布性、黏稠性（8分）	
实验报告（15分）	① 书写工整（5分） ② 项目齐全（5分） ③ 结论准确（5分）	
操作时间（5分）	按时完成（5分）	
清场（5分）	清洗用具、清理环境（5分）	
合计		

手工制备油膏剂素养评价

1.个人评价：_____

_____

_____

2.小组评价：_____

_____

_____

【任务解析】

（1）选用油脂性基质时，应纯净，否则应加热熔化后滤过，除去杂质，或加热灭菌后备用。

（2）混合基质的熔点不同时，熔融时应将熔点高的先熔化，然后加入熔点低的将其熔化。

（3）基质可根据含药量的多少及季节的不同，适量增减蜂蜡、石蜡、液状石蜡或植物油等用量，以调节软膏稠度。

（4）水相与油相两者混合的温度一般应控制在80℃以下，且两相温度应基本相同，以免影响乳膏的细腻性。

（5）乳化法中两相混合时的搅拌速率不宜过慢或过快，以免乳化不完全或因混入大量空气使成品失去细腻和光泽并易变质。

（6）不溶性药物应先研细过筛、再按等量递增法与基质混合。药物加入熔化基质后，应搅拌至冷凝，以防药粉下沉，造成药物分散不匀。

（7）挥发性或易升华的药物和遇热易破坏的药物，应将基质温度降低至30℃左右加入。

（8）处方中有共熔组分如樟脑、冰片等时，应先将其共熔后，再与冷至40℃以下的基质混匀。

（9）中药煎剂、流浸膏等可先浓缩成稠膏，再与基质混合。稠膏应先加少量溶剂（稀乙醇）使之软化或研成糊状后，再加入基质中混匀。

子任务三　手工制备凝胶剂

【任务要求】

1.掌握手工制备凝胶剂的方法和操作要点。

2.熟悉基质的选择与处理方法。

3.明确手工制备凝胶剂物料、工具、设备等的处理原则。

4.任选以下 _____ 方或者自定 _____ 方实验。

例：苦参凝胶

【处方】苦参总碱70g，羧甲基纤维素钠30g，甘油100g，蒸馏水1000mL。

【制法】药物的溶解或分散：苦参总碱70g置于烧杯中，加水约600mL，加热至完全溶解，以稀盐酸调节pH值至4～5，得苦参总碱溶液。

基质的配制：羧甲基纤维素钠30g置烧杯中，加甘油充分混匀。

混合：基质混匀后放置约30min，缓慢加入苦参总碱溶液，边加边搅至均匀，再放置1～2h后，加水至全量，搅匀后置输液瓶中，封盖，于100℃流通蒸汽灭菌30min，分装即得。

更多凝胶剂处方请扫二维码查看。

【任务准备】

1.设备器皿：乳钵、水浴、蒸发皿、烧杯、电炉、温度计等。

2.写下药品与材料：＿＿＿＿＿＿＿＿＿＿＿＿＿＿＿＿＿＿＿＿＿＿＿＿

＿＿＿＿＿＿＿＿＿＿＿＿＿＿＿＿＿＿＿＿＿＿＿＿＿＿＿＿＿＿＿＿＿＿＿

＿＿＿＿＿＿＿＿＿＿＿＿＿＿＿＿＿＿＿＿＿＿＿＿＿＿＿＿＿＿＿＿＿＿＿

【任务实施】

1.溶胀、溶解要求：＿＿＿＿＿＿＿＿＿＿＿＿＿＿＿＿＿＿＿＿＿＿＿＿

2.凝胶基质的配制：＿＿＿＿＿＿＿＿＿＿＿＿＿＿＿＿＿＿＿＿＿＿＿＿＿

3.将药物加入基质：＿＿＿＿＿＿＿＿＿＿＿＿＿＿＿＿＿＿＿＿＿＿＿＿＿

4.附加剂处理要求：＿＿＿＿＿＿＿＿＿＿＿＿＿＿＿＿＿＿＿＿＿＿＿＿＿

【任务反思】

1.什么是溶胀？操作时应注意什么？

2.分析凝胶剂处方，写出制备工艺流程及应注意的问题。

【任务评价】

手工制备凝胶剂技能考核评分标准

考核任务	手工制备凝胶剂	
考核项目	评分标准	分值
职业素养 （5分）	① 服装整洁（白服）（2分） ② 卫生习惯（洗手、擦操作台）（2分） ③ 安静、礼貌（1分）	
器材选择与清洁 （5分）	① 选择正确的仪器（3分） ② 清洁正确（2分）	
备料（10分）	① 正确使用天平称量（5分） ② 准确称量（5分）	

续表

考核任务	手工制备凝胶剂	
考核项目	评分标准	分值
凝胶剂制备 （40分）	① 药物按要求处理，且处理正确（5分） ② 能够正确地进行基质的溶胀、溶解，且符合要求（10分） ③ 凝胶基质的配制（10分） ④ 将药物加入基质（10分） ⑤ 附加剂处理正确（5分）	
成品质量评价 （15分）	① 外观均匀性、细腻性（5分） ② 涂布性、黏稠性（5分）	
实验报告（15分）	① 书写工整（5分） ② 项目齐全（5分） ③ 结论准确（5分）	
操作时间（5分）	按时完成（5分）	
清场（5分）	清洗用具、清理环境（5分）	
合计		

手工制备凝胶剂素养评价

1.个人评价：＿＿＿＿＿＿＿＿＿＿＿＿＿＿＿＿＿＿＿＿＿＿＿＿＿＿

＿＿＿＿＿＿＿＿＿＿＿＿＿＿＿＿＿＿＿＿＿＿＿＿＿＿＿＿＿＿＿＿＿

2.小组评价：＿＿＿＿＿＿＿＿＿＿＿＿＿＿＿＿＿＿＿＿＿＿＿＿＿＿

＿＿＿＿＿＿＿＿＿＿＿＿＿＿＿＿＿＿＿＿＿＿＿＿＿＿＿＿＿＿＿＿＿

＿＿＿＿＿＿＿＿＿＿＿＿＿＿＿＿＿＿＿＿＿＿＿＿＿＿＿＿＿＿＿＿＿

任务二　机器制备外用膏剂

【任务要求】

1.具有正确执行外用膏剂岗位标准操作的能力。

2.会使用真空匀质乳化机等设备进行标准操作。

3.会对真空匀质乳化机等设备及计量工具进行清洁、消毒、维护、保养。

4.依据药品标准会正确处理药物，配制基质。

5.生产过程中会正确随时检测外用膏剂的质量控制指标。

6.能独立进行各种生产文件的记录和汇总。

7.任选以下＿＿＿＿＿＿＿方或者自定＿＿＿＿＿＿方实验。

【任务准备】

例：徐长卿软膏

【处方】丹皮酚20g，硬脂酸300g，三乙醇胺40g，甘油80g，羊毛脂40g，液状石蜡500mL，羟苯乙酯0.6g，蒸馏水1000mL。

【制法】

① 制备油相：取硬脂酸、羊毛脂、液状石蜡置于干燥容器中，水浴加热熔化，得油相，80℃保温备用。

② 制备水相：取三乙醇胺溶于蒸馏水，加热至80℃，得水相。

③ 乳化：将水相缓缓加入油相中，按同一方向不断搅拌至出现白色细腻膏状物。

④ 配制：丹皮酚用少量液状石蜡研匀，再与基质混匀。

【注】

① 丹皮酚是徐长卿中提取的有效成分，其熔点为49.5～50.5℃，难溶于水。提取丹皮酚的方法是：取徐长卿，加约8倍量乙醇，回流提取2次，每次2～3h，过滤，回收乙醇，将残液进行蒸馏，馏出液加三氯化铁至不再显紫色为止，收集蒸馏液，静置过夜，有无色针状结晶析出。滤取结晶，于50℃以下干燥即得丹皮酚粗品（可再用乙醇进一步精制）。

② 硬脂酸、羊毛脂、液状石蜡为油相，三乙醇胺、甘油、蒸馏水为水相，部分硬脂酸与三乙醇胺生成的硬脂酸三乙醇胺皂为O/W型乳化剂，甘油为保湿剂，羟苯乙酯为防腐剂。

③ 外用膏剂的类型：本处方形成的是O/W型乳膏剂。

【任务实施】

工序1　备原辅料

产品名称			产品批号		
规格		投料日期		批产量	
工艺规格					
原辅料配料记录					
原辅料名称	批号	单位	理论量	损耗量	合计
备注：本指令发至固体制剂车间					
签发			日期	年　月　日	
签收			日期	年　月　日	

工序2　配制

配制岗生产记录

产品名称		生产批号	
规格		温度/湿度	_____℃/_____%
生产日期	____年____月____日____时____分至____年____月____日____时____分		

生产前检查			
序号	检查内容	检查记录	检查结果
1	操作人员穿戴工作服、鞋、帽等符合要求		□合格　□不合格
2	现场无前批/前次生产遗留物和文件、记录等		□合格　□不合格
3	现场环境、设备、工器具等已清洁并在有效期内		□合格　□不合格
4	是否换上生产品种状态标识牌		□合格　□不合格
检查人		QA	

配料操作				
物料名称	批号	_____乳膏剂总量	取样量	残损量
物料平衡	物料平衡=（配制后物料总量+取样量+残损量)/配制前物料重量×100% =(_____+_____+_____)/_____=_____% （物料平衡限度为99.0%～100.0%）			
操作人		复核人		
QA		车间负责人		

工序3　灌封

灌封岗生产记录

产品名称		生产批号	
规格		温度/湿度	_____℃/_____%
生产日期	____年____月____日____时____分至____年____月____日____时____分		

生产前检查			
序号	检查内容	检查记录	检查结果
1	操作人员穿戴工作服、鞋、帽等符合要求		□合格　□不合格
2	现场无前批/前次生产遗留物和文件、记录等		□合格　□不合格
3	现场环境、设备、工器具等已清洁并在有效期内		□合格　□不合格
4	是否换上生产品种状态标识牌		□合格　□不合格
检查人		QA	

操作过程			
操作指令及工艺参数	操作记录	操作人	复核人
1.核查罐装软管是否有合格证明，外包装完好，品名、规格、数量是否与生产指令一致 2.设备按自动软管罐装封尾机标准操作规程执行 3.检查批号打印装置与批生产指令是否一致 4.操作按灌封岗位标准操作规程执行 5.灌装速度符合要求 6.每半小时进行一次装量检查，装量控制在±97%	1.□是　　□否 2.□是　　□否 3.□是　　□否 4.□是　　□否 5.□是　　□否 6.□是　　□否		

软管	领取支数	成品支数	不合格支数	剩余支数

药膏	成品支数	不合格支数	规格/（g/支）	投料总量/kg

软管物料平衡	物料平衡＝（成品支数＋不合格支数＋剩余支数）/领取支数×100% ＝（_____＋_____＋_____）/_____＝_____% （物料平衡限度为100.0%）
药膏物料平衡	物料平衡＝（成品支数＋不合格品支数）×规格（g/支）/投料量（kg）×100% ＝（_____＋_____＋_____）/_____＝_____% （物料平衡限度为99.0%～100.0%）

操作人		复核人	
QA		车间负责人	

【任务反思】

　　1.制备外用膏剂需要哪些辅料？

　　2.制备外用膏剂各种机械设备起什么作用？

　　3.外用膏剂生产过程中各工序质量控制要点是什么？

【任务评价】

机器制备外用膏剂考核评分标准

考核任务	按生产指令制备外用膏剂	
考核要求	按外用膏剂制备岗位标准操作规程进行	
考核项目	评分标准	分值
生产准备 （10分）	① 生产人员按洁净度要求更衣（5分） ② 生产组长将生产指令下发，组员接收生产指令（1分） ③ 检查各种标牌：清场合格证、设备完好、已清洁（2分） ④ 填写生产前检查记录（2分）	

续表

考核任务	按生产指令制备外用膏剂	
考核要求	按外用膏剂制备岗位标准操作规程进行	
考核项目	评分标准	分值
备料 （15分）	① 领料：按生产指令向仓库限额领原料及包装材料（2分） ② 核对原料及包装材料的名称、规格、批号、数量及供货单位（3分） ③ 复核原料及包装材料的名称、规格、批号、数量及供货单位（5分） ④ 填写收料记录（3分）	
配制 （20分）	① 开启设备前能够对设备进行全面检查（5分） ② 能按操作规程正确操作设备（5分） ③ 设备运行过程中，注意安全生产（5分） ④ 操作结束后，将设备复位，并进行常规维护（5分）	
灌封 （20分）	① 开启设备前能够对设备进行全面检查（5分） ② 能按操作规程正确操作设备（5分） ③ 设备运行过程中，注意安全生产（5分） ④ 操作结束后，将设备复位，并进行常规维护（5分）	
质检 （10分）	① 外观检查（2分） ② 装量（3分） ③ 粒度检查（3分） ④ 出具检验报告书（2分）	
清场 （15分）	① 能按清场要求对设备、工具、环境等进行清洁及消毒（5分） ② 清场结果符合要求（2分） ③ 填写清场记录（8分）	
产品合格率 （10分）	① 物料平衡（5分） ② 收率（5分）	
合计		

机器制备外用膏剂素养评价

1.个人评价：_____

_____

_____

2.小组评价：_____

_____

_____

【任务解析】

机器制备外用膏剂工艺过程的关键工艺参数及控制指标

工序	关键工艺参数	控制指标	频次
配料	核对物料信息、合格证等	原料药品种、细度、重量、外观	每批

续表

工序	关键工艺参数	控制指标	频次
配制	物料量、温度（压力）、搅拌时间等	外观	随时
灌封	数量、密封性、装量、材料、软管质量	装量、外观（密封性、批号打印情况）	随时

 项目总结

项目总结报告

学习任务	
学习目标	
实验实训任务	
项目完成进展	
项目完成所得	
项目完成反思	

项目二　制备煎膏剂

学习目标

知识目标　1.掌握煎膏剂的相关基础知识

2.掌握煎膏剂的生产工艺流程及各工序操作要点、质量控制标准和方法

技能目标　1.能根据生产工艺规程，生产出质量合格的煎膏剂

2.掌握煎膏剂的生产工艺和关键工序的要求

3.能对煎膏剂生产过程进行质量控制，解决生产中的简单问题

素养目标　1.通过煎膏剂生产规范化操作的学习及制药卫生要求的学习，强化合法、合规、合格的制药职业意识

2.通过各工序物料平衡计算形成生产节约意识；通过煎膏剂的安全操作规程的学习，强化安全生产意识，同时关注劳动保护

3.通过煎膏剂生产全过程的质量控制的学习，自觉形成"精益求精、质量为本"的工匠意识

📑 **项目资讯**

　　煎膏剂系指饮片用水煎煮，取煎煮液浓缩，加炼蜜或糖（或转化糖）制成的半流体制剂。煎膏剂是临床上较常用的传统剂型之一，因其药性滋润，故名膏滋。

　　具体内容请扫二维码查看。

任务一　手工制备煎膏剂

【任务要求】

　　1.掌握手工制备煎膏剂的方法及炼糖方法。

　　2.正确判断煎膏剂的质量。

　　3.学习相对密度的测定方法。

　　4.任选以下 ＿＿＿＿＿＿ 方或者自定 ＿＿＿＿＿＿ 方实验。

　　例：二冬膏

　　【处方】天冬500g，麦冬500g。

　　【制法】以上二味，加水煎煮三次，第一次3h，第二次、第三次各2h，合并煎液，滤过，滤液浓缩成相对密度为1.21～1.25（80℃）的清膏。每100g清膏加炼蜜50g，混匀，即得。

　　【性状】本品为黄棕色稠厚的半流体；味甜、微苦。

　　【贮藏】密封。

　　更多煎膏剂处方请扫二维码查看。

【任务准备】

　　设备器皿：不锈钢锅、电磁炉、烧杯、玻璃棒、天平、纱布、滤纸、烧杯、量杯等。

　　药品：蔗糖、蒸馏水等。

　　写下其他药品与材料：＿＿＿＿＿＿＿＿＿＿＿＿＿＿＿＿＿＿＿＿＿＿＿＿＿＿＿

【任务实施】

工序1　准备原辅料

　　1.备料：＿＿＿＿＿＿＿＿＿＿＿＿＿＿＿＿＿＿＿＿＿＿＿＿＿＿＿＿＿＿＿＿＿

　　2.药材处理要求：＿＿＿＿＿＿＿＿＿＿＿＿＿＿＿＿＿＿＿＿＿＿＿＿＿＿＿＿＿

　　药材处理注意事项：＿＿＿＿＿＿＿＿＿＿＿＿＿＿＿＿＿＿＿＿＿＿＿＿＿＿＿＿

工序2　提取

浸泡时间	提取次数	提取时间	煎液量

工序3　浓缩

火力	时间	浓缩后药液量	操作要求

工序4　收膏

操作	膏的稠度、密度等状态	时间	加炼糖/蜜量	成品量

工序5　灌封

【任务反思】

　　1.制备煎膏剂为何要炼糖？如何判断收膏的程度？

　　2.制备煎膏剂的过程中应注意哪些问题？如何防止煎膏剂出现"返砂"现象？

【任务评价】

手工制备煎膏剂（膏滋）考核评分标准

序号	考核内容	考核要点	配分	得分
1	职业素养（5分）	服装整洁（白服）	2	
		卫生习惯（洗手、擦操作台）	2	
		安静、礼貌	1	
2	器材选择与清洁（5分）	选择正确	3	
		清洁正确	2	
3	备料（10分）	操作准确	5	
		正确读数	5	
4	煎膏剂制备（50分）	制膏	15	
		炼糖	15	
		收膏	10	
		灌装	10	
5	成品质量评价（10分）	相对密度的测定	2.5	
		含量测定	2.5	
		装量检查	2.5	
		不溶物检查	2.5	
6	实验报告（10分）	书写工整	3	
		项目齐全	4	
		结论准确	3	
7	操作时间（5分）	按时完成	5	
8	清场（5分）	清洗用具、清理环境	5	
	合计		100	

手工制备煎膏剂素养评价

1.个人评价：_____

_____

_____

2.小组评价：_____

_____

_____

【任务解析】

　　煎膏剂一般是先将药材提取浓缩至规定相对密度的清膏，再加入规定量的炼蜜或炼糖收膏，除另有规定外，加糖量一般不超过清膏量的3倍，加入量过多、蔗糖转化率不适当均可导致煎膏剂出现"返砂"现象。若需加入药物细粉收膏，应俟清膏冷却后加入，搅拌混匀。煎膏剂应无糖的结晶析出。

　　收膏时应不断搅拌，防止焦糊。收膏稠度视品种而定，相对密度一般控制在1.40左右。煎膏剂分装时应待煎膏充分冷却后再装入洁净、干燥的大口容器中，然后加盖，切勿热时分装加盖，以免水蒸气冷凝回流入煎膏中，久贮后产生霉败现象。

任务二　机器制备煎膏剂

【任务要求】

> 1.具有正确执行煎膏剂生产环节中各岗位标准操作的能力。
> 2.会使用多功能提取罐、三效浓缩蒸发器、过滤器、包装机进行标准生产。
> 3.生产过程中按工艺规程监控质量控制点。
> 4.会对生产设备及计量工具进行清洁、消毒、维护、保养。
> 5.能独立进行各种生产文件的记录和汇总。
> 6.任选以下 _____ 方或者自定 _____ 方实验。

【任务准备】

　　例：夏枯草膏

　　【处方】夏枯草2500g。

　　【制法】取夏枯草，加水煎煮三次，每次2h，合并煎液，滤过，滤液浓缩成相对密度为1.21～1.25（80～85℃）的清膏。每100g清膏加炼蜜200g或蔗糖200g，加热熔化，混匀，浓缩至规定的相对密度，即得。

　　【性状】本品为黑褐色稠厚的半流体；味甜、微涩。

　　【功能主治】清火，散结，消肿。用于火热内蕴所致的头痛、眩晕、瘰疬、瘿瘤、乳痈肿痛；甲状腺肿大，淋巴结结核，乳腺增生症见上述证候者亦可应用。

　　【用法与用量】口服。一次9g，一日2次。

　　【贮藏】密封。

【任务实施】

工序 1　原辅料处理

1.备料

产品名称				产品批号	
规格		投料日期		批产量	
工艺规格					
原辅料配料记录					
原辅料名称	批号	单位	理论量	损耗量	合计
备注：本指令发至液体制剂车间					
签发		日期		年　月　日	
签收		日期		年　月　日	

2.配料

配料岗生产记录

产品名称			生产批号		
规格			温度/湿度	_____℃/_____%	
生产日期	___年___月___日___时___分至___年___月___日___时___分				
生产前检查					
序号	检查内容		检查记录	检查结果	
1	操作人员穿戴工作服、鞋、帽等符合要求			□合格 □不合格	
2	现场无前批/前次生产遗留物和文件、记录等			□合格 □不合格	
3	现场环境、设备、工器具等已清洁并在有效期内			□合格 □不合格	
4	是否换上生产品种状态标识牌			□合格 □不合格	
检查人			QA		
配料操作					
物料名称	批号	处方量	实际重量	操作人	复核人
QA			车间负责人		

工序2 渗漉

渗漉岗生产记录

产品名称：	规格：		生产批号：		生产日期： 年　月　日	
生产前检查	1.检查现场环境、人员符合要求				检查人：	复核人：
	2.设备运行正常，有"已清洁"标识					
	3.计量器具有合格标识，按规定放置					
	4.批生产记录应齐全，无与本批无关的批生产记录					
渗漉罐编号	1			2		
投料量	kg			kg		
渗漉乙醇浓度	%			%		
药材润湿乙醇用量	L			L		
药材润湿时间	开始时间： 结束时间：			开始时间： 结束时间：		
药材浸渍乙醇用量	L			L		
药材浸渍时间	开始时间： 结束时间：			开始时间： 结束时间：		
渗漉流速	mL／min			mL／min		
初漉液量	L			L		
续漉液量	L			L		
渗漉乙醇总用量	L			L		
渗漉液收集总量	L			L		
物料平衡	%			%		
操作人：				车间负责人：		
清场：清场结束报QA进行现场检查，合格后发清场合格证正、副本	清场项目			检查情况		
清场操作人	QA					

工序3　浓缩收膏

浓缩岗生产记录

产品名称：	规格：		生产批号：	生产日期： 年　月　日	
生产前检查	1.检查现场环境、人员符合要求			检查人：	复核人：
	2.设备运行正常，有"已清洁"标识				
	3.计量器具有合格标识，按规定放置				
	4.批生产记录应齐全，无与本批无关的批生产记录				
浓缩过程	进液比重				
	进液量/L				
	浓缩温度/℃				
	真空度/MPa				
	浓缩开始时间				
	浓缩结束时间				
	回收溶剂量/L				
	回收溶剂浓度				
稠膏总量					
收率					
	操作人：			车间负责人：	
清场：清场结束报QA进行现场检查，合格后发清场合格证正、副本	清场项目			检查情况	
清场操作人			QA		

工序4　灌封

【任务反思】

1.制备煎膏剂需要哪些设备?

2.煎膏剂生产过程中各工序质量控制要点有哪些?

【任务评价】

机器制备煎膏剂考核评分标准

考核任务	按生产指令制备煎膏剂	
考核要求	按煎膏剂制备岗位标准操作规程进行	
考核项目	评分标准	分值
生产准备 （10分）	① 生产人员按洁净度要求更衣（5分） ② 生产组长将生产指令下发，组员接收生产指令（1分） ③ 检查各种标牌：清场合格证、设备完好、已清洁（2分） ④ 填写生产前检查记录（2分）	
备料 （10分）	领料 ① 按生产指令向仓库限额领原料及包装材料（1分） ② 核对原料及包装材料的名称、规格、批号、数量及供货单位（1分） ③ 复核原料及包装材料的名称、规格、批号、数量供货单位（1分） ④ 填写收料记录（2分） 粉碎 ① 出料口扎捆接料袋，旋风分离口扎捆分离袋，选合适筛网（0.5分） ② 除去包装，将药料倒入洁净的生产容器内，称重（0.25分） ③ 按启动钮，使粉碎机空机运转正常后（约10s），均匀进料，连续工作（0.5分） ④ 出料前，让设备空运转2～3min，按停车钮（0.5分） ⑤ 出料（0.25分） ⑥ 同样的方法再次粉碎剩余的其他药材（0.25分） ⑦ 称重，装入洁净的容器中（0.25分） 过筛 ① 按筛分标准操作规程安装好筛网，把盛料箱摆正放在出料口下方，安装完毕应检查密封性（0.5分） ② 开启除尘风机10min（0.5分） ③ 启动设备空转运行，声音正常后，把物料均匀加入加料口，开始过筛（0.5分） ④ 在操作过程中，根据实际情况需要调节振动电机偏心块，达到最佳振幅状态（0.5分） ⑤ 筛分完毕，关闭电源（0.25分） ⑥ 出料，称重，装入洁净的容器中，填写记录（0.25分）	
渗漉 （25分）	溶剂的配制 ① 明确工艺要求的溶剂（1分） ② 配制工艺要求浓度的溶剂（2分） ③ 检查配制溶剂的浓度是否符合要求。（1分） ④ 填写相关记录（1分）	

考核任务	按生产指令制备煎膏剂	
考核要求	按煎膏剂制备岗位标准操作规程进行	
考核项目	评分标准	分值
渗漉 （25分）	渗漉 ①加入少量溶剂，浸润适当时间，使药材充分溶胀（3分） ②将浸润好的药材装入渗漉器内，层层均匀压实（3分） ③把溶剂储存器与渗漉器连好，将溶剂连续加入渗漉器内（注意排气），至液面高出药材数厘米，不再排气时关紧排气开关（4分） ④浸渍规定时间，缓慢渗漉，收集初滤液850mL（每1000g药材），另器储存，继续渗漉，至渗漉完全，收集续滤液（4分） ⑤渗漉结束后，标明渗漉液的比重（相对密度）、体积、数量、名称、批号、日期、操作人，交下一道工序（2分） ⑥药渣倾入垃圾车（2分） ⑦填写生产记录（2分）	
配液 （15分）	①将稠膏打入配液罐中（1分） ②接通电源，开动搅拌器（2分） ③搅拌下加入初滤液，搅拌至规定时间，关闭搅拌器（3分） ④用规定浓度的溶剂加至所生产的规定量（3分） ⑤再开启搅拌开关，搅拌均匀，关闭搅拌器（2分） ⑥静置规定时间（1分） ⑦记录流浸膏的数量（1分） ⑧填写生产记录（2分）	
过滤 （10分）	①安装过滤器（2分） ②选择规定要求的滤材（2分） ③启动滤器（2分） ④滤后药液标明品名、批号、操作者（1分） ⑤申请由化验室对流浸膏半成品进行检测（1分） ⑥合格后，用输液泵将药液输至高位贮罐，标明品名、数量、批号、生产日期、操作人（2分）	
质检 （10分）	①外观（5分）；②乙醇量（1分）；③甲醇量（1分）；④装量（1分）；⑤微生物限度检查（1分）；⑥出具检验报告书（1分）	
清场 （10分）	①将煎膏剂制备室内的物料残渣用刷子清扫干净，依次用饮用水、纯净水清洗后，再用消毒剂消毒（2分） ②对本环节的废弃物进行处理（2分） ③将各种生产工具或器具放置于指定地点（2分） ④挂已清洁状态标识牌（2分） ⑤做好清场记录（2分）	
产品合格率 （10分）	①物料平衡（5分） ②收率（5分）	
合计		

机器制备煎膏剂素养评价

评价项目	评价	
我愿意学习传承机器制备煎膏剂的工艺	是	否
我认可煎膏剂的机械发展	是	否
我愿意从事机械制剂工作	是	否
我按要求规范执行实验，如实地记录实验数据	是	否
本次实训本人反思：		
本次实训小组复盘：		

【任务解析】

机器制备煎膏剂工艺过程的关键参数工艺及控制指标

工序	关键工艺参数	控制指标	频次
配料	核对物料信息、合格证等	原药材品种、粒度、重量、外观	每批
渗漉	渗漉溶剂浓度与用量、时间、温度（压力）、流速、次数等	含醇量、外观、总量	随时
浓缩	浓缩温度、时间、压力等	总量、外观	随时
配液（过滤）	投料品名、重量、浓度、体积、搅拌时间等	含醇量、外观、相对密度、含量等	随时
灌封	材料、包装质量	外观	随时
包装	材料、包装质量	外观	随时

项目总结

项目总结报告

学习任务	
学习目标	
实验实训任务	
项目完成进展	
项目完成所得	
项目完成反思	

模块七

制备其他中药制剂

项目一 制备栓剂

 学习目标

知识目标　1.掌握模制成型的相关基础知识

2.掌握模制成型的生产工艺流程及各工序操作要点、质量控制标准和方法

技能目标　1.能根据生产工艺规程，生产出质量合格的栓剂

2.掌握模制成型的生产工艺和关键工序的要求

3.能对栓剂生产过程进行质量控制，解决生产中的简单问题

素养目标　从栓剂原有的局部治疗作用扩展到现在研究的全身作用，以新型栓剂的研发为切入点，引导学生对中药传统剂型的继承性发展和开拓性研究思维，培养学生运用新技术、新思路对中药传统制剂进行深入研究的兴趣，具有发展、传承中医药的责任感、使命感

 项目资讯

栓剂系用药材提取物或药粉与适宜基质制成的供腔道给药的固体制剂。

具体内容请扫二维码查看。

任务一　手工制备栓剂

【任务要求】

> 1.掌握模制成型制备栓剂的方法和操作要点。
> 2.熟悉各类栓剂基质的特点及适用范围。
> 3.了解置换值在栓剂制备中的应用。

【任务指导】

栓剂的制备方法有热熔法、冷压法和搓捏法三种，可按基质和药物的性质选择制法。目前生产上以热熔法应用最广泛。水溶性及亲水性基质的栓剂可采用热熔法，而脂肪性基质可采用上述三法中的任何一种。热熔法制备栓剂的工艺流程为：基质熔化→加入药物混匀→注模→冷却成型→削去溢出部分→脱模→质检→包装。

【任务准备】

设备器皿：栓模（阴道栓模、肛门栓模）、蒸发皿、研钵、水浴锅、电炉、分析天平、融变时限检查仪、天平、刀片、烧杯、包装纸、蒸馏水、软膏刀、温度计、蒸馏装置、干燥箱等。

写下药品与材料：_____

例：野菊花栓

【处方】野菊花10000g。

【制法】取野菊花加水煎煮三次，第一次2h，第二次1h，第三次40min，合并煎液，滤过，滤液浓缩至相对密度为1.10（50～60℃）的清膏，加乙醇使含醇量为60%，静置，取上清液，回收乙醇并浓缩至相对密度为1.17（50℃）的清膏，再加乙醇使含醇量为80%，静置，取上清液，回收乙醇，并浓缩成稠膏（约800g）。取混合脂肪酸甘油酯1380g，加热使熔化，保温（40℃±2℃）备用。将60%乙醇300g加入野菊花稠膏中，搅拌均匀，再加保温的基质中，搅匀，灌入栓剂模中；或取聚乙二醇1600g，加热使熔化，加入野菊花稠膏，随加随搅拌，搅匀，倾入涂有润滑剂的栓剂模中，制成1000粒，即得。

【性状】本品为棕色至深棕色鱼雷形栓剂。

【适应证】抗菌消炎。用于前列腺炎及慢性盆腔炎等疾病。

【用法与用量】肛门给药。一次1粒，一日1～2次；或遵医嘱。

【规格】每粒重2.4g。

【贮藏】（1）基质为混合脂肪酸甘油酯的栓：密闭，在20℃以下保存。

（2）基质为聚乙二醇的栓：密闭，在30℃以下保存。

其他栓剂处方请扫二维码查看。

【任务实施】

工序1 准备原辅料

1. 备料: _____

2. 药材处理要求: _____

药材处理注意事项: _____

3. 基质熔化操作

操作	加热温度	加热时间	基质保温温度

工序2 基质与药物混合

操作	药物温度	基质温度	混合时间	混合后的状态

工序3 注模

操作	注模温度	注模后状态

工序4 冷却、刮削、开模

操作	冷却温度	刮削操作	开模操作

工序5 中控检查

栓剂序号	重量	粒重与平均值的差距	栓剂其他状态
1			
2			
3			
4			
5			
6			
7			
8			
9			
10			

十粒平均重：   十粒整体状态：

工序6 包装

1.内包操作：＿＿＿＿＿＿＿＿＿＿＿＿＿＿＿＿＿＿＿＿

＿＿＿＿＿＿＿＿＿＿＿＿＿＿＿＿＿＿＿＿＿＿＿＿＿＿＿＿

2.外包操作：＿＿＿＿＿＿＿＿＿＿＿＿＿＿＿＿＿＿＿＿

＿＿＿＿＿＿＿＿＿＿＿＿＿＿＿＿＿＿＿＿＿＿＿＿＿＿＿＿

【任务反思】

1.热熔法制备栓剂应注意什么问题？

2.基质中加入药物的方法有哪些？

3.注模时应注意什么问题？如何才能避免注模时栓剂断裂、空洞？

4.如何评价栓剂的质量？

【任务评价】

手工制备栓剂考核评分标准

项目	评分标准细则 （整个操作60分，成品质量40分）	扣分	得分
器具 准备 （2分）	器具准备齐全、洁净，摆放合理。①器具要洁净，制剂前未清洁所用器具，扣0.5分；②器具要一次准备齐全，操作过程中，每再准备一种器具，扣0.5分；③器具摆放不合理或摆放杂乱，扣1分		
称量 （5分）	①称量前不归零，扣1分；②操作完毕后不关电源，扣0.5分；③药物称量并及时准确记录，药物数据缺少或不全，扣2分；④药物称量精确度按照药典规定根据数值的有效数位来确定，未按照药典规定称重，扣1.5分		

续表

项目	评分标准细则 （整个操作60分，成品质量40分）	扣分	得分
模具润滑 （6分）	模具配套、润滑操作规范。①未进行模具配套，扣3分；②模具未润滑，扣3分		
基质熔化 （5分）	基质熔化操作规范。①基质熔化温度选择不当，扣3分；②基质熔化保温温度控制不当，扣2分		
混合 （6分）	基质和药物混合操作规范。①基质和药物混合未搅拌，扣1分；②混合不均匀，扣3分；③混合时药液洒出过多，扣2分		
灌注 （10分）	灌注熟练操作规范。①灌注不连续，扣3分；②注模温度不恰当，扣2分；③灌注出现空洞，扣5分		
冷却、刮削 （10分）	冷却、刮削操作规范。①冷却温度不恰当，扣4分；②冷却硬度不够，扣3分；③刮削不平整，扣3分		
脱模 （10分）	脱模娴熟，操作规范。①未正确开模，扣2分；②取出栓粒不完整，扣2分；③栓剂硬度不够，扣2分；④栓粒不光滑，扣2分；⑤栓粒断裂，扣2分		
清场 （6分）	按规程清洁器具，清理现场；成型制剂和器具归类放置。①操作严重失误，扣3分；②器具未清洁或清洁不彻底，扣1分；③器具未放回原始位置或摆放杂乱，扣0.5分；④操作台面不整洁或地面未清洁，扣1分；⑤未关闭基质熔化所用电源，扣0.5分		
成品质量 （40分）	①外观圆整，大小、色泽均匀，且无粘连现象，40分（满分）；②外观圆整的少于95％的，扣5～10分；③大小不均一，扣5～10分；④色泽不均匀，表面存在褶皱、裂开、粗糙等情况，扣5～10分；⑤存在粘连现象，扣5～10分；⑥若以上各点均不符合要求，成品质量不得超过20分		
合计			

备注：1.操作程序错误，无法制得成品，成品质量扣40分。2.操作环节按评分细则扣分，总扣分最多60分。

手工制备栓剂素养评价

1.个人评价：_____

_____

2.小组评价：_____

_____

【任务解析】

栓剂常温下为固体，具有适宜的硬度，放入腔道内能熔化、软化或溶化，并易与腔道分泌液混合，逐渐释放药物而产生局部或全身治疗作用。临床多供外用。

任务二　机器制备栓剂

【任务要求】

1. 具有正确执行栓剂制备岗位标准操作的能力。
2. 依据药品标准会正确熔融基质、浸膏。
3. 会使用胶体磨正确研磨混合主药和基质。
4. 会使用栓剂灌装机组正确灌装、冷却、封口药栓。
5. 药栓制备过程中会正确随时检测药栓重差异及其他质量指标。
6. 会对栓剂灌装机组等及计量工具进行清洁、消毒、维护、保养。
7. 能独立进行各种生产文件的记录和汇总。

【任务指导】

用热熔法制备栓剂，选择合适的温度将基质熔融，再将主药与基质混合，注模成型。主药与基质混合时要注意温度，使主药和基质充分混合，避免分层。注模时注意连续注模，避免栓粒断裂和空洞。

【任务准备】

例：保妇康栓

【处方】莪术油82g，冰片75g。

【制法】以上二味，加入适量乙醇中，搅拌使溶解。另取硬脂酸聚烃氧（40）酯1235g和聚乙二醇4000 200g，加热使熔化，加入聚乙二醇400 120g和月桂氮䓬酮17.5g，搅匀，加入上述药液，搅匀，灌入栓剂模中，冷却后取出，制成1000粒，即得。

【性状】本品呈乳白色、乳黄色或棕黄色的子弹形。

更多栓剂处方请扫二维码查看。

典型工作任务：

产品名称			产品批号	
规格		投料日期	批产量	
工艺规格				

续表

原辅料配料记录

原辅料名称	批号	单位	理论量	损耗量	合计
备注：本指令发至固体制剂车间					
签发		日期		年 月 日	
签收		日期		年 月 日	

【任务实施】

工序1 提取、分离纯化、浓缩

参见模块二中药前处理实验实训项目四、项目五、项目六。

工序2 基质和浸膏熔融

基质是栓剂的赋形剂，在常温下为固体，加热熔融呈液状。浸膏加热熔融呈流动液体状。

基质、浸膏熔融制作记录

品名		批号		日期	
生产前确认		操作记录			
1.物料：品名、批号、数量（□相符；□不相符） 2.现场 清场合格证（□有；□无） 清洁完好（□是；□否） 计量器具符合要求（□是；□否） 3.相关文件：SOP（□有；□无） 工艺规程（□有；□无） 检查人： 复核人：		项目		1#	2#
		物料名称			
		数量/kg			
		温度/℃			
		熔化时间	起		
			止		
操作指令： 文件编码：		操作人			
		复核人			
		熔化总量/kg			
		废品量/kg			
备注： 1.基质熔化收率/% 2.浸膏熔化收率/%					

工序3　药物加入基质混合研磨

混合研磨生产记录

品名		编定依据			
规格		批号		生产日期	年　月　日
执行标准操作规程编号					
主药名称		主药1	主药2		主药3
基质名称		基质1	基质2		基质3
主药加入基质搅拌时间		时　分至　时　分	研磨次数		
最后过筛			目		
配制完成	药液毛重：　　　　　kg		皮重：　　　　　kg		
	药液净重：　　　　　kg		取样量：		
	药液温度：　　　　　℃		开始搅拌时间：		
	收率：　　　　　%				
操作人		复核人		QA	
备注					

工序4　灌装、冷却成型、封口剪切

栓剂灌封记录表

工艺过程	操作标准及工艺要求	结果记录	操作人	复核人	现场QA
开工前检查	检查：清场结果记录 1.无与本批无关的指令及记录 2.环境符合要求 3.无与本批无关的物料 4.检查药材名称、数量、卡物相符 5.设备计量器具清洁完好	上批产品名称： 上批产品批号：			
物料检查	1.从上工序领取物料并检查标签卡物相符，盛装容器状况符合要求，移至操作间 2.消毒剂（酒精）浓度为75%	符合规定（　　　　） 酒精浓度　　　　%			
制栓剂壳	设定预热温度、设置焊接温度、吹泡温度、刻线温度，应符合工艺要求。制备栓剂壳外观应完整、无凹陷、焊接严密，刻线清晰	预热温度： 焊接温度： 吹泡温度： 刻线温度： 栓剂壳外观：			

续表

工艺过程	操作标准及工艺要求	结果记录	操作人	复核人	现场QA
灌装	将领入的药液陆续加入灌装机储料桶内，设备操作执行全自动栓剂灌封机组使用SOP，工艺操作执行栓剂灌封岗位SOP，设置储料桶搅拌速度8~20Hz，温度为39~41℃，下料阀灌注温度为40℃，装量差异应符合企业标准	搅拌速度： 保温温度： 灌注温度： 装量：			
冷却成型封口	设备操作执行全自动栓剂灌封机组使用SOP，工艺操作执行栓剂灌封岗位SOP，设置冷却温度，封切预热温度，封切封口温度，印字应符合工艺要求，剪切规格应符合工艺要求	冷却成型温度： 封切预热温度： 封切封口温度： 印字是否清晰： □是　□否 封口是否严密： □是　□否 剪切规格：			

项目		重量/kg	计算粒数/粒	操作者	复核者	现场QA
领用药液　　（A）						
灌封半成品　（B）						
灌封半成品报废品　（C）						
报废药液	净药液量（D）					
	检查装量用量（E）					
灌封半成品报废量　（G）						
取样量　　　（H）						
物料平衡=（B+C+D+E+G+H）/A×100%		%				
收率=（B+H）/A×100%		%				
废弃物处理	处理方式： 处理时间：　　年　　月　　日　　　处理人：　　　　　复核人： 现场QA：					
备注						
姓名			得分			

工序5 外包装

过程: _____

【任务反思】

> 1.制备栓剂需要哪些材料?
>
> 2.制备栓剂各种机械设备都起什么作用?
>
> 3.栓剂生产过程中各工序质量控制要点有哪些?

【任务评价】

机器制备栓剂考核评分标准

考核任务	按生产指令制备栓剂	
考核要求	按栓剂制备岗位标准操作规程进行	
考核项目	评分标准	分值
生产准备 （10分）	① 生产人员按洁净度要求更衣（5分） ② 生产组长将生产指令下发，组员接收生产指令（1分） ③ 检查各种标牌：清场合格证、设备完好、已清洁（2分） ④ 填写生产前检查记录（2分）	
备料 （10分）	① 领料：按生产指令向仓库限额领原料及包装材料（2分） ② 核对原料及包装材料的名称、规格、批号、数量及供货单位（3分） ③ 复核原料及包装材料的名称、规格、批号、数量及供货单位（2分） ④ 填写收料记录（3分）	
基质、浸膏 熔化 （5分）	基质熔化 ① 除去包装，将基质倒入洁净的生产容器内，称重（0.25分） ② 启动电热保温夹层水浴锅，空机运转正常后，设置温度（0.5分） ③ 将基质加入电热保温夹层水浴锅中，开始加热，计时（0.5分） ④ 大部分基质熔化后，开启搅拌器进行搅拌（0.5分） ⑤ 基质完全熔化后打开下料阀出料，放至不锈钢桶中（0.5分） ⑥ 称重，填写记录（0.25分） 浸膏熔化 ① 称重（0.25分） ② 启动电热保温夹层油浴锅，空机运转正常后，设置温度（0.5分） ③ 将浸膏加入电热保温夹层水浴锅中，开始加热，计时（0.5分） ④ 大部分基质熔化后，开启搅拌器进行搅拌（0.5分） ⑤ 浸膏完全熔化后打开下料阀出料，放至不锈钢桶中（0.5分） ⑥ 称重，填写记录（0.25分）	
混合研磨 （15分）	① 启动胶体磨前检查设备完好，各部件、螺钉是否拧紧（1分） ② 使用前用扳手转动转齿，检查其是否运转良好且与定齿之间无摩擦的声音，如有异常情况不得开机并进行检查（1分） ③ 上紧调整环紧固螺钉，接通总电源和冷却水（1分） ④ 接通电源启动，确认各控制件和零部件灵敏可靠（1分）	

续表

考核任务	按生产指令制备栓剂	
考核要求	按栓剂制备岗位标准操作规程进行	
考核项目	评分标准	分值
混合研磨 （15分）	⑤ 开机运行：点动开关（接通电源1～3s），检查是否有杂音及异常振动，如出现异常情况排除故障后再试运转（2分） ⑥ 松开调整环锁紧螺钉，调整定、转齿之间的间隙，定、转齿间隙调整好后上紧调整环锁紧螺钉（2分） ⑦ 定、转齿调整好后先启动电源开关，再向料斗中添加物料，用不锈钢桶在出料口处承接流出的药液并重复研磨至规定的细度（2分） ⑧ 停机，待磨体内物料尽量排空后再关闭电源停止运转，以防物料在磨体内凝结（2分） ⑨ 将研磨均匀的药液过80目筛，搅拌均匀后放入洁净的容器内，称量后转移至保温锅中，保温温度为40～50℃，并挂上标识，注明品名、批号、日期（2分） ⑩ 填写记录（1分）	
灌装、冷却成型、封口剪切 （30分）	① 总电源开关，打开控制器开关，打开压缩空气总阀，观察气压表，气压应在0.85Mpa，进入【制带】画面，按下【气源】键（2分） ② 将冷水机开关打到【手动】位置，伸冷水循环，检查确认水循环正常、无渗漏后，将开关打到【自动】位置，设置制冷温度（2分） ③ 按下【制带】键，进入【参数设置】，分别设置预热温度、设置焊接温度、吹泡温度、刻线温度，再按下【加热】键（2分） ④ 按下【灌注】键，进入【参数设置】，分别设置灌注桶夹层温度、下料阀温度、灌注温度，按下【水泵】键，观察夹层水循环是否正常，液面应位于液位器上限和下限之间，最后按下【加热】键（2分） ⑤ 进入【制冷】画面，启动风机（2分） ⑥ 按下【封口】键，进入【参数设置】，设置预热温度、封口温度（2分） ⑦ 卸下字块槽，安装"产品批号"字块，经复核无误后重新将字块槽装回封口钳，再按下【加热】键（2分） ⑧ 按下【灌注】键，进入手动操作，启动灌装机空打5～8次以排出灌注体内的空气（2分） ⑨ 将PVC/PE复合片与片材分别安装在存带盘上，并将两片复合片整齐地送入钳口（2分） ⑩ 当下料阀温度、灌注温度达到设置值后（实际温度与设置温度可相差±1℃），分别启动【制带】、【灌注】的【自动运行】键，进行制带、装量调整（2分） ⑪ 当制带温度、装量、冷却温度、封切温度均符合要求后，可进行连续灌装（2分） ⑫ 待药栓输送到第二个冷冻箱的前端时，打开【封口】画面下的自动运行开关进行封口（2分） ⑬ 制带和灌注部分停止工作后，冷冻箱内仍存有灌注的药栓，打开冷冻工作程序画面下的独立运行开关，药栓可自动依次送入封口部分。封口完成后，会剩余一条药栓，打开封口工作程序画面下的联动开关，最后一条药栓会自动剪切完成（2分） ⑭ 灌封完成后，依次打开制带、灌注、冷冻、封口画面，分别关闭自动运行开关、加热开关、气源开关、风机开关、搅拌开关、柱塞泵开关和热水泵开关，使机器恢复到初始状态。打自动运行开关前，应将手动开关全部处于关闭状态（2分） ⑮ 计数，收集成品（1分） ⑯ 填写记录（1分）	

续表

考核任务	按生产指令制备栓剂	
考核要求	按栓剂制备岗位标准操作规程进行	
考核项目	评分标准	分值
质检 （10分）	① 药栓重差异检查（5分） ② 外观检查（2分） ③ 含量测定（1分） ④ 微生物限度检查（1分） ⑤ 出具检验报告书（1分）	
清场 （10分）	① 将栓剂制备室内的废料残渣用刷子清扫干净，依次用饮用水、纯净水清洗后，再用消毒剂消毒（2分） ② 对本环节的废弃物进行处理（2分） ③ 将各种生产工具或器具放置于指定地点（2分） ④ 挂已清洁状态标示牌（2分） ⑤ 做好清场记录（2分）	
产品合格率 （10分）	① 物料平衡（5分） ② 收率（5分）	
合计		

【任务解析】

机器制备栓剂工艺过程的关键工艺参数及控制指标

工序	关键工艺参数	控制指标	频次
称量	原料及内包装材料的名称、规格、批号、数量、合格证等	物料的品种、重量、数量	每批
基质、浸膏熔化	加热温度、时间，搅拌速度、时间	熔化完全、均匀	每批
混合研磨	混合研磨次数、过筛目数	粒度	每批
灌装、冷却成型、封口剪切	灌封时控制保温温度、灌封速度、装量、冷冻温度、封切温度，印字清晰正确	外观、重量差异，封口严密，剪切规格正确，印字清晰正确	每30min
包装	外包装控制产品批号、生产日期、有效期印字的正确，装中盒、大箱时不得少装、漏装	产品批号、生产日期、有效期正确，数量正确	随时

项目总结

项目总结报告

学习任务	
学习目标	
实验实训任务	
项目完成进展	
项目完成所得	
项目完成反思	

项目二　制备膜剂

 学习目标

知识目标	1.掌握膜剂的生产工艺流程及操作要点、质量控制标准和制备方法 2.熟悉常用的成膜材料种类和性质
技能目标	1.能根据生产工艺规程，生产出质量合格的膜剂 2.能按照《中国药典》要求对膜剂进行相关质量检查，并进行质量评价
素养目标	从能量和生态循环角度阐述膜剂制备要注意环保理念，鼓励同学们主动学习成膜技术，依靠科技更好地制备合适的剂型，满足人民群众对膜剂的需求

 项目资讯

膜剂是由药物与适宜的成膜材料等制成的膜状制剂。临床用途广泛，可供口服、舌下含服，眼结膜囊、鼻腔、阴道、体内植入给药，也可使皮肤和黏膜创伤的表面覆盖等。

具体内容请扫二维码查看。

任务一　手工制备膜剂

【任务要求】

> 1.掌握涂膜法制备膜剂的方法和操作要点。
> 2.熟悉成膜材料的选择与配制。

【任务指导】

1.膜剂的制备方法主要采用涂膜法，除此法外尚可应用热塑法、挤出法及延压法等方法制备。

2.膜剂的制备工艺流程为：配制成膜材料浆液→加入药物及附加剂→脱泡→涂膜→干燥→脱膜→质检→分剂量→包装。

【任务准备】

设备器皿：电子天平、烧杯、量筒、玻璃棒、恒温水浴锅、三角瓶、药筛、研钵、玻璃板、吸管、剪刀、包装袋等。

写下药品与材料：_____

例：养阴生肌膜

【处方】养阴生肌散2.0g，聚乙烯醇（PVA）（17-88）10.0g，甘油1.0mL，聚山梨酯-80 5滴，蒸馏水50.0mL。

【制法】（1）取PVA加入85%乙醇浸泡过夜，滤过，沥干，重复处理一次，倾出乙醇，将PVA于60℃烘干，备用。称取上述PVA 10g，置三角瓶中，加蒸馏水50mL，水浴上加热，使之熔化成胶液，补足水分，备用。

（2）称取养阴生肌散（过七号筛）2g，于研钵中研细，加甘油1mL，聚山梨酯-80 5滴，继续研细，缓缓将PVA胶液加入，研匀，静置脱气泡后，供涂膜用。

（3）取玻璃板（5cm×20cm）5块，洗净，干燥，用75%乙醇揩擦消毒，再涂擦少许液状石蜡。用吸管吸取上述药液10mL，倒于玻璃板上，摊匀，水平晾至半干，于60℃烘干。小心揭下药膜，封装于塑料袋中。

【性状】本品为无气泡的绿色药膜，外观完整光洁，厚度一致，色泽均匀。

【功能与主治】清热解毒。用于湿热性口腔溃疡、复发性口腔溃疡及疱疹性口腔炎。

【用法与用量】贴口腔患处，用量酌量而定。

【规格】1cm×1cm/贴。

【贮藏】阴凉干燥处保存。

更多膜剂处方请扫二维码查看。

【任务实施】

工序1　备原辅料

1. 备料：_____

2. 成膜材料浆液制备：_____

_____

操作注意事项：_____

_____

工序 2 加入药物及附加剂

主药与附加剂种类	加入量

工序 3 脱泡

1.脱泡具体方法: _____

2.脱泡注意事项: _____

_____

工序 4 涂膜

1.涂膜具体方法: _____

2.涂膜注意事项: _____

_____

工序 5 干燥

干燥注意事项: _____

_____

工序 6 脱模

脱模注意事项: _____

_____

工序 7 质量检查

药膜序号	药膜重量	片重与平均值的差距	药膜外观
1			
2			
3			
4			
5			
6			

续表

药膜序号	药膜重量	片重与平均值的差距	药膜外观
7			
8			
9			
10			
11			
12			
13			
14			
15			
16			
17			
18			
19			
20			

二十片平均重：　　　　　　　　　　　结论：

工序8　包装

包装操作及注意事项：_____

_____

【任务反思】

1.制备膜剂的操作要点有哪些?

2.膜剂的成膜材料有哪些?

【任务评价】

手工制备膜剂考核评分标准

项目	评分标准细则 （整个操作流程60分，成品质量40分）	扣分	得分
职业素养 （5分）	着装和个人卫生。①服装整洁，未按规定穿实验服或穿戴不齐，扣3分；②卫生习惯，未按规定保持手部卫生，擦拭试验台扣1分；③礼貌用语，语言不当扣1分		
器具准备 （3分）	器具准备齐全、洁净、正确，摆放合理。①器具要洁净，制剂前未清洁所用器具，扣1分；②器具要一次准备齐全，操作过程中，每再准备一种器具，扣1分；③器具摆放不合理或摆放杂乱，扣1分		

续表

项目	评分标准细则 （整个操作流程 60 分，成品质量 40 分）	扣分	得分
过筛 （2分）	药粉过筛操作规范。①药典筛筛号选择不当，扣1分；②过筛时药粉层厚度不适宜，振动速度不适中，扣1分		
称量 （4分）	①称量前不归零，扣1分；②操作完毕后不关电源，未及时清理，扣1分；③药粉称量方法正确并及时准确记录，药粉数据缺少或不全，扣2分		
膜剂制备过程（40分）	制备操作正确性。①成膜材料未完全溶解或分散，扣5分；②浆液、主药和附加剂未混合均匀，扣5分；③未按要求静置除去气泡，扣5分。④玻璃板未洗净、晾干，扣5分；⑤未涂脱膜剂，扣5分；⑥涂膜方法不得当，扣5分；⑦干燥温度不得当，扣5分；⑧脱模、包装不当，扣5分		
清场 （6分）	按规程清洁器具，清理现场；成型制剂和器具归类放置。①操作严重失误，扣3分；②器具未清洁或清洁不彻底，扣1分；③器具未放回原始位置或摆放杂乱，扣1分；④操作台面不整洁或地面未清洁，扣1分		
成品质量 （40分）	①外观完整光洁，厚度一致，色泽均匀，无明显气泡，重量差异符合要求，40分（满分）；②外观光洁度小于95%的，扣5～10分；③厚度不一致，扣5～10分；④色泽不均匀，表面存在褶皱、裂开、粗糙等情况，扣5～10分；⑤气泡明显，扣5～10分；⑥重量差异不符合要求，扣20分		
合计			

备注：1.操作程序错误，无法制得成品，成品质量扣40分。

2.操作环节按评分细则扣分，总扣分最多60分。

手工制备膜剂素养评价

1.个人评价：_____

_____

2.小组评价：_____

_____

【任务解析】

　　用涂膜法制备膜剂，最常用的较理想的成膜材料是聚乙烯醇（PVA）。PVA为白色或淡黄色粉末或颗粒，国内应用的多是05-88和17-88两种规格，聚合度越高，溶解度越小，而柔性好。PVA在溶解过程需经润湿、渗透、溶胀和溶解等阶段，浸泡溶胀应充分，否则溶解不完全。浆液一定要静置一段时间脱气泡，防止成膜后膜中有气泡，脱气泡后尽快涂膜。制膜所需的玻璃板应洁净、干燥、消毒，涂膜之前均匀涂布少量涂膜剂，便于脱模。涂膜时玻璃板应放置在平台上，从而制得厚薄均匀一致的膜剂。

任务二　机器制备膜剂

【任务要求】

> 1.具有正确执行膜剂岗位标准操作的能力。
> 2.会使用涂膜机进行涂膜标准操作。
> 3.会对涂膜机等工具进行清洁、消毒、维护、保养。
> 4.能独立进行各种生产文件的记录和汇总。

【任务指导】

按规程使用涂膜机进行膜剂的制备。

【任务准备】

例：疏痛安涂膜剂

【处方】透骨草143g，伸筋草143g，红花48g，薄荷脑6.7g。

【制法】以上四味，除薄荷脑外，其余三味加水适量，用稀醋酸调节pH值至4～5，煎煮三次，每次1h，煎液滤过，滤液合并，浓缩至相对密度为1.12～1.16（80℃），加乙醇使含醇量达60%，放置过夜，滤过，滤液备用。另取聚乙烯醇（药膜树脂04）100g，加50%乙醇适量使溶解，加入上述备用液，再加薄荷脑及甘油8.3g，搅匀，加50%乙醇调整总量至1000mL，即得。

【性状】本品为棕红色黏稠状的液体。

更多膜剂处方请扫二维码查看。

典型工作任务：

产品名称				产品批号	
规格		投料日期		批产量	
工艺规格					
原辅料配料记录					
原辅料名称	批号	单位	理论量	损耗量	合计

续表

备注：本指令发至固体制剂车间				
签发		日期		年 月 日
签收		日期		年 月 日

【任务实施】

工序1 成膜材料的预处理

配制成膜材料浆液：_____

_____

工序2 加入主药及附加剂

配合药浆液：_____

_____

工序3 消泡

选用的方法√（保温法 _____ 热匀法 _____ 减压法 _____）

工序4 涂模

将除去气泡的药物浆液置于涂膜机的料斗中，通过 _____，浆液经流液嘴流出，将膜液以 _____ 涂于抹有脱膜剂的不锈钢循环传送带上，使其成为厚度和宽度一致的涂层。

工序5 干燥

涂层经热风 _____ 度，_____小时干燥，迅速成膜。

工序6 脱模

到达主动轮后，将药膜 _____，进而卷入卷膜盘上。

工序7 分剂量包装

将药膜烫封在 _____ 包装材料中，经含量分析后，计算出单剂量的分格长度，热烫划痕或剪切，包装于纸盒中。

【任务反思】

1. 制备膜剂需要哪些材料？
2. 膜剂生产过程中各工序质量控制要点有哪些？

【任务评价】

机器制备膜剂考核评分标准

项目	评分标准细则 （整个操作流程 60 分，成品质量 40 分）	扣分	得分
职业素养 （5分）	着装和个人卫生。①服装整洁，未按规定穿实验服或穿戴不齐，扣3分；②卫生习惯，未按规定保持手部卫生，擦拭试验台扣1分；③礼貌用语，语言不当扣1分		
器具准备 （3分）	器具准备齐全、洁净、正确，摆放合理。①器具要洁净，制剂前未清洁所用器具，扣1分；②器具要一次准备齐全，操作过程中，每再准备一种器具，扣1分；③器具摆放不合理或摆放杂乱，扣1分		
过筛 （2分）	药粉过筛操作规范。①药典筛筛号选择不当，扣1分；②过筛时药粉层厚度不适宜，振动速度不适中，扣1分		
称量 （4分）	①称量前不归零，扣1分；②操作完毕后不关电源，未及时清理，扣1分；③药粉称量方法正确并及时准确记录，药粉数据缺少或不全，扣2分		
膜剂制备 过程 （40分）	制备操作正确性。①成膜材料未完全溶解或分散，扣5分；②浆液、主药和附加剂未混合均匀，扣5分；③未按要求静置除去气泡，扣5分。④玻璃板未洗净、晾干，扣5分；⑤未涂脱膜剂，扣5分；⑥涂膜方法不得当，扣5分；⑦干燥温度不得当，扣5分。⑧脱模、包装不当，扣5分		
清场 （6分）	按规程清洁器具，清理现场；成型制剂和器具归类放置。①操作严重失误，扣3分；②器具未清洁或清洁不彻底，扣1分；③器具未放回原始位置或摆放杂乱，扣1分；④操作台面不整洁或地面未清洁，扣1分		
成品质量 （40分）	①外观完整光洁，厚度一致，色泽均匀，无明显气泡，重量差异符合要求，40分（满分）；②外观光洁度小于95 % 的，扣5～10分；③厚度不一致，扣5～10分；④色泽不均匀，表面存在褶皱、裂开、粗糙等情况，扣5～10分；⑤气泡明显，扣5～10分；⑥ 重量差异不符合要求，扣20分		
合计			

备注：1.操作程序错误，无法制得成品，成品质量扣40分。

2.操作环节按评分细则扣分，总扣分最多60分。

机器制备膜剂素养评价

1.个人评价：＿＿＿＿＿＿＿＿＿＿＿＿＿＿＿＿＿＿＿＿＿＿＿＿＿＿＿＿＿＿＿＿＿＿＿＿

＿＿＿

2.小组评价：＿＿＿＿＿＿＿＿＿＿＿＿＿＿＿＿＿＿＿＿＿＿＿＿＿＿＿＿＿＿＿＿＿＿＿＿

＿＿＿

【任务解析】

在涂膜与干燥时应注意如下几点。①若药浆中含有固体药物微粒，则涂膜时，要边搅拌边倒料，以免固体药物沉降而造成上下液层的含量差异。②铺展和干燥中，必须保持玻璃板处于水平面状态，否则会出现厚薄不等的薄膜。③以琼脂为成膜材料时涂膜时应先将玻璃板预热至50~60℃，以防止药液遇冷凝固而影响涂膜。④烘干时间不宜太长，否则易发生卷曲、皱缩或易黏于玻璃板上，脱膜时药膜易发脆碎裂。

项目总结

项目总结报告

学习任务	
学习目标	
实验实训任务	
项目完成进展	
项目完成所得	
项目完成反思	

项目三　制备微囊

学习目标

知识目标　1.掌握微囊制备的原理、工艺及其操作要点。

2.熟悉微囊的质量要求及其常规质检方法。

3.了解微囊的成囊条件、影响因素及控制方法。

技能目标　1.能根据生产工艺规程，生产出质量合格的微囊

2.掌握微囊的生产工艺和关键工序的要求。

3.能对微囊生产过程进行质量控制，解决生产中的简单问题

素养目标　通过微囊技术在传统中医药中的发展应用，推动中医药在传承中创新发展，增强学生专业自信，培养学生传承传统中药制药技术过程中的创新意识。

项目资讯

微型包囊技术系指利用天然的或合成的高分子材料作为囊材，制备囊膜，将固体药物或液体药物作囊心物包裹成微小胶囊的过程，简称微囊技术。药物可以是固体，也可以是液体。若药物被高分子囊材包裹形成药库型小囊，称作微囊；若使药物分散在高分子材料中，形成骨架型微小球状实体，则称作微球。微囊与微球在释药模式上有明显的

区别。它们的形状可以是球形、葡萄串形、不规则形等各种形状。直径为0.01～2000μm，直径大小以微米计的称作微囊或微球，以纳米计的称作毫微囊、毫微球。

具体内容请扫二维码查看。

任务一　手工制备微囊

【任务要求】

> 1. 掌握单凝聚法或复凝聚法制备微囊的主要原理和制备工艺，能合作、合规、合法制备合格微囊。
> 2. 熟悉微囊的质量要求及其常规质检方法，能对微囊进行质量评价。
> 3. 了解微囊的成囊条件、影响因素及控制方法，能初步发现、分析微囊制备中的问题，并提出解决方案。
> 4. 任选以下 _____ 方或者自定 _____ 方实验。

【任务准备】

设备器皿：普通天平、恒温水浴、电磁搅拌器、烧杯（500mL、250mL、50mL）、乳钵、冰浴、显微镜、载玻片、盖玻片、广泛pH试纸、温度计、抽滤装置、_____
_____

写下药品与材料：_____

例：白藜芦醇微囊（单凝聚法）

【处方】白藜芦醇1g，明胶4g，10%醋酸溶液适量，60%硫酸钠溶液适量，37%甲醛溶液3mL，纯化水适量。

【制法】

① 囊材溶液的配制：取明胶4g，加适量纯化水使溶胀、溶解，于60℃水浴中保温。

② 乳化：称取白藜芦醇1g，加入明胶溶液，60℃恒温磁力搅拌成乳，加纯化水稀释至100mL，用10%的醋酸溶液调节pH至约为4（3.9）。

③ 成囊：搅拌下将60%硫酸钠溶液滴入上述乳剂，至显微镜下观察以成囊为度，记录所用硫酸钠溶液的体积（V1）、成囊溶液的体积（V2），并计算成囊时体系中硫酸钠的浓度（C2）。加入计算浓度（较成囊浓度大1.5%）的硫酸钠稀释液，用量不少于成囊溶液体积的3倍，搅拌分散，使反复成囊，直至得到满意的囊形。

附：用于稀释成囊溶液的硫酸钠溶液需另行配制，其浓度为成囊时体系中硫酸钠的浓度加1.5%，体积为成囊溶液的3倍以上。成囊时体系中硫酸钠的浓度可由所用60%硫酸钠溶液的体积及成囊溶液的体积来计算，即C2=60%V1/V2。

④ 固化：加入37%甲醛溶液，搅拌15min，再用20%氢氧化钠调节pH为8～9，继续搅拌1h，静置待微囊沉降完全。

⑤ 干燥：倾去上清液，微囊过滤，用蒸馏水洗至无甲醛气味（或至席夫试剂检查不变红色），抽干，50℃烘干，研成粉末。

更多微囊剂处方请扫二维码查看。

【任务实施】

工序1　准备原辅料

＿＿＿＿＿＿ 微囊的配料记录

材料		试液	
名称	重量/g	名称	体积/mL
囊心物：＿＿＿＿＿		10%醋酸溶液	
囊材：＿＿＿＿＿		20%氢氧化钠溶液	
＿＿＿＿＿		37%甲醛溶液	
蒸馏水		60%硫酸钠溶液	

工序2　配制胶液

胶液配制的操作要点：＿＿＿＿＿＿＿＿＿＿＿＿＿＿＿＿＿＿＿＿＿＿＿＿＿＿＿＿＿＿＿＿

工序3　制备乳剂

乳剂制备的操作要点：＿＿＿＿＿＿＿＿＿＿＿＿＿＿＿＿＿＿＿＿＿＿＿＿＿＿＿＿＿＿＿＿＿

工序4　成囊

1.成囊溶液中60%硫酸钠的用量为＿＿＿＿＿＿＿mL，乳剂中纯化水为＿＿＿＿＿＿＿mL，故计算出体系中硫酸钠的浓度为＿＿＿＿＿＿＿＿＿。

2.硫酸钠稀释液的浓度应为＿＿＿＿＿＿，硫酸钠稀释液的用量为＿＿＿＿＿＿mL。

3.镜检记录（绘图或拍照）：

乳剂形态	微囊形态

乳剂和微囊形态上的差别：_____

工序5　微囊干燥

干燥方法：_____。干燥温度：_____。

工序6　质量评价

微囊的形态观察（需附绘图或拍照）：

【任务反思】

1.请绘图说明调节 pH 前后显微镜观察混合液的变化情况，并说明变化原因。

2.影响微囊成型的因素有哪些？在操作时应如何控制以使微囊形状好，收率高？

【任务评价】

手工制备微囊考核评分标准

序号	培养目标	考核办法	分值	得分
1	职业素养	服装整洁；卫生习惯好（洗手、擦操作台）；安静、礼貌	5	
2	实训准备	实验预习：熟悉实验内容、相关知识 正确选择所需材料及设备 器具准备齐全、洁净，摆放合理	10	
3	微囊的制备	备料：原辅料处理正确，配料称量准确、操作规范	5	
		囊材溶液的配制：高分子囊材充分溶胀、溶解，形成澄明溶液，并按规定要求调节 pH 值	5	
		药物的混悬或乳化：固体或液体药物与囊材溶液充分混合均匀，形成混悬液或乳状液	5	
		成囊：严格按工艺要求加入适量凝聚剂，确保成囊温度、pH 值、搅拌速度、搅拌时间的准确 单凝聚法需及时记录胶液中纯化水及硫酸钠的用量，正确计算出硫酸钠稀释液的浓度及其用量。显微镜观察成囊情况并及时记录	20	
		固化：准确加入规定量的固化剂，严格搅拌时间、调节 pH 等	10	
		干燥：按规定要求对湿囊过滤、洗涤、干燥或其他处理。 湿囊洗涤需充分洗涤至除去固化剂，如使用甲醛为固化剂则需洗至无甲醛气味（或至席夫试剂检查不变红色）	5	

续表

序号	培养目标	考核办法	分值	得分
4	成品质量评价	产出量、形态、粒径及分布	20	
5	实训报告	正确、及时记录实验的现象、数据 书写工整、项目齐全、结论准确，并进行分析讨论	10	
6	清场	清洗用具、清理环境	5	
		合计	100	

备注：1.操作程序错误，无法制得成品，成品质量扣20分。

2.操作环节各分项扣分不高于该项配分，总扣分不多于50分。

手工制备微囊素养评价

1.个人评价：_____

_____

2.小组评价：_____

_____

【任务解析】

1.单凝聚法制备液体石蜡微囊的注意事项有哪些？

2.复凝聚法制备以明胶、阿拉伯胶为囊材的微囊的注意事项有哪些？

任务二　机器制备微囊

【任务要求】

1.掌握微囊制备的原理、工艺及操作要点，能合作、合规、合法制备合格微囊，并对微囊生产过程进行质量控制。

2.熟悉微囊的质量要求及其常规质检方法，正确评价其质量。

3.了解微囊的成囊条件、影响因素及控制方法，能初步发现和分析微囊生产中的常见问题。

4.任选以下_____方或者自定_____方实验。

【任务准备】

设备器皿：乳化均质机组、胶体磨、高压均质机、喷雾干燥机、旋振筛等。

写下药品与材料：_____

例：陈皮油微囊

【处方】陈皮油500g，羟基硬脂精2g，羧甲基纤维素钠1g，乳酸脂肪酸甘油酯2g，酪蛋白250g，多孔淀粉150g，β-环糊精50g，壳聚糖25g，低聚甘露糖20g。

【制法】

① 水相预制备（囊材）：将囊材（酪蛋白、多孔淀粉、β-环糊精、壳聚糖、低聚甘露糖）按比例混合，加入冷水搅拌均匀，加热至80～100℃，保温20～30min，充分溶解为半透明溶液。

② 油相预制备（芯材）：抗氧化剂、稳定剂和乳化剂分别为羟基硬脂精、羧甲基纤维素钠、乳酸脂肪酸甘油酯，加入陈皮油中，搅拌混合，经过真空脱气，再升温至50～60℃，保温20～30min，搅拌混合均匀。

③ 乳化均质：将油相与水相混合，温度保持60～80℃，搅拌均匀，制得初乳液；将初乳液立即过胶体磨，再高压均质2～6次（10～30MPa下均质1～3次，30～50MPa下均质1～3次），得到稳定的乳化液。

④ 喷雾干燥：将乳液喷雾干燥，得到陈皮油微胶囊粉末。

喷雾干燥条件：进风温度为160～180℃，出风温度为80～100℃，进料温度为20～35℃，进料速度为40～60L/h。

【任务实施】

工序1　配料

产品名称				产品批号	
规格		投料日期		批产量	
原辅料名称	规格	单位	理论量	实际量	合计
操作人		复核人		QA	

工序2　配液及乳化均质

配液及乳化均质岗位生产记录

产品名称：		规格：		批号：		批量：	
生产工序：配液、乳化均质				本工序生产日期：			
操作指令				操作记录			
一、生产前准备							
1.确认无上批生产遗留物；确认无与生产无关的文件				□符合要求			
2.确认上次清场合格证在有效期内，然后取下清场合格证附入批记录内				□符合要求			

操作指令	操作记录
一、生产前准备	
3.检查室内温度（18～26℃）、相对湿度（45%～65%）、静压差（>10MPa）	称量间温度：__ ℃,相对湿度：__ %,压差：__ Pa 配液间温度：__ ℃,相对湿度：__ %,压差：__ Pa
4.确认各种称量衡器符合要求	□符合要求
5.确认设备、管道、各级过滤器清洁状态，各功能阀门处于工作状态	□符合要求
6.挂上准产证	□已挂上
二、生产操作	
1.配液 （1）油相预制备 	原辅料名称	投料量/kg	备注
---	---	---
				油相锅加热温度：_____ ℃ 搅拌转速：_____r/min 保温时间：_____～_____
（2）水相预制备 	原辅料名称	投料量/kg	备注
---	---	---
				水相锅加热温度：_____ ℃ 搅拌转速：_____r/min 保温时间：_____～_____ 真空度：_____MPa
2.乳化均质 （1）乳化	乳化锅加热温度：_____ ℃ 搅拌转速：_____r/min 保温时间：_____～_____ 胶体磨研磨时间：_____～_____
（2）均质	高压均质机： 均质压力：_____均质次数：_____ 均质压力：_____均质次数：_____

操作人：_____ 复核人：_____ QA确认：_____

工序3 喷雾干燥

喷雾干燥岗位生产记录

产品名称：		规格：		批号：		批量：

生产工序：喷雾干燥	本工序生产日期：

<table>
<tr><td rowspan="6">生产前检查</td><td colspan="2" style="text-align:center">操作要求</td><td style="text-align:center">执行情况</td><td style="text-align:center">操作人</td><td style="text-align:center">QA</td></tr>
<tr><td colspan="2">1.生产相关文件是否齐全</td><td>1.是□　否□</td><td></td><td></td></tr>
<tr><td colspan="2">2.清场合格证是否在有效期内</td><td>2.是□　否□</td><td></td><td></td></tr>
<tr><td colspan="2">3.设备状态是否完好</td><td>3.是□　否□</td><td></td><td></td></tr>
<tr><td colspan="2">4.计量器具校验合格证是否在有效期内</td><td>4.是□　否□</td><td></td><td></td></tr>
<tr><td colspan="2">5.核对药液批号、数量、质量</td><td>5.是□　否□</td><td></td><td></td></tr>
</table>

	主要设备：喷雾干燥机组	设备编号：_____		设备型号：_____	

	名称	批号（编号）	上批结余量	领用量	使用量	结余量
辅料						

生产操作			
药液量/kg（L）		药液相对密度	
开机时间		关机时间	
进风温度/℃		排风温度/℃	
塔内压力/MPa		蒸汽压力/MPa	
进料速度/（mL/min）		调节方式（自动、手动）	
喷粉开始时间		喷液结束时间	
收药粉量/kg			

操作人	复核人

工序收率=收粉量/投料量×100%	标准值=	计算值=

是否超出偏差范围，如有请进行偏差分析

	项目	要求	检查结果	清场人
清场	物料	按岗位SOP传递	符合〔　〕不符合〔　〕	
	废弃物	置废弃物站	符合〔　〕不符合〔　〕	
	设备	清洁SOP	符合〔　〕不符合〔　〕	
	容器	置容器清洁室	符合〔　〕不符合〔　〕	清场时间
	现场	清洁SOP	符合〔　〕不符合〔　〕	月　日　时

操作人	复核人	QA	

工序4　筛分

参见"模块二　项目二　任务二"。

【任务反思】

1. 喷雾干燥法制备微囊影响微囊成型的因素有哪些?
2. 在生产过程应如何进行质量控制?

【任务评价】

机器制备微囊考核评分标准

考核任务	按生产指令制备微囊	
考核要求	按微囊制备的相关岗位标准操作规程进行	
考核项目	评分标准	分值
生产准备 （10分）	① 生产人员按洁净度要求更衣（5分） ② 生产组长将生产指令下发，组员接收生产指令（1分） ③ 检查各种标牌：清场合格证、设备完好、已清洁（2分） ④ 填写生产前检查记录（2分）	
备料 （10分）	① 领料：按生产指令向仓库限额领原料及包装材料（2分） ② 核对原料及包装材料的名称、规格、批号、数量及供货单位（3分） ③ 复核原料及包装材料的名称、规格、批号、数量及供货单位（2分） ④ 填写收料记录（3分）	
配液 （15分）	水相预制备（囊材） ① 将囊材按比例混合，加入冷水，开启搅拌器，搅拌均匀（2分） ② 配液罐（水相罐）加热至规定温度、保温规定时间（1.5分） ③ 开启搅拌器，搅拌均匀，充分溶解为半透明溶液（2分） ④ 填写生产记录（2分） 油相预制备（芯材） ① 芯材混合，开启搅拌器混合，真空脱气（2分） ② 配液罐（油相罐）加热至规定温度、保温规定时间（1.5分） ③ 开启搅拌器，搅拌均匀（2分） ④ 填写生产记录（2分）	
乳化均质（15分）	① 主罐加热至规定温度，抽真空，打开油、水相罐出料阀（2分） ② 打开乳化主罐进料阀，按比例进料（2分） ③ 乳化主罐启动搅拌器，搅拌规定时间（2分） ④ 打开乳化主罐出料阀，料液引入胶体磨，按胶体磨操作规程操作（2分） ⑤ 按高压均质机操作规程操作，对料液进行高压均质（4分） ⑥ 出料（1分） ⑦ 填写记录（2分）	

考核任务	按生产指令制备微囊	
考核要求	按微囊制备的相关岗位标准操作规程进行	
考核项目	评分标准	分值
喷雾干燥 （15分）	① 安装好喷雾干燥机取样器、布滤袋等，开启顶升、使喷雾干燥器各部分密封完好（1分） ② 调节设备各处阀门处于正确的开关状态（1分） ③ 开启引风机和鼓风机，然后开启蒸汽阀门进行机身预热，将干燥室温度升至工艺要求温度并稳定（2分） ④ 开启雾化器，当雾化器达到最高转速时，立即开启高压泵，调节进料流量，干燥室进料流量由小到大直至调到满足工艺要求（3分） ⑤ 操作过程中经常观察干燥室温度、尾气温度、进料流量是否合乎工艺要求（1分） ⑥ 待物料喷完后，将高压泵的流量打小至能打上物料为止，打纯化水进行喷雾清洗，时间为5～10min，然后将流量缓慢调至零位，关闭高压泵（2分） ⑦ 关机：依次关闭电加热器和蒸汽加热、风机、总开关（2分） ⑧ 出料（2分） ⑨ 填写记录（1分）	
筛分 （5分）	① 按筛分标准操作规程安装好筛网，把盛料箱摆正放在出料口下方，安装完毕应检查密封性（1分） ② 开启除尘风机10min（1分） ③ 启动设备空转运行，声音正常后，把物料均匀加入加料口，开始过筛（1分） ④ 在操作过程中，根据实际情况需要调节振动电机偏心块，达到最佳振幅状态（0.5分） ⑤ 筛分完毕，关闭电源（0.5分） ⑥ 出料，称重，装入洁净的容器中，填写记录（1分）	
质检 （10分）	① 形态（5分） ② 粒径及其分布（2分） ③ 载药率和包合率（2分） ④ 出具检验报告书（1分）	
清场 （10分）	① 将生产间内的积粉残渣用刷子清扫干净，依次用饮用水、纯净水清洗后，再用消毒剂消毒（2分） ② 对本环节的废弃物进行处理（2分） ③ 将各种生产工具或器具放置于指定地点（2分） ④ 挂已清洁状态标示牌（2分） ⑤ 做好清场记录（2分）	
产品合格率 （10分）	① 物料平衡（5分） ② 收率（5分）	
合计		

机器制备微囊素养评价

1. 个人评价：＿＿＿＿＿＿＿＿＿＿＿＿＿＿＿＿＿＿＿＿＿＿＿＿＿＿＿＿＿＿＿＿＿＿＿＿

＿＿

2.小组评价：_____

【任务解析】

机器制备微囊工艺过程的关键工艺参数及控制指标

工序	关键工艺参数	控制指标	频次
配料	核对实物、标示、合格证等	原辅料的品种、重量	每批
配液	投料量、溶胀时间、加热温度等	外观	每批
乳化均质	乳化搅拌的温度、时间及转速；均质的压力及次数	外观、相对密度	每批
喷雾干燥	进风、出风的温度，进料的温度、速度	外观、细度	每批
筛分	筛网大小	外观、细度	每批

项目总结

项目总结报告

学习任务	
学习目标	
实验实训任务	
项目完成进展	
项目完成所得	
项目完成反思	

项目四 制备 β-环糊精包合物

学习目标

知识目标	1.掌握包合技术的相关基础知识 2.掌握环糊精包合物的生产工艺流程及各工序操作要点、质量控制标准和方法
技能目标	1.能根据生产工艺规程，生产出质量合格的环糊精包合物 2.掌握环糊精包合物的生产工艺和关键工序的要求 3.能对环糊精包合物生产过程进行质量控制，解决生产中的简单问题
素养目标	引导学生关注溶解性差的药物，可考虑采用 β-环糊精包合技术，既可解决水溶液中溶解性差的问题，也可提高药物稳定性。

项目资讯

包合技术是指一种分子（客分子）被包嵌于另一种分子（主分子，即包合材料）的空穴结构，形成包合物的技术。目前常用的包合材料是环糊精（CYD）及其衍生物，以β-环糊精应用最为广泛。β-环糊精包合物是药物分子被包合或嵌入β-环糊精的筒状结构内形成的超微粒分散物，又称为β-环糊精分子胶囊。

具体内容请扫二维码查看。

任务一　手工制备 β-环糊精包合物

【任务要求】

1. 掌握饱和水溶液法制备包合物的工艺和包合物形成的验证方法。
2. 熟悉 β-环糊精的性质及包合物的其他制备方法。
3. 了解 β-环糊精包合物的应用。
4. 任选以下 _____ 方或者自定 _____ 方实验。

【任务准备】

设备器皿：挥发油提取器、量筒、烧杯、烧瓶、温度计、加热套、玻璃棒、水浴锅、布氏漏斗、干燥箱、天平等。

写下药品与材料：_____

例：薄荷油 β-环糊精包合物

【处方】β-环糊精4g，蒸馏水5mL，薄荷油1mL。

【制法】称取β-环糊精4g，置100mL具塞锥形瓶中，加入蒸馏水50mL，加热溶解。降温至50℃，滴加薄荷油1mL，恒温搅拌2.5h。冷藏24h，待沉淀完全后过滤。用无水乙醇5mL洗涤沉淀3次，至沉淀表面近无油渍，将包合物置干燥器中干燥，即得。

更多β-环糊精包合物剂处方请扫二维码查看。

【任务实施】

1.请绘制 _____ 环糊精包合物的制备工艺流程图。

2.质量评价

（1）性状：_____

（2）包合物形成的鉴别

① 显微成像：

未研磨的 β-环糊精	研磨的 β-环糊精	包合物	挥发油和 β-环糊精混合物

结论：_____

② 绘制 TLC 图，说明包合前后的特征斑点与比移（R_f）值的情况，说明包合物的形成。

结果：_____

结论：_____

③ 绘制 DTA 图，说明包合前后与混合物等的峰形与峰温，说明包合物的形成。

结果：_____

结论：_____

（3）包合物的含油率、利用率及吸收率

样品	含油率 /%	利用率 /%	收得率 /%
包合物			

【任务反思】

1. 本实验中应注意哪些关键操作？

2. 除饱和水溶液法外，制备包合物的方法还有哪些？

3. 试举例说明包合物在药物制剂中的应用。

【任务评价】

手工制备 β-环糊精包合物考核评分标准

序号	考核任务	考核要点	配分	得分
1	职业素养	服装整洁；卫生习惯好；安静、礼貌	5	
2	实训准备	实验预习：熟悉实验内容、相关知识 正确选择所需材料及设备 器具准备齐全、洁净，摆放合理	5	

续表

序号	考核任务	考核要点	配分	得分
3	环糊精包合物的制备	选用研磨法（或饱和水溶液法、喷雾干燥法或冷冻干燥法）制备 β-环糊精包合物	50	
4	成品质量评价	产出量、形态、粒径及分布	20	
5	实训报告	正确、及时记录实验的现象、数据 书写工整、项目齐全、结论准确，并进行分析讨论	15	
6	清场	清洗用具、清理环境	5	
		合计	100	

备注：1.操作程序错误，无法制得成品，成品质量扣20分。

2.操作环节各分项扣分不高于该项配分。

手工制备 β-环糊精包合物素养评价

1.个人评价：_____

_____

2.小组评价：_____

_____

【任务解析】

环糊精分子结构中具有一定大小的空穴，有环筒内疏水、环筒外亲水的特性，其借助分子间的作用力（包括静电引力、氢键、偶极子间引力等），可将药物分子包含或嵌入环糊精的筒状结构内形成超微粒分散物。以 β-环糊精应用最为广泛，其分子环筒内径大小适中，能与许多药物分子形成包合物。

任务二　机器制备 β-环糊精包合物

【任务要求】

1.掌握环糊精包合物的生产工艺和质量控制。

2.熟悉环糊精包合物形成的验证方法。

3.了解 β-环糊精包合物的应用。

4.任选以下 _____ 方或者自定 _____ 方实验。

【任务准备】

设备器皿：胶体磨、喷雾干燥机、抽滤装置、干燥箱、天平、_____ 等。

写下药品与材料：_____。

例1：胶体磨法制备薄荷油β-环糊精包合物

【处方】薄荷油20g，β-环糊精160g，无水乙醇适量，蒸馏水适量。

【制法】取β-环糊精160g，加入3倍量蒸馏水，缓缓加入薄荷油20g，置于胶体磨中研磨20min，得到包合微粉溶液，放出，少量水清洗胶体磨后并入溶液中，冰箱冷藏24h，抽滤，滤饼分别用蒸馏水和少量无水乙醇洗涤，60℃、0.09MPa真空干燥至干，粉碎，得到干燥的包合微粉粉末。

例2：喷雾干燥法制备黄芩苷β-环糊精包合物

【处方】黄芩苷与β-环糊精的比例为1:1，100g/L NaOH溶液适量。

【制法】取黄芩苷适量，加纯化水，搅拌成悬浊液，滴加100g/L NaOH溶液调节pH至6.60~6.80，药物完全溶解，然后加入适量的环糊精，50℃保温条件下磁力搅拌2h，喷雾干燥，喷雾干燥的工艺参数为进风温度130℃，风速40m³/min，泵速3mL/min。

【任务实施】

β-环糊精包合物生产记录

产品名称：		规格：		批号：		批量：	
生产工序：				本工序生产日期：			
操作指令				操作记录			

生产操作

1. 取β-环糊精160g，加入3倍量蒸馏水，缓缓加入薄荷油20g，置于胶体磨中研磨20min，得到包合微粉溶液，放出，少量水清洗胶体磨后并入溶液中，冰箱冷藏24h	原辅料名称	投料量/kg	备注
2. 加压过滤或抽滤，滤饼分别用蒸馏水和少量无水乙醇洗涤			

3. 滤饼于60℃、0.09MPa真空干燥至干

胶体磨研磨时间：_____~_____
冷藏时间：_____~_____
干燥温度：_____℃；真空度：_____MPa
干燥时间：_____~_____

4. 将干燥滤饼粉碎，得到干燥的包合物微粉，称重

干燥滤饼重量：_____
粉碎后重量：_____

收率=收粉量/投料量×100　标准值=　　　　　　实际值=

否超出偏差范围，如有请进行偏差分析

操作人：_____　复核人：_____　QA确认：_____

【任务反思】

在生产过程应如何进行质量控制?

【任务评价】

机器制备 β-环糊精包合物考核评分标准

考核任务	按生产指令制备 β-环糊精包合物	
考核要求	按环糊精包合物制备的相关岗位标准操作规程进行	
考核项目	评分标准	分值
生产准备 （10分）	① 生产人员按洁净度要求更衣（5分） ② 生产组长将生产指令下发，组员接收生产指令（1分） ③ 检查各种标牌：清场合格证、设备完好、已清洁（2分） ④ 填写生产前检查记录（2分）	
备料 （10分）	① 领料：按生产指令向仓库限额领原料及包装材料（2分） ② 核对原料及包装材料的名称、规格、批号、数量及供货单位（3分） ③ 复核原料及包装材料的名称、规格、批号、数量及供货单位（2分） ④ 填写收料记录（3分）	
包合物的制备 （50分）	① 环糊精饱和溶液的制备：将环糊精与水按比例混合，加热溶解，搅拌均匀（10分） ② 环糊精包合物溶液的制备：缓慢加入挥发油，置于胶体磨中研磨规定时间后，包合物溶液冷藏至规定时间（10分） ③ 滤过，清洗滤饼（5分） ④ 干燥包合物，并称重（10分） ⑤ 筛分（5分） ⑥ 填写生产记录（10分）	
质检 （10分）	① 形态（5分） ② 粒径及其分布（2分） ③ 载药率和包合率（2分） ④ 出具检验报告书（1分）	
清场 （10分）	① 将生产间内的积粉残渣用刷子清扫干净，依次用饮用水、纯净水清洗后，再用消毒剂消毒（2分） ② 对本环节的废弃物进行处理（2分） ③ 将各种生产工具或器具放置于指定地点（2分） ④ 挂已清洁状态示牌（2分） ⑤ 做好清场记录（2分）	
产品合格率 （10分）	① 物料平衡（5分） ② 收率（5分）	
合计		

机器制备 β-环糊精包合物素养评价

1.个人评价: _____

2.小组评价: _____

_____

【任务解析】

环糊精包合技术已广泛用于挥发油微粉化，制备方法以饱和水溶液法居多，为适应大规模工业生产，常采用高速分散机、胶体磨或高压均质机等设备使挥发油与环糊精快速分散形成分子包合物以提升生产效率，包合物的干燥也可采用喷雾干燥法、冷冻干燥法等。胶体磨法制备挥发油环糊精包合物需控制好挥发油与环糊精的比例、环糊精与水的比例、研磨时间。

项目总结

项目总结报告

学习任务	
学习目标	
实验实训任务	
项目完成进展	
项目完成所得	
项目完成反思	

项目五 制备注射剂

学习目标

知识目标	1.掌握注射剂的相关基础知识 2.掌握注射剂的生产工艺流程及各工序操作要点、质量控制标准和方法
技能目标	1.能根据生产工艺规程，生产出质量合格的注射剂 2.掌握注射剂的生产工艺和关键工序的要求 3.能对注射剂生产过程进行质量控制，能发现生产过程中的质量问题，解决生产中的简单问题
素养目标	列举鱼腥草注射液中添加增溶剂聚山梨酯-80引发严重不良反应的案例，引导学生树立"科学严谨、质量第一、安全第一"的职业理念，引导学生不断提高专业水平、培养职业责任心

项目资讯

注射剂系指原料药物或与适宜的辅料制成的供注入体内的无菌制剂。中药注射剂系指饮片经提取、纯化后制成的供注入体内的无菌溶液、乳状液或临用前配制成溶液的粉末或浓溶液的无菌制剂。

具体内容请扫二维码查看。

任务一　制备小容量注射剂

【任务要求】

1. 具有正确执行注射剂岗位标准操作的能力。
2. 掌握小容量注射剂的生产工艺过程及操作要点。
3. 掌握安瓿及容器、器具的处理方法与要求。
4. 熟悉注射剂灌封原理及方法。
5. 会对注射剂制备相关设备进行清洁、消毒、维护、保养。
6. 能独立进行各种生产文件的记录和汇总。

【任务准备】

例：双黄连注射液

【处方】金银花125g，黄芩125g，连翘250g。

【制法】

① 黄芩提取物的制备：黄芩加水煎煮2次，每次1h，分次滤过，合并滤液。滤液用盐酸（2mol/L）调pH至1.0~2.0，在80℃保温30min，静置24h。滤过，沉淀加8倍量水，搅拌，用40%氢氧化钠溶液调pH至7.0，并加等量乙醇，搅拌使溶。滤过，滤液用盐酸（22mol/L）调pH至2.0，60℃保温30min，静置12h，滤过，沉淀用乙醇洗至pH至4.0，加10倍量水，搅拌，用40%氢氧化钠溶液调pH至6.0，加入0.5%活性炭，充分搅拌，50℃保温30min，加入1倍量乙醇搅拌均匀，立即滤过，滤液用盐酸（2mol/L）调pH至2.0，60℃保温30min，静置12h。滤过，沉淀用少量乙醇洗涤后，于60℃以下干燥。

② 金银花、连翘提取物的制备：金银花、连翘加水浸渍30min，煎煮2次，每次1h，分次滤过，合并滤液，浓缩至相对密度为1.20~1.25（70~80℃测），放冷，缓缓加乙醇使含醇量达75%，充分搅拌，静置12h。滤取上清液，回收乙醇至无醇味，加入3~4倍量水，调pH至7.0，充分搅拌并加热至沸，静置48h。滤取上清液，浓缩至相对密度为1.10~1.15（70~80℃测），放冷，加入乙醇使含醇量达85%，静置12h。滤取上清液，回收乙醇至无醇味，备用。

③ 配液：取黄芩提取物，加水适量，加热并用40%氢氧化钠溶液调pH至7.0使溶解，加

入金银花、连翘提取液。加水至500mL，加入0.5%活性炭，保持pH值7.0加热微沸15min，冷却，滤过，加注射用水至500mL，灌封（每支20mL），灭菌，即得。

【功能与主治】清热解毒，清宣风热。用于外感风热引起的发热、咳嗽、咽痛，病毒及细菌感染的上呼吸道感染、肺炎、扁桃体炎、咽炎等。

【用法与用量】静脉注射，一次10～20mL，一日1～2次。

典型工作任务：

产品名称				产品批号		
规格		投料日期		批产量		
工艺规格						
原辅料配料记录						
原辅料名称	批号	单位	理论量		损耗量	合计
备注：本指令发至灭菌制剂车间						
签发		日期		年	月	日
签收		日期		年	月	日

【任务实施】

工序1　安瓿的洗涤与灭菌

1.安瓿的质量要求

应具有低的膨胀系数，优良的耐热性。

要有足够的物理强度。

高度的化学稳定性，不改变溶液的pH，不被侵蚀。

熔点较低，易于熔封。

不得有气泡、麻点及砂粒。

2.安瓿的检查

物理检查：外观、尺寸、应力、清洁度、热稳定性等。

化学检查：耐酸、耐碱和中性检查。

尚需做装药试验，检查安瓿与药液的相容性，证明无影响后方能使用。

3.安瓿的洗涤技术：超声洗涤法与加压气水喷射洗涤法综合洗涤方法。

4.安瓿洗涤岗位洁净度要求：D级。

5.安瓿干燥灭菌岗位的洁净度要求：安瓿清洗灭菌在D级，灭菌后存放在C级。

6.安瓿干燥灭菌的过程：隧道杀菌烘箱，加热温度350℃，经过隧道几分钟。

工序2　配液与过滤

投料时要双人核对，对含结晶水的药物注意折算投料量（如咖啡因）；生产过程（如灭菌后）含量下降的应酌情增加投料量。

1.配液：浓配法和稀配法两种。

2.过滤：二级过滤，用钛滤器预滤，再用微孔滤膜（0.22～0.45μm）精滤；有的在将净精滤后的药液在灌装前再用0.22μm的微孔滤膜进行终端过滤。

工序3　注射剂的灌封

最终灭菌产品灌封操作室洁净度为C级背景下A级。

自动灌封机可同时完成进瓶—理瓶—送瓶—前充氮—灌装—后充氮—预热—拉丝封口—出瓶；注意问题：洁净度、剂量、沾瓶、通气（惰性气体）。

工序4　注射剂的灭菌和检漏

灌封后12h内灭菌。不耐热压的品种可用流通蒸汽灭菌，1～5mL安瓿采用100℃ 30min，10～20mL 100℃ 45min，如维生素C、地塞米松磷酸钠缩短为15min。热稳定性品种及输液均用热压灭菌，标准灭菌时间（F0值）大于8。

检漏：灭菌后待温度稍降，抽气减压至真空度85.3～90.6kPa，停止抽气，将有色溶液（一般用亚甲蓝）注入灭菌器淹没安瓿，然后放入空气，有色溶液便进入有漏隙的安瓿。

工序5　注射剂的印字与包装

按"批包装指令"填写领料单，分别向中间站与仓库领取待包装的药品及所需包装材料；按《印字机标准操作规程》在药盒上打印批号、有效期后；封盒并存放于装盒区，在封盒上摆放单张说明书；将说明书装入药盒后，扣盖、贴标签；装箱；入库。

工序6　质量检查

按现行版药典进行可见异物检查、装量检查、热原检查、无菌检查、降压物质检查、鉴别、含量测定、pH值的测定、毒性试验、刺激性试验等。

【任务反思】

1.影响中药注射液澄明度的因素有哪些？

2.可采取哪些措施提高产品的澄明度合格率？

【任务评价】

制备小容量注射剂考核评分标准

考核任务	按生产指令制备小容量注射剂	
考核要求	按注射剂制备岗位标准操作规程进行	
考核项目	评分标准	分值
生产准备 （5分）	①生产人员按洁净度要求更衣（2分） ②生产组长将生产指令下发，组员接收生产指令（1分） ③检查各种标牌：清场合格证、设备完好、已清洁（1分） ④填写生产前检查记录（1分）	

考核任务	按生产指令制备小容量注射剂	
考核要求	按注射剂制备岗位标准操作规程进行	
考核项目	评分标准	分值
备料 （5分）	① 领料：按生产指令向仓库限额领原料及包装材料（1分） ② 核对：原料及包装材料的名称、规格、批号、数量及供货单位（2分） ③ 复核：原料及包装材料的名称、规格、批号、数量及供货单位（1分） ④ 填写原始记录（1分）	
提取 （5分）	粉碎 ① 于出料口扎捆接料袋，于旋风分离口扎捆分离袋，选择合适的筛网（0.5分） ② 除去包装，将药料倒入洁净的生产容器内，称重（0.25分） ③ 按启动钮，使粉碎机空机运转正常后（约10s），均匀进料，连续工作（0.5分） ④ 出料前，让设备空运转2～3min，按停车钮（0.25分） ⑤ 出料（0.25分） ⑥ 同样的方法再次粉碎剩余的其他药材（0.25分） ⑦ 称重，装入洁净的容器中（0.25分） 过筛 ① 按筛分标准操作规程安装好筛网，把盛料箱摆正放在出料口下方，安装完毕应检查密封性（0.5分） ② 开启除尘风机10min（0.25分） ③ 启动设备空转运行，声音正常后，把物料均匀加入加料口，开始过筛（0.5分） ④ 在操作过程中，根据实际情况需要调节振动电机偏心块，达到最佳振幅状态（0.25分） ⑤ 筛分完毕，关闭电源（0.25分） ⑥ 出料，称重，装入洁净的容器中，填写记录（0.25分）	
纯化 （10分）	① 着装（0.5分），核查状态标志及设备消毒（0.5分），检查设备运行是否正常（0.5分），取换标志牌（0.5分） ② 操作（1分），过滤（1分），浓缩（1分），醇沉（1分），回收乙醇并浓缩（1分），水沉（1分） ③ 填写记录（1分），收集工作（1分），清场（1分），填写记录（1分）	
配液（10分）	1.着装（0.5分），核查状态标志及设备消毒（0.5分），检查设备运行是否正常（0.5分），取换标志牌（0.5分） 2.操作 ① 往配液罐中加入药液（1分） ② 称取处方量的氢氧化钠，开启搅拌器，将其倒入配液罐中，调pH为6.8～7.0（1分） ③ 加入0.2%的活性炭，打开蒸汽阀，煮沸20min（1分） ④ 过滤（1分） ⑤ 滤液中加入亚硫酸氢钠，搅拌（0.5分） ⑥ 用钛棒过滤器过滤，收集滤液（1分） ⑦ 用微孔滤膜过滤，收集滤液（1分） 3.填写记录（0.5分），收集工作（0.5分），清场（0.5分）	

续表

考核任务	按生产指令制备小容量注射剂	
考核要求	按注射剂制备岗位标准操作规程进行	
考核项目	评分标准	分值
灌装（15分）	1.着装（0.5分），核查状态标志及设备消毒（0.5分），检查设备运行是否正常（0.5分），取换标志牌（0.5分） 2.操作 ①将空安瓿去外包装进行理瓶，放入洗瓶机中进行清洗，灭菌干燥（1分） ②开启层流开关使层流罩下的灌封机处在100级洁净层流保护中（1分） ③安装并检查灌药与氮气针头，安装位置应正对瓶口，调整针架高度，位置处于安瓿瓶颈下面一点为佳（2分） ④调节装量为2.15mL；调节充气玻璃转子流量计旋钮，至合适的充气量压力（2分） ⑤点燃火头，调节火力的大小（2分） ⑥开启进瓶控制开关、开启灌装泵开关、开启针头固定开关；按下主机按钮，主机指示灯亮则机器开始运转，主机调速由慢至快到所需速度（每分钟速度调节在250～350支左右）。使安瓿进入灌注工位，需加惰性气体的产品，根据要求加入一定的惰性气体（2分） ⑦操作中随时观察各部位动作的协调性、准确性以及是否有异常摩擦声音产生，注意观察网带中的安瓿，防止传递网带中的安瓿倒下或挤碎，否则应及时清理。及时剔除泡头、焦头等不合格品（1分） ⑧停机：关闭进瓶控制开关，关闭燃气/氧气阀，火焰熄灭。按下火焰抽风停止按钮，按下主机驱动停止按钮（0.5分） 3.填写记录（0.5分），收集工作（0.5分），清场（0.5分）	
灭菌 （10分）	1.着装（0.5分），核查状态标志及设备消毒（0.5分），检查设备运行是否正常（0.5分），取换标志牌（0.5分） 2.操作 ①夹套加热（1分） ②将灌封好的安瓿用小车推进灭菌柜（1分） ③关上柜门、将拉销插入门闩座孔内，然后顺时针拨动手轮，使固定板之凸块对着门闩止头板上凹槽，然后拔出拉销，继续顺时针方向旋转手轮，使门闩座及固定板向内移动，当固定板的凸块逐渐嵌入门闩止头板的凹槽后，各门闩应逐渐压紧门闩架，旋转动轮直到用两手扳不动为止，再将拉销插入门闩座孔内，即可将蒸汽放入柜内室进行灭菌（1分） ④灭菌时间结束后，将蒸汽控制阀移至"排汽"位置，此时柜室向外排汽，直至压力真空表指针下降到"0"为止（1分） ⑤用水为试漏液检漏，剔除漏气安瓿（1分） 3.填写记录（1分），收集工作（1分），清场（1分）	
质检 （10分）	①可见异物检查（2分） ②无菌检查（2分） ③无热原检查（2分） ④装量检查（1分） ⑤不溶性微粒检查（1分） ⑥出具检验报告书（2分）	

续表

考核任务	按生产指令制备小容量注射剂	
考核要求	按注射剂制备岗位标准操作规程进行	
考核项目	评分标准	分值
清场 （10分）	1.检查物料（1分） 2.中间产品管理（2分） 3.废弃物管理（2分） 4.记录类（1分） 5.工具器具（1分） 6.生产设备及工作场地（2分） 7.洁具（1分）	
产品合格率 （10分）	1.工序收率 ① 工序规定收得率的95%至100%（5分） ② 工序规定收得率的90%至94.9%（4分） ③ 工序规定收得率的80%至89.9%（3分） ④ 工序规定收得率的70%至79.9%（2分） ⑤ 工序规定收得率的60%至69.9%（1分） ⑥ 低于工序规定得率的60%（0分） 2.工序物料平衡 ① 工序物料平衡97.5%至100%（5分） ② 工序物料平衡90.5%至97.4%（4分） ③ 工序物料平衡80.5%至90.4%（3分） ④ 工序物料平衡70.5%至80.4%（2分） ⑤ 工序物料平衡60.5%至70.4%（1分） ⑥ 工序物料平衡低于60.5%（0分）	
安全生产（10分）	依据标准进行生产，无失误（10分），出现1项失误扣1分，5项或5项以上失误得0分	
合计		

制备小容量注射剂素养评价

1.个人评价：_____

_____

_____

2.小组评价：_____

_____

_____

【任务解析】

制备小容量注射剂主要过程质量控制点及质量控制项目

工序	质量控制点	质量控制项目	频次
制水	纯化水	电导率、酸碱度、氯化物	1次/2h
		全项	1次/月
	注射用水	电导率、pH值、氯化物、氨	1次/2h
		全项	1次/周
理洗瓶	原包装安瓿	检验报告、清洁度、外观	1次/批
	洗净后的安瓿	清洁度	1次/批
	烘干后安瓿	清洁与干燥程度	定时/班
	过滤后的纯化水、注射用水	澄明度	定时/班
配制过滤	称量	品名、规格、批号、质量	1次/批
	药液	主要含量、pH值、澄明度、色泽	1次/批
	滤膜	起泡点	1次/批
灌封	药液	色泽、澄明度	1次/批
	封口	长度、外观、严密度	随时/批
	灌封后中间产品	装量、澄明度	定时/班
灭菌检漏	灭菌柜	F0值、温度、时间、真空度、压力	1次/柜
	灭菌后的中间产品	外观清洁度、标记	
灯检	灯检品	澄明度、标记	定时/每班
包装	印字或贴签	批号、内容、数量、使用记录	随时/每班
	装盒	数量、说明书、标签	随时/每班
	封箱	数量、装箱单、印刷内容	随时/每班

任务二 制备大容量注射剂

【任务要求】

1. 具有正确执行注射剂岗位标准操作的能力。
2. 掌握大容量注射剂的生产工艺过程及操作要点。
3. 掌握输液瓶及容器、器具的处理方法与要求。
4. 熟悉注射剂灌封原理及方法。
5. 会对注射剂制备相关设备进行清洁、消毒、维护、保养。
6. 能独立进行各种生产文件的记录和汇总。

【任务指导】

大容量注射剂：又称输液，指供静脉滴注输入体内的大剂量注射剂（除另有规定，一般不少于100mL）。

【任务准备】

附：参麦注射液

【处方】红参100g，麦冬100g，聚山梨酯80 5g，加注射用水至1000mL。

【制法】以上两味药材(红参切薄片或粉碎)，分别加9%乙醇浸渍后加热回流提取（红参6次、麦冬2次，每次用3倍量90%乙醇回流提取2h），收集提取液，减压回收乙醇至每1mL含生药0.3～0.4g，冷藏，过滤，加1%（g/mL）活性炭，搅拌1h后过滤，滤液（其中红参滤液用10%NaOH调至近中性）减压回收乙醇至无醇味，加注射用水稀释至每1mL含生药约0.4g，混匀，冷藏，过滤，用10%NaOH调pH，煮沸40min，冷至80℃，加0.1%（g/mL）活性炭，搅拌10min，滤液冷藏，过滤。取混后的滤液，加入处方量的聚山梨酯80，搅匀，加注射用水至1000mL，用10%NaOH调pH，过滤，灌封，灭菌，即得。还需加氯化钠调至等渗，灭菌条件为115℃、32min。

【功能与主治】益气固脱，养阴生津。用于治疗气阴两虚型之休克、冠心病、病毒性心肌炎、慢性肺心病、粒细胞减少症。能提高肿瘤患者的免疫功能，与化疗药物合用时，有一定的增效作用，并能减少化疗药物所引起的不良反应。

【用法与用量】肌内注射，一次2～4mL，一日1次。静脉滴注，一次20～100mL。

【规格】2mL、5mL、10mL、15mL、20mL、50mL、100mL。

典型工作任务：

产品名称				产品批号		
规格		投料日期			批产量	
工艺规格						
原辅料配料记录						
原辅料名称	批号	单位	理论量		损耗量	合计
备注：本指令发至灭菌制剂车间						
签发		日期			年　月　日	
签收		日期			年　月　日	

【任务实施】

工序1　原辅料准备

1.按批生产指令，开领料单由车间主任签字后，凭领料单领取原辅料。

2.根据原辅料检验报告书，对原辅料的品名、批号、生产厂家规程及数量进行核对，并分别称（量）取所需原辅料。

3.原辅料的计算、称量、投料必须进行复核，操作人、复核人均应在原始记录上签名。

工序2　输液瓶的处理

1.洗瓶：按批生产指令领取输液瓶并除去外包装，在理瓶间经理瓶转盘送入外洗机，瓶身外表面清洗干净后进入洁净区。

2.外洗机采用纯化水进行清洗，毛刷无断裂、脱毛。

3.输送带将外洗好的输液瓶送至超声波洗瓶机内进行清洗。

4.超声波洗瓶出口处取洁净输液瓶用过滤注射用水荡洗后进行不溶性微粒监测，要求10μm以上的微粒不得过20粒/mL，25μm以上的微粒不得过2粒/mL。

5.胶塞清洗工序：将已脱包的胶塞通过全自动胶塞清洗机吸料装置送入清洗机内腔，设定清洗程序后开始清洗、硅化、灭菌及干燥。出料在百级层流罩下进行。

工序3　灌装

1.将已处理的灌装机、阀门等安装好，用0.22μm滤芯过滤的新鲜注射用水清洗，调试灌装机，并校正装量，并抽干注射用水。

2.接通药液管道，将开始打出的适量药液回入配制，重新过滤，并检查澄明度合格后，开始灌装；灌装时每半小时抽检装量一次，灌装容量可通过灌装机上的药液调节阀进行流量调节，达到要求装量，并填写在原始记录上。

3.将清洁无菌的胶塞倒入理塞斗，开振荡器调节旋钮使胶塞充满送塞轨道。

工序4　轧盖

筛选好盖子装入理盖斗内。检查瓶口瓶盖高度与轧盖位置。开理盖振荡器调节旋钮至所需要的量充满送盖轨道。运行中应时刻注意绞龙与拨轮及轧头轧刀运转情况。每半小时抽查一次轧盖是否完好。

工序5　灭菌

1.按批生产记录，设定好温度、时间等数据。

2.将轧盖后的输液产品根据产品流转卡，核对品名、规格、批号、数量正确后，送入灭菌柜中进行灭菌。

3.同一批号需要多个灭菌柜多次灭菌时，需由车间技术负责人编制亚批号，灭菌负责人填写产品流转卡对灭菌产品和未灭菌产品以及不同亚批号产品加以区分，并严格控制操作间的人员进入。

工序6　灯检

产品由卸瓶机输送至工作台面，并由转盘将产品送上输送带，上灯检台灯检。按《澄明度检查细则和判断标准》进行灯检，灯检合格产品由输送带送到下道工序。不同亚批号要分别灯检，不得混淆。

工序7　贴签

1.由灯检输送带输出的成品进入贴签工段。由质监员检查该产品名称、规格以及批号有效期的瓶贴，放置其设备上。再由气缸用正负压缩空气将瓶贴贴在输液瓶上。

2.根据批包装指令领取包装材料，由质监员核对装箱单、拼箱单等内容。在无误的情况下进行封箱入库。

3.不同亚批号要分别贴签和包装，拼箱要有拼箱单。

【任务反思】

大容量注射液的制备要点是什么?

【任务评价】

制备大容量注射剂考核评分标准

考核任务	按生产指令制备大容量注射剂	
考核要求	按注射剂制备岗位标准操作规程进行	
考核项目	评分标准	分值
生产准备 (5分)	① 生产人员按洁净度要求更衣（2分） ② 生产组长将生产指令下发，组员接收生产指令（1分） ③ 检查各种标牌：清场合格证、设备完好、已清洁（1分） ④ 填写生产前检查记录（1分）	
备料 (5分)	① 领料：按生产指令向仓库限额领原料及包装材料（1分） ② 核对原料及包装材料的名称、规格、批号、数量及供货单位（2分） ③ 复核原料及包装材料的名称、规格、批号、数量及供货单位（1分） ④ 填写原始记录（1分）	
提取 (5分)	① 按照提取操作规程规范操作（1分） ② 提取过程中严肃认真，不随意离开设备（1分） ③ 按照设备要求正确操作提取设备（2分） ④ 对出现的问题能够及时解决（1分）	
纯化 (10分)	1.着装（0.5分），核查状态标志及设备消毒（0.5分），检查设备运行是否正常（0.5分），取换标志牌（0.5分） 2.操作 过滤（0.5分），浓缩（0.5分），醇沉（1分），回收乙醇并浓缩（1分），水沉（1分） 3.填写记录（1分），收集工作（1分），清场（1分），填写记录（1分）	
配液（10分）	1.着装（0.5分），核查状态标志及设备消毒（0.5分），检查设备运行是否正常（0.5分），取换标志牌（0.5分） 2.操作 ① 配制顺序（1分） ② 配制温度（0.5分） ③ 搅拌时间（1分） ④ 脱炭吸附温度与时间（1分） ⑤ 控制配制时限（0.5分） ⑥ 调pH值（1分） ⑦ 可见异物合格（1分） ⑧ 含量准确（0.5分） 3.填写记录（0.5分），收集工作（0.5分），清场（0.5分）	

续表

考核任务	按生产指令制备大容量注射剂	
考核要求	按注射剂制备岗位标准操作规程进行	
考核项目	评分标准	分值
灌装（15分）	1.操作人员按进出万级洁净区更衣规程净化更衣（0.5分），手部用75%乙醇溶液消毒进入灌装室，核查状态标志及设备消毒（0.5分），检查设备运行是否正常（0.5分），取换标志牌（0.5分） 2.操作 ① 灌装操作：将清洗后的输液瓶通过输送带送至灌装机进瓶拨轮，灌装机操作规程进行操作。调节药液管路上的调节阀，调节流量，达到工艺要求的装量，输液瓶通过托瓶台向上移动，液管及充氮管伸入瓶口内先充氮排除瓶内空气，到达灌装工位进行灌装。用30个输液瓶试装，查药液澄明度及装量，合格后开始灌装操作。将30瓶药液返回调剂重新过滤（4分） ② 盖塞操作 盖涤纶薄膜：操作人员用镊子将用流动过滤注射用水漂洗过的涤纶薄膜放在药瓶瓶口中央位置，并覆盖药瓶瓶口 塞橡胶塞：操作人员拿橡胶塞大头垂直塞入药瓶口，并塞紧。塞橡胶塞时，禁止碰歪涤纶薄膜 压塞翻塞：通过输送带，将塞入橡胶塞的药瓶传至压塞翻塞机，按压塞翻塞机操作规程进行操作，随时剔出翻塞不彻底的药瓶 灌装结束，关闭所有设备电源开关。将灌装合格品移交轧盖岗位（4分） ③清洁清场：按清洁消毒规程进行清洁（2分）；填写清场记录，经QA检查员检查清场合格，在批生产记录上签字，并签发"清场合格证"（1.5分） 3.填写记录（0.5分），收集工作（0.5分），清场（0.5分）	
灭菌（10分）	1.着装（0.5分），核查状态标志及设备消毒（0.5分），检查设备运行是否正常（0.5分），取换标志牌（0.5分），检查蒸汽供应情况（1分） 2.操作 ① 用上瓶机将轧好盖的输液瓶推入灭菌的格架内，并逐层装满，关紧灭菌器门，将门齿合入主体齿条内，按快速冷却灭菌器操作规程进行灭菌操作（2分） ② 根据药品设定灭菌温度及时间，启动"瓶装程序"按钮，灭菌器将自动操作（2分） ③ 灭菌结束，按快速冷却灭菌器操作规程开启灭菌器门。用卸瓶机将输液瓶取出交接灯检岗位（1分） 3.填写记录（0.5分），收集工作（0.5分），清场（1分）	
质检（10分）	① 可见异物检查（1分） ② 无菌检查（1分） ③ 无热原检查（1分） ④ 装量检查（0.5分） ⑤ 不溶性微粒检查（0.5分） ⑥ 出具检验报告书（1分）	
清场（10分）	检查物料，中间产品管理，废弃物管理，记录类，工具器具，生产设备及工作场地，洁具	

续表

考核任务	按生产指令制备大容量注射剂	
考核要求	按注射剂制备岗位标准操作规程进行	
考核项目	评分标准	分值
产品合格率 （10分）	1.工序收率 ① 工序规定收得率的95%至100%（5分） ② 工序规定收得率的90%至94.9%（4分） ③ 工序规定收得率的80%至89.9%（3分） ④ 工序规定收得率的70%至79.9%（2分） ⑤ 工序规定收得率的60%至69.9%（1分） ⑥ 低于工序规定收得率的60%（0分） 2.工序物料平衡 ① 工序物料平衡97.5%至100%（5分） ② 工序物料平衡90.5%至97.4%（4分） ③ 工序物料平衡80.5%至90.4%（3分） ④ 工序物料平衡70.5%至80.4%（2分） ⑤ 工序物料平衡60.5%至70.4%（1分） ⑥ 工序物料平衡低于60.5%（0分）	
安全生产 （10分）	依据标准进行生产，无失误（10分），出现1项失误扣1分，5项或5项以上失误得0分	
合计		

制备大容量注射剂素养评价

1.个人评价：＿＿＿＿＿＿＿＿＿＿＿＿＿＿＿＿＿＿＿＿＿＿＿＿＿＿＿＿＿＿＿＿

＿＿＿＿＿＿＿＿＿＿＿＿＿＿＿＿＿＿＿＿＿＿＿＿＿＿＿＿＿＿＿＿＿＿＿＿＿＿

2.小组评价：＿＿＿＿＿＿＿＿＿＿＿＿＿＿＿＿＿＿＿＿＿＿＿＿＿＿＿＿＿＿＿＿

＿＿＿＿＿＿＿＿＿＿＿＿＿＿＿＿＿＿＿＿＿＿＿＿＿＿＿＿＿＿＿＿＿＿＿＿＿＿

【任务解析】

大容量注射剂车间主要过程质量控制点及质量控制项目

工序	质量控制点	质量控制项目	频次
制水	纯化水	电导率	1次/2h
		全项	1次/周
	注射用水	pH值、氯化物、硫酸盐与钙盐	1次/2h
		全项	1次/周
洗瓶	过滤后纯化水	澄明度	2次/批
	过滤后注射用水	澄明度	2次/批
	洗净后玻璃瓶	残留水滴及洗涤效果	随时
		清洁度	随时

续表

工序	质量控制点	质量控制项目	频次
配液	药液	主要含量、pH值、澄明度	1次/批
	微孔滤膜	外观、起泡点	1次/批
灌封	涤纶薄膜	清洁度	2次/批
	胶塞	清洁度	1次/锅
	灌装后中间产品	装量	随时
		澄明度	1次/20min
	压盖	轧口紧密度、外观	随时
灭菌	灭菌柜	标记、装量、排列层次、压力、温度、时间、记录	1次/锅
	灭菌前中间品	外壁清洁度、标记、存放区	1次/锅
	灭菌后中间品	微生物含量、外壁清洁度、标记、存放区	1次/锅
灯检	灯检品	抽查澄明度、装量、外观	2次/批
		锅号、灯检者标记、存放区	随时
包装	在包装品	锅号、灯检者标记	随时
	标签	外观、内容、数量、使用记录	随时
	装箱	数量、装箱合格证、内容	随时

项目总结

项目总结报告

学习任务	
学习目标	
实验实训任务	
项目完成进展	
项目完成所得	
项目完成反思	

模块八

中药制剂包装

项目一　使用制袋充填封口包装机

 学习目标

知识目标
1. 掌握制袋充填封口包装机的相关基础知识
2. 掌握制袋充填封口包装机的SOP标准和方法

技能目标
1. 能严格按照提取生产工艺及操作规程，进行制袋充填封口包装操作
2. 掌握制袋充填封口包装机操作的技术要求
3. 能对制袋充填封口包装机包装过程进行质量控制，具备发现、分析、解决问题的能力，如封口不严、封口褶皱等
4. 了解中药包装岗位的相关生产文件和生产流程

素养目标
1. 通过学习我国自行研制生产的全自动制袋充填封口包装机在中药包装过程中的普遍应用，形成对中医药人工智能化包装的认同感
2. 通过工作情景创设，提出任务问题，强化合法、合规、合格的制药职业意识和安全生产意识；树立实事求是、认真严谨的工作作风
3. 通过任务考核，培养学生反思意识，自我定位能力。并通过合作式学习，在完成任务的过程中不断增强团队合作意识

项目资讯

制袋充填封口包装是将卷筒状的包装材料制成袋，充填物料后，进行封口切断。包装作为固体制剂生产的最后一道工序，自动制袋装填包装机常用于包装颗粒冲剂、片剂、粉状以及流体和半流体物料。其特点是直接用卷筒状的热封包装材料，自动完成制袋、计量和充填、排气或充气、封口和切断等多种功能。

具体内容请扫二维码查看。

任务　制袋充填封口包装机实训

【任务要求】

1. 掌握全自动充填封口包装机的适用范围。
2. 掌握基础的充填封口包装机操作方法。
3. 明确包装所用材料和设备的应急处理原则。

【任务准备】

设备器皿：烧杯（1000mL、500mL）、天平、称量纸、镊子、螺丝刀、隔热手套、设备配套保险丝2根等。

材料：复合膜、复方丹参滴丸等。

根据所选实验项目准备实验设备和材料，填写以下内容。

1. 实验设备：DXDK-100H全自动颗粒包装机或 _____

2. 实验材料：_____

【任务实施】

（一）开机前准备

1. 检查设备的清洁是否符合生产要求，是否有清场合格证。

2. 检查机器上安装的定量杯与制袋用的成形器是否相符，包装材料是否符合使用要求。

3. 顺时针转动离合器手柄，让上离合器与下离合器分开。

4. 将上转盘逆时针方向手动转动一周，在旋转过程中注意观察下转盘的下料门能否顺利地打开或关闭。

5. 在架纸轴上放上包装材料，装上挡纸轮及挡套，然后把架纸轴放到架纸板上。

6. 检查包装材料的印刷面方向应与该机型的图示相符，调整包装材料与成形器对齐，使挡纸轮及挡套夹紧包装材料并拧紧旋钮。

7. 向下拉动包装材料，并将包装材料插入成形器中向下拉动，使包装材料进入两滚轮之间，使两滚轮夹住成形后的包装材料。

（二）开机操作

1. 通过数字温度控制器设定好封口温度。

2. 初调封合压力，手动传动皮带，使左右热封器处于完全闭合状态。此时左右热封器闭合的中心线应与下方两拉袋滚轮的啮合线左右对正。

3. 进一步调整封合压力。开机连续封合几袋，观察包装袋是否封合严密，纹路是否清晰

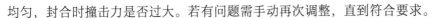

均匀，封合时撞击力是否过大。若有问题需手动再次调整，直到符合要求。

4.将两滚轮压住成形后的包装材料向下拉动到切刀下方，连续封合几袋后将包装袋上的一个色标对正横封封道的中间位置，转动升降手轮调整切刀位置。使固定刀的刀刃对正色标的中间位置，若无色标则对正横封封道。将切刀离合器脱开，手动试切。

5.切刀位置调好后，调整切断时间。切断时间应为热封器处于刚好封合压紧状态，切刀的转刀进入切断的过程，这时包装材料被热封器压住，切刀刃口对已封好的包装材料挤压滚切撕裂，将包装袋平整切断。

6.待所有部件都调整好后，可先连续封合几袋，观察运行是否顺畅，有无异响，若无问题则可开机进行生产。

7.生产结束后关闭电源，按设备清洁规程做好清洁。

（三）操作注意事项

1.将穿过成形器的包装材料向下拉动进入两滚轮间时应点动设备，切勿用手拉扯，避免手部受伤。

2.调节切刀位置时，一定注意避免固定刀与转刀刀刃发生碰撞。

3.切刀之间的压力不可过大，否则会损坏切刀或加快刀刃的磨损。

4.停机时应使两热封器处于张开的位置，以防烫坏包装材料。

（四）设备维护与保养

1.定时给各齿轮啮合处、轴承及各部件加注机油润滑，每班一次。

2.减速机严禁无油运转。

3.加注润滑油时，不要将油滴在传动皮带上，以免造成打滑丢转或皮带过早老化损坏。

4.经常检查各部位螺钉，不得有松动现象。

5.电器部分注意防水、防潮、防腐、防鼠。保证电控箱内及接线处干净，以防造成电气故障。

（五）常见故障及排除方法

全自动颗粒包装机常见故障、原因及排除方法见下表。

全自动颗粒包装机常见故障、原因及排除方法

常见故障	故障原因	排除方法
包装材料被拉断	1.供纸电动机线路故障，线路接触不良 2.供纸开关损坏	1.检修供纸电动机线路 2.更换开关
袋封合不严	1.封合压力不均 2.封合温度不够 3.包材不好	1.调整封合压力 2.调整封合温度 3.换包材
封道不正	热封器位置不对	调整热封器

续表

常见故障	故障原因	排除方法
切袋位置偏离色标较大	1.齿轮啮合不好 2.减速机机械故障 3.光电开关位置不正确	1.调整修理齿轮 2.更换轴承 3.调整电眼位置
不拉袋	1.线路故障 2.拉袋开关损坏 3.自动包装机控制器故障 4.步进电动机驱动器故障	1.检查线路 2.更换拉袋开关 3.更换控制器 4.更换驱动器

【任务反思】

1.中药包装的复合膜选取依据是什么?

2.根据所选的实验,思考影响包装的因素有哪些。

【任务评价】

制袋充填封口包装机考核评分标准

项目	技能要求	考核得分			
		分值	自评	组评	师评
零部件辨认	正确辨认立式全自动定量制袋包装机各零部件	10			
生产前检查	环境、温度、相对湿度、设备状态标识等	10			
安装、检查	1.检查包装材料是否正确安装 2.检查设备各部件是否正确安装和紧固 3.检查料斗内是否有异物 4.检查热封温度是否达到要求 5.接通电源,空机试运行	15			
质量控制	合格产品率95%～100%	15			
记录与标识	1.生产记录完整、适时填写 2.适时填写、悬挂、更换状态标识	20			
生产结束清场	1.清理产品:交中间站 2.清洁生产设备:顺序正确 3.清洁工具和容器 4.清洁场地	20			
其他	正确回答包装过程中常见的问题	10			
合计		100			

制袋充填封口包装机素养评价

1.个人评价: _____

_____

_____

2.小组评价: _____

_____

_____

【任务解析】

中药所含的化学成分十分复杂，为了确保药效，大多数中药材通常在使用前需要选择适宜的包装材料和方法。在中药各剂型包装过程中，充分注意影响最终包装结果的因素。

项目总结

项目总结报告

学习任务	
学习目标	
实验实训任务	
项目完成进展	
项目完成所得	
项目完成反思	

项目二　使用泡罩包装机

学习目标

知识目标	1.掌握泡罩包装机的相关基础知识
	2.掌握泡罩包装机的SOP标准和方法
技能目标	1.能严格按照提取生产工艺及操作规程，进行泡罩包装机包装操作
	2.掌握泡罩包装机操作的技术要求
	3.能对泡罩包装机包装过程进行质量控制
	4.了解中药包装岗位的相关生产文件和生产流程
素养目标	1.通过学习我国自行研制生产的全自动泡罩包装机在中药包装过程中的普遍应用，形成对中医药人工智能化包装的认同感
	2.通过工作情景创设，提出任务问题，强化合法、合规、合格的制药职业意识和安全生产意识；树立实事求是、认真严谨的工作作风
	3.通过任务考核，培养学生反思意识，自我定位能力。并通过合作式学习，在完成任务的过程中不断增强团队合作意识

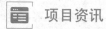 项目资讯

药用铝塑泡罩包装机又称热塑成型泡罩包装机，简称为泡罩包装机。主要用来包装各种几何形状的口服固体制剂如平素片、糖衣片、薄膜衣片、硬胶囊剂、软胶囊剂、滴丸、中药丸剂等。按结构形式可分为辊筒式、平板式和辊板式三大类。

具体内容请扫二维码查看。

任务　泡罩包装机实训

本岗位要求员工使用包装机械，对各类蜜丸剂药品进行包装，以达到保护药品、准确装量、便于贮运的目的。

【任务要求】

> 1.熟练掌握泡罩包装机包装岗位标准操作规程。
> 2.能对使用泡罩包装机生产中出现的问题进行判断和解决。

【任务准备】

1.常用设备：铝塑泡罩包装机或 _____

2.实训设备：铝塑泡罩包装机或 _____

3.材料：_____

【任务实施】

1.生产前准备

（1）操作人员按一般生产区人员进入标准进行更衣，进入内包装操作间。

（2）检查生产所需文件是否齐全。

（3）检查生产设备运转是否正常。

（4）检查生产场所清洁、卫生，是否符合该区卫生要求，有清场状态标识并在清场有效期内，是否有质量技术部QA人员签发的清场合格证。

（5）检查所用设备、容器具是否符合清洁要求，有清洁合格标识。

（6）检查设备内是否有上次生产的遗留物料。

（7）检查包装室生产状态标识。

（8）检查后做好记录。

2.生产操作

（1）岗位操作人员根据批生产指令领取包装辅料及从上一工序接收物料。

（2）检查包装材料的检验合格报告单、合格证，检查物料的标识是否一致。

（3）检查PVC等材料是否按工作流程示意图完全装好。

（4）用钥匙旋转主电源开关给系统供电，按下面板总起按钮给控制回路送电，电源指示灯亮。

（5）将操作面板上加热钮、压印加热钮及上板离合钮从O位旋到Ⅰ位，这样各加热部件开始升温，直至温度稳定在工艺规定的值，压印80℃，上板离合温度155～165℃，下板离合温度145～165℃，热风离合钮按工艺实际要求操作，热风离合温度228～235℃。

（6）将挟持控制钮旋到Ⅰ位，在水、气正常情况下，按下面板上启动钮，蜂鸣器响过以后，全机就开始工作。

（7）按工艺规程及生产指令将物料装好。

（8）按工艺规程及生产指令设定转速等工作参数及生产批号，进行包装。

（9）包装过程中检查有无缺粒、破粒及铝塑破裂的情况，并及时检出。

（10）出料后，在容器外贴标识，填写批生产记录。将上述物料及批生产记录一同递交下一工序。

3.质量控制

（1）包装袋外观。

（2）热封温度。

（3）批号。

（4）每袋重量。

4.清场

（1）按清场管理制度、容器具清洁管理制度及散剂分装机的清洁程序，搞好清场和清洗卫生。

（2）为了保证清场工作质量，清场时应遵循先上后下，先外后里，一道工序完成后方可进行下道工序作业。

（3）清场后，填写清场记录，上报QA质监员，经QA质检员检查合格后挂清场合格证。

5.记录：操作完工后填写原始记录、批记录。

6.DPP型铝塑泡罩包装机设备标准操作规程如下。

（1）打开总电源开关，接通电源（指示灯亮）；然后依次接通下列系统：

冷却水→空压机→成型加热（铝塑）→热封加热→批号加热（仅用于有色带打批号装置）→光标对版开关（仅用于有光标对版装置）。

（2）包装材料送入工作位置。将硬铝（PVC）穿过成型加热板→成型上、下模之间→加料区→热封模→压痕模→牵引机械手→冲裁，将铝箔（PTP）经转折辊→色带打印批号装置（仅用于有色带打批号装置）→光电开关（仅用于有光标对版装置）→热封模。

（3）当成型温度（铝塑）、热封温度、色带打批号温度到达设定温度值时，铺好铝箔，按"启动"按钮，主机进入工作状态进行包装，同时打开冷却气阀。

（4）工作时如要临时停机按"停止"按钮，紧急情况下停机按"急停"按钮，恢复时按"启动"按钮。

（5）包装结束时按"停止"按钮，再依次关掉各系统开关和急停开关，切断电源。

内包装实训记录

品名		编定依据	内包装生产工艺规程	编定人		批准人	
规格		批号		开始生产时间		年 月 日	
执行内包装SOP：工艺参数、上加热板115℃、下加热板113℃、热封板160℃、频率20Hz							
领用量（a）： kg	实际产量（b）： 板		取样（c）： 板	尾料量（d）： kg		废弃药量（e）： kg	
丸子尾料流向：		退料 时间		退料人		接收人	
铝箔实用量： kg	铝箔剩余量： kg	铝箔残损量： kg	损耗率：	操作工		复核人	现场QA
PVC实用量： kg	PVC剩余量： kg	PVC残损量： kg	损耗率：				
抽检	（ ）袋/板 合格（ ） 不合格（ ）		（ ）袋/板 合格（ ） 不合格（ ）		（ ）袋/板 合格（ ） 不合格（ ）		
成品移交数量： 板		移交时间 年 月 日		移交人		接收人	
物料平衡及收率计算	物料平衡计算：（规定标准：94%～100%）： 平衡计算=（10b×平均丸重+d+e）/a×100%= 收率计算=10b×平均丸重/a×100%=						
操作人		复核人		现场QA			
备注							

7.清洁程序

（1）清洁工具：丝光毛巾。

（2）清洁剂及其配制：饮用水、纯化水。

（3）消毒剂：75%乙醇。

（4）清洁频次：①每批生产结束后清洁一次；②每周生产结束后清洁、消毒一次；③更换生产品种后彻底清洁、消毒一次。

（5）清洁对象：DPP型铝塑泡罩包装机。

（6）清洁地点：在线清洁。

（7）清洁方法：用丝光毛巾蘸饮用水擦拭下料斗、设备内表面。再用丝光毛巾蘸纯化水擦洗设备内表面及下料斗。用半干丝光毛巾擦拭设备外表面至洁净，如果有无法去除的污垢，先用65℃饮用热水冲洗并刷洗至洁净，再用丝光毛巾蘸饮用水擦净。

（8）铝塑泡罩包装机的消毒：①按7.清洁程序中（1）～（4）程序进行清洁；②用丝光毛巾蘸取75%乙醇擦拭与产品接触的所有部位及设备表面；③做好清洁、消毒记录。

（9）经QA检查后，挂"已清洁"标识卡，标明清洁、消毒日期及有效期。清洁效果评价：设备内、外表面应洁净、无可见污渍。清洁工具清洗及存放：按清洁工具清洁标准操作规程进行清洗和存放。

（10）间隔周期：设备清洁后应在72h内使用，超过规定的时间，应按本规程重新清洁、消毒后方可使用。

【任务反思】

1.中药包装的铝塑材料选取依据是什么？

2.根据所选的实验，思考影响包装的因素有哪些。

3.包装的批生产记录包括哪些表格？

【任务评价】

泡罩包装机考核评分标准

考核项目	评分标准细则	扣分	得分
包装前准备（10分）	① 实验设备和材料准备齐全、洁净，摆放合理 ② 包装材料、包装药品按要求进行正确处理		
包装（40分）	中药铝塑包装操作规范 ① 包装铝塑膜装置搭建和拆装正确 ② 包装操作严格按照预定工艺进行		
清场（10分）	按规程清洁器具，清理现场；实验材料器具归类放置 ① 实验器具清洁彻底 ② 器具放回原始位置，不杂乱摆放 ③ 操作台面整洁、地面清洁 ④ 关闭实验所用水电		
记录填写（20分）	记录填写规范 ① 领料单填写正确 ② 提取操作记录单填写正确 ③ 结果记录单填写正确		
成品质量（20分）	按照包装工艺得到最终铝塑包装成品		
合计			

泡罩包装机素养评价

1.个人评价：_____

_____

_____

2.小组评价：_____

_____

_____

【任务解析】

泡罩包装是目前我国固体剂型的主要包装形式。其中，药用铝箔是以工业用纯铝箔为基材，在表面印刷文字图案并涂以保护剂，而在另一面涂以黏合剂。涂保护剂的目的是防止表面印刷油墨层磨损，同时也防止铝箔制成收卷时，外层油墨与内层黏合剂接触而造成药品被污染。

 项目总结

项目总结报告

学习任务	
学习目标	
实验实训任务	
项目完成进展	
项目完成所得	
项目完成反思	

项目三　使用灌封机

 学习目标

知识目标　　1.掌握中药灌封的相关基础知识
　　　　　　2.掌握中药灌封的SOP标准和方法

技能目标　　1.能严格按照提取生产工艺及操作规程，进行中药灌封包装操作
　　　　　　2.掌握中药灌封操作的技术要求
　　　　　　3.能对中药灌封过程进行质量控制，具备发现、分析、解决问题的能力，如封口不严、封口褶皱等
　　　　　　4.了解中药包装岗位的相关生产文件和生产流程

素养目标　　1.通过学习我国自行研制生产的全自动中药灌封生产线包装在中药包装过程中的普遍应用，形成对中医药人工智能化包装的认同感
　　　　　　2.通过工作情景创设，提出任务问题，强化合法、合规、合格的制药职业意识和安全生产意识；树立实事求是、认真严谨的工作作风
　　　　　　3.通过任务考核，培养学生反思意识，自我定位能力。并通过合作式学习，在完成任务的过程中不断增强团队合作意识

📑 **项目资讯**

药用瓶包装联动线是以粒计数的药物由装瓶机械完成内包装过程的成套设备。一般由理瓶机、计数充填机、塞入机、上盖旋盖机、铝箔封口机、不干胶贴标签机、装盒机等组成。装瓶生产线是能自动整理空瓶，对胶囊、片剂，三角形、菱形、圆形等异形片按照设定规格自动计数装瓶、旋盖、封口、打码贴签的生产线。智能联控功能保证各道工序动作协调，生产线计数准确、连续运行稳定，能够满足所有品种的生产，且生产出来的药瓶包装符合GMP标准。

任务　灌封机实训

【任务要求】

1.掌握中药药液灌封的准备、操作、清场等工作。

2.明确灌封岗位的要求。

【任务准备】

设备：_____

药液：_____

【任务实施】

（一）生产前准备

1.灌封工序班长到车间主任办公室领取批生产记录（含指令）和空白状态标识。

2.灌封岗位操作工执行一般生产区人员出入更衣、更鞋标准操作规程，提前10min进入一般生产区。

3.灌封岗位操作工执行万级洁净区人员出入更衣、更鞋标准操作规程，进入万级洁净区。

4.进入生产岗位，进行各项检查：前次清场合格证副本、灌封室是否有已清洁状态标识并在有效期内；安瓿拉丝灌封机是否有已清洁状态标识和完好状态标识，且在有效期内；容器具、工器具是否有已清洁状态标识，且在有效期内；确认无上次生产遗留物；温度和相对湿度是否符合要求。检查合格后，经质量保证人员确认，签发准许生产证，班长根据生产指令取下现场状态标识牌，换上生产运行中和设备运行中状态标识，标明本岗位需要生产的药品。

5.使用前接通电源，打开灌封机电源开关，按下复位键和启动按钮，空机运转2min，运转正常可进行生产，如果出现异常，按异常情况处理管理规程进行处理。

（二）生产操作

1.接选安瓿和接收药液：接瓶操作工从容器具清洁间容器具存放处取一个镊子、一副隔温手套、一个洁净塑料袋和一个不锈钢桶送到灌封室，将镊子放在隧道灭菌烘箱出口处，将塑料袋套在不锈钢桶上备用。

2.送空安瓿：灌封岗位操作工从容器具清洁间容器具存放处取四个2mL注射器、一个毛刷、一个镊子、一块洁净擦布、两个不锈钢盆、一个不锈钢桶和一块脱脂纱布送到灌封室。将注射器、毛刷和镊子放在灌封机的台面上；将一个不锈钢盆接半盆注射用水，放在灌封机出瓶斗下面的操作架上，将一块洁净擦布放在盆中；将不锈钢桶口上盖一块脱脂纱布，绑好后和另一个不锈钢盆共同放在操作架上。从操作架上拿起一盘安瓿，检查一遍有无破损后，挡板端斜向下，将周转盘送入进瓶斗中，撤下挡板，折起端向外，挂在进瓶斗上，有破损的安瓿用镊子夹出，放于废弃物桶中。双手抓住周转盘上壁，轻轻上提周转盘，将周转盘从进瓶斗中撤下，挡上挡板，挡板端朝上，斜放于操作架上的不锈钢盆中备用。

3.点燃喷枪：打开捕尘装置下部止回阀和氢氧发生器的燃气阀，点燃喷枪，调节助燃气减压稳压阀，缓缓打开助燃气阀，将火头调节好。

4.排管道：将灌封机灌液管进料口端管口与高位槽底部放料口端管口连接好，打开高位槽放料阀，使药液流到灌液管中，排灌液管中药液并回收，尾料不超过500mL，装入尾料桶中。

5.调装量：打开灌封机电源开关，按下复位键和启动按钮，试灌装10支，关闭启动按钮，右手取一只灌装的安瓿，左手从台面上取一个备用注射器，抽取灌装药液，调试好灌装量（每只2.15mL），将注射器中药液倒入绑脱脂纱布的尾料桶中，将安瓿倒放在不锈钢盆上的周转盘中，及时送交洗烘瓶岗位操作工重新进行清洗。

6.熔封：打开启动按钮，对灌装药液后的安瓿进行熔封，调整助燃气阀，使封口完好。

（三）清场

1.由灌封工序班长取下生产运行中和设备运行中状态标识，纳入本次批生产记录。换上待清洁状态标识。

2.灌封工序灌封岗位操作工填写中间产品递交单，进行中间产品的交接，中间产品转入灭菌岗位；中间产品递交单自留一份贴于批生产记录上，交给灭菌岗位操作工一份。

3.执行万级洁净区容器具及工器具清洁规程、万级洁净区厂房清洁规程、洁净区周转车清洁规程、灌封机清洁规程进行各项清洁；当各项清洁结束后，对容器具清洁间进行清洁。

4.灌封工序班长检查合格后，取下待清洁标识，换上已清洁标识，注明有效期。

5.灌封岗位操作工填写清洁记录，并上交给班长。

6.按清场管理规程、小容量注射剂灌封岗位清场标准操作规程进行清场，班长填写清场记录。

7.质量保证人员检查合格，在清场记录上签字，并签发清场合格证正、副本。

8.灌封工序班长将正本清场合格证、清洁记录、清场记录纳入本次批生产记录，清场合格证副本插入灌封室已清洁标识牌上，作为下次生产前检查的凭证，纳入下次批生产记录中。

9.灌封工序班长将填写好的批生产记录整理后交给车间主任。

【任务反思】

1.中药灌封的包装材料选取依据是什么？

2.根据所选的实验，思考影响包装的因素有哪些。

【任务评价】

中药灌封操作评价表

考核项目	评分标准细则	扣分	得分
包装前准备 （10分）	① 实验设备和材料准备齐全、洁净，摆放合理 ② 包装材料、包装药品按要求进行正确处理		
包装 （40分）	中药包装操作规范 ① 包装膜装置搭建和拆装正确 ② 包装操作严格按照预定工艺进行		
清场 （10分）	按规程清洁器具，清理现场；实验材料器具归类放置 ① 实验器具清洁彻底 ② 器具放回原始位置，不杂乱摆放 ③ 操作台面整洁、地面清洁 ④ 关闭实验所用水电		
记录填写 （20分）	记录填写规范 ① 领料单填写正确 ② 提取操作记录单填写正确 ③ 结果记录单填写止确		
成品质量（20分）	按照包装工艺得到灌封药剂		
合计			

中药灌封素养评价

1. 个人评价: _____

_____

_____

2. 小组评价: _____

_____

_____

【任务解析】

中药药液配制后需要进行灌封和封口的，应严格按照灌封机标准操作规程进行。

项目总结

项目总结报告

学习任务	
学习目标	
实验实训任务	
项目完成进展	
项目完成所得	
项目完成反思	